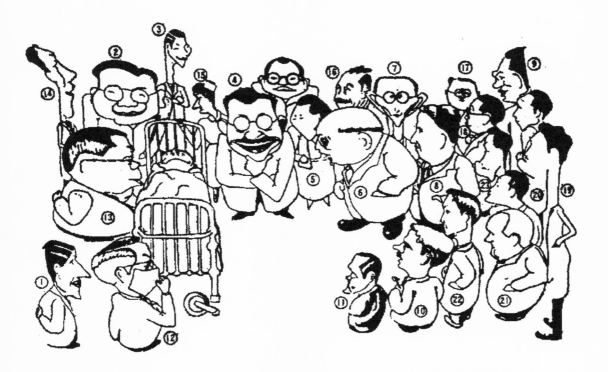

　　源于 20 世纪 20 年代、传承至今的内科大查房，始终是北京协和医院内科临床、教学工作的亮点。上图为北京协和医学院 1940 级学生林俊卿所做，以漫画形式描绘了当年内科大巡诊的壮观场面。

内　　科：	①朱宪彝	②刘士豪	⑤郁采蘩	⑥斯乃博	⑦诸福棠
	⑫董承琅	⑬钟惠澜	⑭张光璧	⑮美籍护士长	⑱王叔咸
	⑳王季午	㉑阿斯布兰德	㉒卞万年	㉓邓家栋	

皮　肤　科：③李洪迥　④傅瑞思

放　射　科：⑨谢志光　⑰许建良

病　理　科：㉔秦光煜

神经精神科：⑩希　尔　⑯魏毓麟

寄 生 虫 科：⑪许雨阶

儿　　科：⑧麦考里　⑲范　权

病　毒　科：㉕黄祯祥

　　内科大查房时，几百名医生"集思广益"，为一个病人会诊，解决患者诊治过程中的疑难问题，可以称得上是真正意义上的全科，甚至全院大会诊。很多查房时提出的意见和建议极具针对性，既解决了罕见、复杂、疑难病例的诊断与提出下一步治疗方案，更是培养医学生、青年医师形成临床思维的好形式。

北京协和醫院
PEKING UNION MEDICAL COLLEGE HOSPITAL

内科大查房

（一）

主　编　张奉春

副主编　李太生　严晓伟　李　航

中国协和医科大学出版社

图书在版编目（CIP）数据

北京协和医院内科大查房（一）／张奉春主编. —北京：中国协和医科大学出版社，2016.1

ISBN 978-7-5679-0455-2

Ⅰ．①北…　Ⅱ．①张…　Ⅲ．①内科-诊疗　Ⅳ．R5

中国版本图书馆 CIP 数据核字（2015）第 267306 号

北京协和医院内科大查房（一）

主　　编：张奉春
责任编辑：杨小杰　韩　鹏

出版发行：中国协和医科大学出版社
　　　　　（北京市东城区东单三条 9 号　邮编 100730　电话 010－65260431）
网　　址：www. pumcp. com
经　　销：新华书店总店北京发行所
印　　刷：小森印刷（北京）有限公司

开　　本：787×1092　　1/16
印　　张：17. 75
字　　数：400 千字
版　　次：2016 年 1 月第 1 版
印　　次：2022 年 6 月第 8 次印刷
定　　价：70. 00 元

ISBN 978-7-5679-0455-2

《北京协和医院内科大查房（一）》

主　编　张奉春

副主编　李太生　严晓伟　李　航

编　委

张　磊　朱园园　张　昀　陈　洋　王　亮　张　婷
张　路　张晟瑜　钱　浩　徐　蕙　胡蓉蓉　王　为
范俊平　白　炜

审稿人（按姓氏笔画排序）

马小军　方卫纲　方理刚　王　迁　王书杰　叶文玲
田欣伦　吕　红　庄俊玲　张　文　李　航　李明喜
李景南　范洪伟　施举红　曾学军　韩　冰

编　者（按姓氏笔画排序）

马　杰　马小军　毛玥莹　王　为　王　玉　王　亮
王　强　王　颖　王书杰　王文博　乐　偲　叶益聪
白　炜　乔　琳　刘　岩　刘　赫　刘金晶　刘爱玲
孙雪峰　朱铁楠　池　玥　严雪敏　余　敏　吴　迪
张　雨　张冬梅　张可可　张博为　李　玥　李　敏
李　菁　李文彬　李晓青　杨　毅　杨莹韵　杨德彦
杨燕丽　陈　川　陈　苗　陈　罡　陈太波　陈闵江
周　爽　周　聪　周佳鑫　郑西希　姚　远　赵久良
赵昔良　赵南婕　夏　鹏　徐洪丽　郭潇潇　曹欣欣
黄晓明　黄程锦　赖雅敏　裴　强　樊晓红　魏　冲

前　言

　　自 1921 年北京协和医院建院以来，内科每周一次的疑难病例讨论一直传承至今。一代代协和医生从这项医疗实践工作中终生获益，掌握了对临床病例的分析和解决问题的方法，医疗水平也因此不断提高。他们中很多人成为各个医疗学科的知名医师及学科带头人。严格意义上讲，临床医学就是实践科学，没有实践就不能产生真正的医生。医学书本知识要与医学实践相结合，否则书本读得再好，也难以正确的诊治一个病人。

　　当今医学快速发展，临床医学更是分科不断细化，不仅有内外科等等，根据不同的系统又划分为三级科系，比如：内科的心血管内科、呼吸内科、消化内科等，甚至在有些医院已经细划到专病。这样的划分，有利于专科医生对所从事学科的专业化，研究更深入，能更好地把握国内外进展，对疾病的诊治也更精准。但也随之出现了另外一个问题。一个患者绝不可能都知道自己患了什么样的疾病，一个疾病也可以同时有多种表现或不同表现，一个人也可能同时患几种疾病。那么这个时候由谁来为他们诊治，首诊由谁来进行。特别是首诊医师，无论是否为专科医生都应对病人做出相应的准确诊断，完成最基本的诊疗过程，然后为病人指引一个明确的就医路线，避免让病人延误诊断和治疗，而走很多弯路，浪费很多时间和金钱。

　　试想，在大型综合医院中，专科发展深入，每个专科医师只关心本专业疾病，遇到与本专业不符的病人就一推了之，或者遇到出现其他系统损伤，哪怕一点小问题也都要请专科会诊，病人看一个病可能要找几个科室，几个医师才能得到有效的诊治，如果这样我们的医疗体制将是一个什么样的局面。

　　现在举国在讨论医改，都希望改变政府不满意，医务人员不满意，患者也不满意的状态。这其中重要一环就是关注临床医学二个方面的发展。即：专科与综合的发展并重。只有两个方面都得到发展才能真正解决看病难，也很大程度降低了就医的费用。

　　本册书本中所描述的每一个病历都是北京协和医院内科病历讨论中的真实病历。读者从这些病历中可以体会到，当一个疾病在一个病人身上出现，往往伴随很多教科书上无法完全描述的各种表现。而这些表现所能反映出的疾病也错综复杂，有时可能是单一疾病的不同表现，也可能是一个病人同时患几种疾病，而交织在一起的表现，这时候，往往需要非常有临床经验的医师进行分析才能得出准确的结论，这种经验和医学知识只有理论联系实际，通过对大量的疑难病例进行广泛的疾病认识和细致的分析，才能逐渐达到这样的水准。在这些病例的讨论中，集众多医师的集体智慧，使众多病人的疾病得到了正确的诊治，也使我们的医师对疾病有了更深的认识。我们选取了一些病历，把他编书成册。而且，我们将把《北京协和医院内科大查房》办成系列丛书，提供给读者，就是希望我们的读者能通过对这些病例的认识从中获益。

北京协和医院内科学系主任

张奉春

2015 年 11 月 20 日

目　　录

感 染 科

呼 吸 科

免 疫 科

普 内 科

肾 内 科

消 化 科

心 内 科

血 液 科

感　染　科

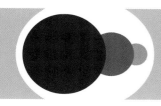

间断发热 3 月余

这是一例起病初期以间断发热为主、后期以持续高热伴肝脾进行性增大为临床表现的青年女性患者。辅助检查发现肝脾、多处淋巴结等单核内皮系统增生。历时 3 个月未能明确诊断，入院后多次会诊，首先考虑淋巴瘤可能性最大。5 次骨髓活检未能确诊，在经验丰富的骨髓形态学专家阅片后，将诊断方向确定为黑热病、荚膜组织胞浆菌病；因未发现利什曼原虫的镜下确诊依据——动基体，提示临床重点排查荚膜组织胞浆菌病。第 6 次骨髓穿刺并培养，镜检发现酵母样菌体，在延长标本培养时间至 61 天时，终于确诊为荚膜组织胞浆菌。经抗真菌治疗后症状完全缓解出院。

一、病例摘要

患者，女，30 岁。因"间断发热 3 月余"于 2014 年 7 月 11 日入院。

（一）现病史

患者于 2014 年 3 月 22 日无明显诱因出现发热，Tmax 38.7℃，伴畏寒、肌肉酸痛、头晕，无皮疹、头痛、咳嗽、咳痰、胸痛、腹痛、腹泻、尿频、尿痛，自服布洛芬后体温降至正常。2014 年 4 月 15 日再次出现发热，间隔 2~3 天发热 1 次，Tmax 39.5℃，伴随症状同前，服用解热镇痛药可退热。外院给予头孢米诺、左氧氟沙星、西索米星抗感染，利巴韦林抗病毒治疗，发热无改善。2014 年 5 月持续发热，每天 1 个热峰，Tmax 39.5℃。2014 年 5 月 19 日就诊于外院，查血常规：WBC $4.6×10^9$/L，NEUT% 57.1%，Hb 100g/L，PLT $159×10^9$/L。肝肾功能：TP 48g/L，Alb 29g/L，PA 33mg/L；ESR、RF、铁蛋白均正常。凝血功能：Fbg 8.0mg/L。抗单纯疱疹病毒 Ⅰ 型-IgM、抗单纯疱疹病毒 Ⅱ 型-IgM、CMV-IgM、抗甲流病毒 IgM、抗乙流病毒 IgM 及抗副流病毒 1，2，3 型 IgM、抗腺病毒 IgM、抗肺支原体 IgM、抗肺衣原体 IgM、抗军团菌 IgM、抗 Q 热 IgM 均（-），外周血涂片找疟原虫×2 次、肥达外斐试验、结核分枝杆菌淋巴细胞培养+干扰素测定（T. SPOT-TB）及血吸虫、肺吸虫、弓形虫等血清抗体均为阴性。外周血涂片：血小板散在分布，可见大血小板，红细胞大小不一，部分细胞中淡染，偶见破碎红细胞。骨髓涂片：骨髓增生活跃，粒红两系增生活跃，粒系伴核左移，ALP 积分减低，巨系尚增生，可见单核样组织细胞及噬血组织细胞。

骨髓活检未见异常。免疫指标：ANA、抗 ENA 抗体均 （-）。肿瘤指标：AFP、CEA、CA19-9、CA125 均 （-）。PET/CT：右颌下、锁骨上、后腹膜、肠系膜多发淋巴结代谢增高，SUV 2.2～3.5，脾大，少量盆腔积液。予头孢吡肟+左氧氟沙星抗感染治疗，症状无改善。2014 年 6 月下旬患者出现颜面部及躯干片状斑丘疹，无破溃、脱屑，当地医院考虑风疹，给予中药治疗，12 天后疹退，未遗留瘢痕和色素沉着。6 月底于当地诊所静脉滴注青霉素+地塞米松 5mg×6 天，第 1、2 天体温正常，第 3 日再次发热，Tmax 38.5℃。为进一步诊治入院。

患者自患病以来，精神、体力、食欲欠佳，睡眠可，尿便正常，体重下降 5.5kg。

（二）既往史

否认明确慢性病史，否认结核、肝炎等传染病史及接触史，否认食物药物过敏史。

（三）个人史

生于浙江省台州市，2014 年 3 月 15 日参加过一次野外露营，近期未出国及去外地。

（四）月经史、婚育史、家族史

无特殊。

（五）入院查体

T 39.2℃，HR 88 次/分，BP 95/60mmHg，R 19 次/分，SpO$_2$ 93%。浅表淋巴结未触及肿大。双肺呼吸音清，未闻及干湿性啰音，心律齐，各瓣膜听诊区未闻及杂音。腹软，无压痛、反跳痛、肌紧张，肝下界于锁骨中线肋下 3cm，肝区无叩痛，脾肋下未触及，移动性浊音 （-），肠鸣音 3 次/分，双下肢不肿。

（六）诊治经过

入院完善相关检查。

血常规：WBC 2.42×10^9/L，NEUT% 65.7%，EOS% 0.4%，Hb 73g/L，PLT 112×10^9/L。尿常规、便常规+潜血 （-）。肝肾功能：Alb 27g/L，余未见异常。血清铁 16.5μg/dl，转铁蛋白 1.13g/L，总铁结合力 139μg/dl，转铁蛋白饱和度 10.4%，铁蛋白 610ng/ml。凝血功能：PT 13.0s，APTT 39.3s，D-Dimer 1.86mg/L。ESR16mm/h，hsCRP35.62mg/L。T 淋巴细胞亚群：B 淋巴细胞比例减少 （6.7%），计数减少 （36/μl）；CD4$^+$T 细胞比例正常，计数减少 （42.4%）；CD8$^+$T 细胞比例升高 （40.8%），计数减少 （217/μl）；CD4$^+$T/CD8$^+$T 比例正常 （1.04）；纯真 CD4$^+$T 细胞比例正常 （45.0%），计数降低 （101/μl）；CD4$^+$T 细胞第二信号受体 （CD28） 表达比例正常 （97.5%）；CD8$^+$T 细胞第二信号 （CD28） 表达比例升高 （72.1%）；CD28$^+$T 细胞有异常激活。G 试验：1591.20pg/ml；CMV-IgM、PP65、微小病毒 B19-IgM、利什曼原虫抗体、隐球菌抗原、弓形虫抗体、肥达外斐试验、肺军团抗体 （-）。血培养×3 次 （-）。ANA19 项、抗 ENA 抗体、ANCA （-）。胸腹盆 CT：双肺多发斑片索条影，双侧胸腔积液，纵隔内多发肿大淋巴结。肝、脾大，胆囊壁厚伴周围积液，

肝内胆管略扩张，腹膜后、系膜根部多发肿大淋巴结；右侧附件囊实性密度影。腹部超声：肝剑下 2.5cm，肋下 5.6cm，右肝斜径 13.4cm，肝回声均。脾厚 5.0cm，长径 16.4cm，肋下 1.5cm。超声心动图：三尖瓣可见少量反流，估测肺动脉收缩压 47mmHg，微量心包积液。7 月 14 日行第一次骨髓穿刺送检骨髓涂片可见：疑似组织胞浆菌（图 1）。骨髓病理：造血组织中粒红系比例大致正常，巨核细胞可见，可见散在及小灶浆细胞浸润。治疗上 7月 22 日开始伊曲康唑口服液 0.25g q12h 治疗（至 8 月 4 日），体温无下降。7 月 25 日复查骨髓穿刺，送检骨髓真菌涂片：见到大量酵母样孢子（图 2）。骨髓病理：组织细胞内可见酵母菌样真菌菌体，PAS 染色（+），六胺银染色（+），黏卡（－）。结合特殊染色（图 3）及病史不除外组织胞浆菌或马尼菲青霉菌。7 月 29 日将伊曲康唑更换为两性霉素 B 逐渐加量至 25mg qd 静脉输液治疗，给药前予 1mg 地塞米松入壶，8 月 12 日停用地塞米松，后未再发热。

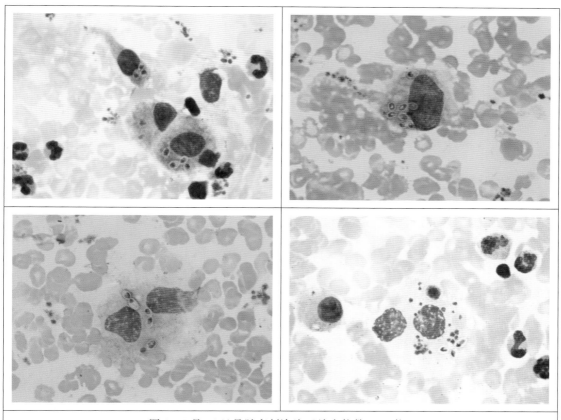

图 1　7 月 14 日骨髓穿刺涂片（放大倍数×100 倍）

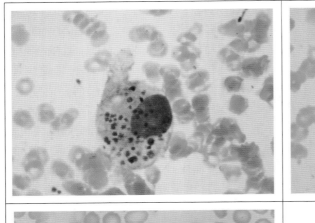

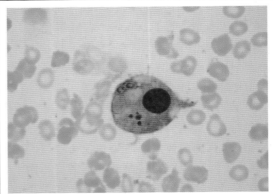

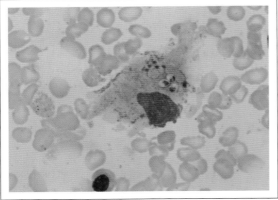

图2　7月25日骨髓穿刺瑞氏染色

（放大倍数×100倍）

二、讨　论

感染内科马小军医师：该患者青年女性，以发热为主要症状，查体发现肝大，血常规提示贫血、白细胞计数减少，影像学提示多发淋巴结肿大，在外院就诊3个月，未能明确诊断，予多种抗生素抗感染治疗无效，以发热待查收入院。入院后进行相关筛查，G实验明显增高，骨髓涂片检查发现病原体，考虑组织胞浆菌、利什曼原虫、马尼菲青霉菌可能。送检利什曼原虫抗体阴性，黑热病可能性小。第2次复查骨髓涂片发现酵母样孢子，诊断双相真菌感染基本明确，予抗真菌治疗，患者病情明显缓解。马尼菲青霉菌多见于免疫抑制人群，而该患者并无免疫抑制基础。虽有白细胞、中性粒细胞、CD4[+]细胞计数下降，考虑与真菌感染后引起骨髓抑制。综上所述，目前诊断考虑组织胞浆菌可能性大。此次提请内科大查房，主要目的如下：①散发组织胞浆菌在国内时有报道，但我院却不多见，相关经验不多；②该患者来自于南方，有流行病学依据；诊断倾向于组织胞浆菌，但目前无明确病原学、相关抗原检测结果，需与兄弟科室探讨具体病原学；③如该患者组织胞浆菌病诊断明确，分型应属于播散型组织胞浆菌病，疗程判断尚有争议，国内专家多推荐10周，但国外专家更推荐1年，故与各位专家探讨相关疗程。

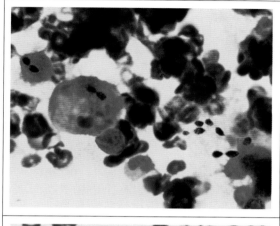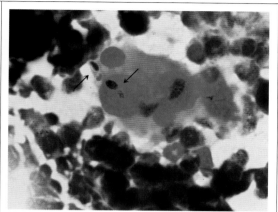

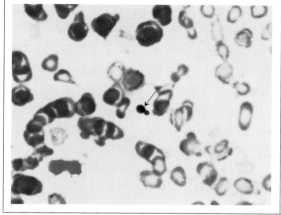

图 3　7 月 25 日骨髓涂片革兰染色

骨髓室蒋显勇医师：患者为青年女性，先后送检 3 次骨髓涂片。2014 年 7 月 14 日第一次骨髓穿刺，片中吞噬细胞内可见病原体，淡蓝色胞质，周围有白色空晕，局部可见核分裂，形态类似利什曼原虫，但全片未见动基体，诊断依据不足。骨髓象需要鉴别病原体有：利什曼原虫、组织胞浆菌、马尼非青霉菌，各自特点如下：①骨髓涂片诊断利什曼原虫最主要依据即为找到动基体，该患者骨髓涂片没找到动基体；②马尼非青霉菌在骨髓涂片上形态不规则，圆形、椭圆形或长椭圆形、腊肠样，病原体成簇时呈桑葚样，部分病原体内可见一不着色的透明样横隔；③组织胞浆菌病原体形态较规则，呈类圆形，周围可伴有空晕，由细胞壁固缩而成，糖原染色阳性。鉴于以上几点，从形态学上考虑组织胞浆菌可能性较大，加做糖原染色阳性，进一步支持上述考虑。第 3 次送检骨髓涂片：部分细胞核变形，吞噬细胞内病原体减少，可能与抗真菌治疗后反应有关。

病理科姜英医师：该患者共送检两次骨髓活检。7 月 14 日第 1 次送检骨髓组织内可见片状出血，造血组织减少。高倍镜下所见，造血组织粒红系比例正常，可见少量单核样细胞，未见上皮样肉芽肿等真菌感染相关表现。CD3[+]染色及 CD20[+]染色可见散在阳性细胞，病初考虑不除外淋巴增殖系统疾病，从该片来看，不支持。第 2 次骨髓活检与第 1 次进行比较，造血组织增多，高倍镜下可见少量胞质淡染细胞、周围有空晕的酵母样真菌菌体，黏卡染色阴性，不支持隐球菌感染。PAS染色阳性，六胺银亦有着色，结合临床病史，不除外组织胞浆菌或马尼菲霉菌。

细菌室杨启文医师：第1次骨髓穿刺涂片，可见出芽生殖真菌较特异表现，综合病原学大小、形态，考虑酵母样菌可能性大。第2次骨髓涂片：革兰染色均匀、偏阳性，边缘清楚，符合酵母样孢子表现，考虑真菌感染。需要鉴别的病原体有：利什曼原虫、弓形虫、荚膜组织胞浆菌、马尼菲青霉菌、隐球菌。逐一鉴别：利什曼原虫涂片应见到动基体，动基体位于细胞边缘、与细胞核平行、呈腊肠样，瑞氏染色蓝色，该患者未见到该结构，且利什曼原虫抗体阴性，均不支持。弓形虫形态呈长形、两端尖细、细胞核位于中央，与该患者骨髓涂片所见不符，弓形虫IgM阴性，不考虑。组织胞浆菌系出芽型生殖，芽体和母体相连处较细，与其他出芽型生殖菌如马拉色菌子代窄径出芽不同。孢子边缘不光滑，局部有突起，与该患者骨髓涂片符合。马尼菲青霉菌在骨髓片中成团集簇分布，吞噬细胞外成腊肠样改变，多有横隔，与该患者骨髓片表现不符。隐球菌晕荚膜与菌体厚度相等，镜下见晕圈较大，周围有多发荚膜抗原。该患者片中晕圈较窄，且隐球菌抗原阴性，不考虑隐球菌感染。为明确诊断，该患者已行骨髓培养，培养皿有血平板、真菌血培养瓶、需氧菌血培养瓶等，组织胞浆菌和马尼菲青霉菌均为两性真菌，在25℃时呈真菌相，37℃时呈酵母菌相，目前已培养近20天，仍未生长。该检查影响因素较多：如取得标本的量，内含细菌量，是否用抗真菌药物等。荚膜组织胞浆菌培养所需时间较长，国外有报道30余天才有微弱生长，目前需要继续观察培养结果。此外，已联系外院组织胞浆菌抗原测定，如抗原阳性亦支持诊断。除上述检查外，还可补充分子学测定，如能查到特异性核酸，对诊断也有较大价值。

感染科李太生教授：该患者为青年女性，以发热为主要症状，病灶累及骨髓，有小淋巴结大，肝脏大，呈全身播散型分布。诊断真菌感染基本明确，下一步诊断重点集中在具体病原学方面。①从播散型特点来看，倾向于组织胞浆菌或马尼菲青霉菌，隐球菌感染虽亦可呈播散型，但主要累及肺部、脑；②流行病学方面，目前浙江地区尚未有利什曼原虫感染，马尼菲青霉菌感染常见于广东、广西、云南，而组织胞浆菌在江浙地区有感染病例报道。

感染科马小军教授：目前真菌病诊断明确，具体病原还需各科合作进一步诊断。治疗上，组织胞浆菌及马尼菲青霉菌治疗均首选两性霉素B，如不能耐受可考虑伊曲康唑。疗程方面，国内推荐不短于10周，但国外推荐更长疗程，故拟计划在依据临床症状及G实验好转情况下进一步制定，不短于10周。该病诊治体会有两点：①多学科合作对于诊断少见病、疑难病有十分重要的意义；②对于有诊断意义的实验室检查，必要时需要重复进行。

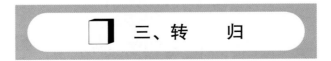

三、转 归

2014年7月25日送检骨髓培养于2014年9月23日回报荚膜组织胞浆菌，故播散型组织胞浆菌病诊断明确。患者出院后未再发热，于2014年12月11日停用两性霉素B（累积计量3.3g），改为伊曲康唑口服溶液治疗，计划总体疗程1年，规律随诊中。

四、点 评

以发热、肝脾及淋巴结肿大为主症的疾病临床较为多见。病程长短在鉴别诊断上的价值很大；在此基础上，进行相应检查，特别是创伤性检查（淋巴结等的活检）对疾病确诊至关重要。目前趋于广泛应用的 PET/CT 虽然可能有助于疾病性质判断，但仍无法替代组织病理学检查。

本例入院时发病已 3 个月余，且疾病不断进展，持续发热，肝脾、淋巴结进行性肿大，白细胞、红细胞计数均呈不断减少趋势。病情发展为恶性疾病表现，以至多次会诊、查房，倾向于淋巴瘤诊断，只是没有证据。

导致本例诊断的突破性证据是骨髓形态学专家的经验。在他们的帮助下，将疾病诊断方向明确为黑热病、荚膜组织胞浆菌病。更因镜下未发现利什曼原虫的特殊结构，也是确诊依据——动基体，最终将诊断方向确定为荚膜组织胞浆菌病。

侵袭性真菌病的诊断依据是组织病理学发现特征性病原体，但某些菌种鉴定（如酵母菌、双相真菌如本例的荚膜组织胞浆菌）仍需培养结果证实，而且需要延长培养时间。本例在骨髓培养 61 天后才最终确定菌种。而这样的培养方法并非临床常规。因此，临床医生与微生物专业人员密切配合，是本例得以确诊的另一个关键因素。

导致本例初期诊断困难的主要原因是荚膜组织胞浆菌病在我国是少见病，散发为主，临床医生认识不足。提示我们在人口流动、与自然界不断深入接触的背景下，某些过去认为罕见的感染性疾病还需要不断提高认知能力。

（余　敏　马小军）

呼吸科

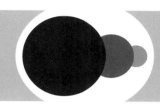

间断胸痛伴憋气1年余

这是一例以胸痛、憋气起病的青少年患者，检查发现存在双肺间质改变及肺动脉高压。支气管镜检查发现存在肺泡出血，进一步病原学检查发现抗酸染色阳性，核酸测定示非结核分枝杆菌弱阳性，并培养出铜绿假单胞菌。虽然发现这些病原菌，但患者临床无咳嗽、咳痰、发热等肺部感染症状。经过充分的抗细菌及抗分枝杆菌的治疗，患者肺部病变及肺动脉高压均得以控制。

一、病例摘要

患者，女，14岁。因"间断胸痛伴憋气1年余"于2014年1月8日收住北京协和医院。

（一）现病史

患者于2012年9月无明显诱因出现剧烈运动后左侧胸痛，为针刺感，VAS 6~7分，偶有放射至左侧背部，伴胸闷、憋气，无心悸、苍白、大汗等，休息1~2分钟后可缓解。此后于剧烈运动后反复出现，性质同前。病程中无发热、咳嗽、咳痰、咯血、晕厥等。此后逐渐出现活动耐量下降，登3层楼即感憋气。2013年11月26日患者至我院门诊就诊，查血常规：PLT 390×10⁹/L，WBC 8.02×10⁹/L，NEUT% 50.4%，Hb132g/L；肝肾功能+CK+hsCRP：血钾 4.8mmol/L，Alb 55g/L，AST 60U/L，尿酸 479μmol/L，hsCRP 0.33mg/L，ALT 70U/L，Cr（E）50μmol/L，CK 91U/L；补体正常；Ig 正常；ESR 8mm/h；RF 40.3IU/ml；ANA（-）；ANCA（-）；抗磷脂抗体谱（-）；类风湿关节炎早期抗体谱（-）；甲功2：TSH 3.330~4.409μIU/ml，FT3 4.17pg/ml，余（-）；甲状腺球蛋白抗体（-）；甲状腺受体抗体 0.38IU/L；心脏彩超显示轻度肺动脉高压，估测肺动脉收缩压46mmHg，左室射血分数78%。考虑肺动脉高压原因未明，未予特殊治疗。2013年12月12日至外院住院治疗，查血常规（-）；肝肾功能：ALT 58U/L，AST 38U/L，余（-）；心肌酶+NT-proBNP（-）；ESR 9mm/h；CXR：肺动脉平直，右心圆隆；心脏彩超：二尖瓣少量反流，估测肺动脉收缩压38mmHg；肺血管增强CT：肺动脉高压，双肺间质性病变，散在肺大疱；V/Q 显像：符合肺动脉高压改变；右心导管检查+急性肺血管扩张试验+肺动脉造影：肺动脉压（PAP）42/22（31）mmHg，肺毛细血管楔压（PCWP）17/14（16）mmHg，心排出量（CO）6.97L/min，心排指数（CI）3.49L/min/m²，全肺阻力（PVR）2.15wood U，吸入万他维后 PAP 29/14（21）mmHg，PCWP 14/12（12）mmHg，CO 7.15L/min，CI 4.04L/（min·m²），PVR1.26wood U；肺动脉造影：主肺动脉及左、右各叶、段及远端分支动脉未见狭窄、闭塞，远端血流灌注尚可。心肺运动试验在正常范围内。肺功能：用力肺活量（FVC）3.05L，82%pred，一秒量（FEV₁）2.42L，77%pred，FEV₁/FVC 86%。睡眠呼吸监测（-）。12 月 16 日开始予他达那非 5mg 降肺动脉压对症治疗，患者症状大致同前，为行进一步诊治收入院。

患病以来，患者精神、食欲、睡眠尚可，尿液正常，粪便较干结，2~3 天 1 次，近 2 年体重增加 10kg。近 2 年于运动后出现鼻尖毛细血管扩张，洗澡后全身静脉显示明显，前胸皮肤粗糙，脱发明显，偶有双手脱皮。否认光过敏、关节痛、口眼干、口腔外阴溃疡、雷诺现象等。

（二）既往史

足月顺产，产程顺利，规律免疫接种，生长发育同同龄人，体力稍差，学习成绩好。出生 1 个月后出现右耳后血管瘤，予平阳霉素治疗 1 年余，无复发。外院医院住院期间发现脂肪肝。余无特殊。

（三）个人史及家族史

个人史无特殊。未婚未育。初潮 13 岁，月经不规律。2013 年 12 月外院诊断多囊卵巢综合征，未予治疗。母亲及外祖父有晕厥史，近期母亲行心脏彩超未见异常。

（四）入院查体

生命体征平稳。前胸皮肤粗糙，未见皮疹。浅表淋巴结未触及肿大。双肺叩诊呈清音。双肺呼吸音清，未闻及干湿啰音。心前区无隆起，未触及震颤，心界不大。心率85 次/分，律齐，P2>A2，各瓣膜听诊区未闻及病理性杂音。腹平软，无压痛、反跳痛及肌紧张。双下肢无水肿。生理反射存在，病理反射未引出。

（五）诊治经过

入院后完善相关检查。

【常规检查】动脉血气：pH 7.374，pCO₂ 39.9mmHg，pO₂ 99.5mmHg，HCO₃⁻ 22.7mmol/L，乳酸 1.4mmol/L；血常规：WBC 6.64×10⁹/L，NEUT% 53.5%，Hb 132g/L，PLT 317×10⁹/L；尿常规（-）；便常规+OB（-）；肝肾功能：ALT 59U/L，Alb 47g/L，AST 45U/L，Cr（E）51μmol/L，UA 397μmol/L；凝血（-）；ESR 6mm/h，CRP 0.64mg/L；补体、Ig（-）；铁 4 项：IS 15.9%，TS 14.3%，余（-）。

【内分泌代谢方面】HbA1c 6.3%；血糖：空腹 5.6mmol/L，餐后 30 分钟 11.0 mmol/L，餐后 1 小时 12.2 mmol/L，餐后 2 小时 12.7 mmol/L，餐后 3 小时 8.9mmol/L；甘油三酯 6.78mmol/L，高密度脂蛋白 0.89mmol/L，低密度脂蛋白 2.02mmol/L，总胆固醇 4.59mmol/L。

【影像学检查】胸部高分辨 CT：双肺纹理增多；双肺胸膜下多发小结节及细索条影；前上纵隔密度增高，考虑未退化的胸腺组织；重度脂肪肝。腹部超声：脂肪肝。肠系膜上静脉、门静脉、脾静脉超声未见明显异常。甲状腺及颈部淋巴结超声：甲状腺多发囊性结节。

【肺动脉高压方面】遗传性肺动脉高压相关基因筛查（-）。ACE 17U/L。

【呼吸科专科检查】患者于 2014 年 1 月 15 日行支气管镜检查，镜下见气管膜部、左右侧支气管黏膜多发白色结节，黏膜轻度充血。予右中叶灌入 100ml 盐水，共计回收? ml，第 2、3 管回收液可见红色血性液体。支气管肺泡灌洗液细胞分类：巨噬细胞 93%，中性粒细胞 2%，淋巴细胞 5%，嗜酸性粒细胞 0%。T 细胞亚群 3 项（肺泡灌洗液）：CD4/CD8 0.4。

【病理检查】（支气管结节）支气管黏膜显慢性炎症，未见明确上皮样结节。特殊染色：PAS 染色（-），抗酸-TB 未找到抗酸杆菌，六胺银（-）。检查支气管镜灌洗液可见纤毛柱状上皮细胞及吞噬细胞，吞噬细胞胞质内可见棕黄色色素颗粒，未见肿瘤细胞，普鲁士蓝染色（+）。

【治疗方面】入院后患者继续使用他达那非降肺动脉压治疗，偶有胸痛，性质同前。

1 月 16 日检验科回报：患者支气管镜毛刷涂片抗酸染色（+）荧光法及姜尼染色 6 根。次日建议患者转传染病医院继续治疗。出院前行痰抗酸染色（-），T. SPOT-TB0，PPD（-）。因患者的肺动脉高压原因尚不明确，与目前所寻找到的感染证据是否具有相关性并不清楚，特提请 2014 年 2 月 12 日内科大查房。

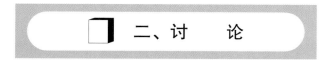

二、讨 论

呼吸科孙雪峰医师：患者入院后行胸部 HRCT 检查，肺窗可见双肺近胸膜散在小结节及索条影，偶见小囊泡，肺底较明显。纵隔窗可见 4R 区及隆突下淋巴结肿大，胸膜可见轻微局部增厚。肺实质内基本正常。

总结病例特点：患者为青少年女性，病程 1 年余，间断出现胸膜样胸痛，与运动相关，活动耐量有所下降，无发热、咳嗽、咳痰、咯血等。患者此次因肺高压原因不明入院，目前 WHO 将肺高压病因分为五类。第一类中特发性肺动脉高压需除外其他病因后诊断。其他病因方面，患者已筛查肺动脉高压相关基因，无阳性发现，暂不考虑遗传性肺动脉高压。患者无相关药物、毒物接触史，亦不考虑。与其他疾病相关的肺动脉高压方面，入院后已完善自身抗体筛查、门脉超声、心脏彩超、人类免疫缺陷病毒抗体等，无相关证据。其他病因，如肺小静脉闭塞症、肺毛细血管瘤等为罕见病因，需病理诊断，目前无肺活检病理，尚不能排除；第二类为与左心疾病相关的肺动脉高压，患者外院行肺动脉导管，提示 PCWP>15mmHg，不能排除左心疾病导致肺动脉高压可能，但患者 ECG、心脏彩超尚无左心疾病相关证据；第三类为肺部疾病/缺氧相关肺动脉高压，患者肺部 CT 提示存在肺间质病变，需考虑此病因可能性；第四类为慢性血栓栓塞性肺高压，患者无相关病史，暂不考虑；第五类为不明原因多因素机制导致的肺动脉高压，患者胸部 CT 提示纵隔淋巴结肿大，不能除外结节病可能性，其他疾病无相关证据，暂不考虑。

心内科田庄医师： 右心导管在肺高压诊断中的作用包括：①测定平均肺动脉压（PAP）明确诊断，PAP≥25mmHg 即可诊断肺高压；②测定 PCWP 明确毛细血管前后：PCWP≤15mmHg 即为毛细血管前，大部分肺高压属于此类；PCWP>15mmHg 即为毛细血管后，多与左心疾病相关，其中可进一步按跨肺压（TPG）区分：TPG≤12mmHg 为肺动脉压力被动升高，即由于肺静脉压力升高逆传至肺动脉导致压力升高，多与早期左心疾病相关；TPG>12mmHg 则提示长期肺静脉压力升高造成肺动脉重塑，动脉本身病变亦参与肺动脉高压形成；③评估血流动力学受影响严重程度：可同时测定多个数据，如右房压、右室舒张末压、心排出量等评估血流动力学；④可行血管扩张试验：予患者吸入短效血管扩张药物后，必须同时满足患者 mPAP 下降≥10mmHg，绝对值≤40mmHg 且 CO 保持不变或增加才能称为阳性。在特发性肺动脉高压患者中仅有 10% 左右可满足此条件，考虑在这类患者中肺血管痉挛为主要致病因素，可加用较大量钙拮抗药（CCB）类药物（如硝苯地平 240～360mg/d）治疗。且在这部分患者中，仅有 10% 可保持持续有效。而对于其他病因导致肺高压患者，不适宜进行血管扩张试验，且阳性率更低，患者较难耐受 CCB 治疗，长期使用较难获益，目前指南不推荐使用。分析患者右心导管结果：PCWP>15mmHg，需考虑左心疾病参与可能，但患者心脏彩超未提示存在可导致 PCWP 升高的常见左心疾病，当时 BNP（-），亦不支持左心舒张功能不全，目前 PCWP 升高原因较难解释。套用血管扩张试验阳性诊断标准，患者测得数据符合，外院未使用 CCB 治疗，可能考虑此患者病情复杂，不能确定肺动脉高压是否为特发性，且患者基础血压较低，较大量 CCB 可能导致体循环压力过低，对患者可能有害。据文献报道，左心疾病导致的肺动脉高压对 CCB 反应较好，且提示预后较好，但不提倡进行肺动脉高压治疗，应主要针对基础疾病进行治疗。

呼吸科孙雪峰医师： 患者肺部影像学无肺泡出血典型表现，但支气管镜灌洗液表现及吞噬细胞中可见含铁血黄素颗粒提示患者肺泡出血诊断明确。从一元论考虑，患者肺动脉高压与肺泡出血可能相关。复习患者入院前 1 个月于外院所行胸部 HRCT 表现，可见较多靠近胸膜囊泡及索条影，其中可见结节及磨玻璃影，较我院胸部 CT 表现明显加重。考虑弥漫性肺泡出血相关病因，第一类为病理性肺泡炎，多与自身免疫性疾病相关，患者为育龄期女性，不能除外；第二类为单纯性肺泡出血，如特发性含铁血黄素沉着，为除外性诊断。其他相关鉴别诊断，如凝血异常，Goodpasture 综合征，药物相关等，入院已完善筛查，无证据支持，暂不考虑；第三类为弥漫性肺泡损伤，如骨髓移植后、吸入损伤或急性呼吸窘迫综合征等，患者无相关病史，亦不支持。总结以上病因，考虑自身免疫性疾病相关肺泡出血及特发性含铁血黄素沉着尚不能除外。

风湿免疫科赵丽丹医师： 患者与自身免疫性疾病相关的临床表现有：青年女性，脱发明显，轻度肺间质病变、轻度肺动脉高压及肺泡出血。诊断自身免疫性疾病主要条件：①特征性抗体；②临床表现为多系统受累。患者所有自身免疫抗体皆为阴性，亦无免疫功能紊乱相关表现，脏器损害局限在肺部，诊断结缔组织病证据不足。可引起弥漫性肺泡出血的自身免疫性疾病主要为系统性红斑狼疮及系统性小血管炎，患者目前无相关特征性抗体及临床表现症状群，皆不能诊断。孤立性肺小血管炎很罕见，需病理诊断，为排除性诊断。血管炎病因包括原发及继发，患者目前存在毛刷抗酸染色阳性，可能为与肺部感染相关的继发性肺血管炎，治疗应控制原发感染。患者目前没有自身免疫性疾病相关证据，此后是否会发展为自身免疫性疾病需进一步随访。

呼吸科孙雪峰医师：该少年患者出现弥漫性肺泡出血，需首先考虑肺特发性含铁血黄素沉着症。这是一种极为罕见、多发于儿童、发病机制不明的疾病，可能与免疫介导的肺泡毛细血管结构缺陷相关，需除外继发因素引起的肺泡出血。临床表现分为急性期及慢性期，急性期主要表现为咯血及呼吸困难，慢性期表现为乏力、贫血、进行性加重的活动后呼吸困难，缺铁性贫血常为唯一的实验室检查异常。影像表现主要为中下肺为主的磨玻璃影，单侧或双侧分布，边界不清。在急性出血期和稳定期，患者影像学表现可截然不同。反复肺泡出血可导致肺组织内铁聚积，最终导致肺纤维化。肺功能提示为限制性通气功能障碍，与肺纤维化相关，弥散功能在急性出血期升高，在稳定期恢复至出血前水平，如出现间质纤维化，弥散功能可降低。诊断需行肺泡灌洗，同一部位行序贯灌洗，灌洗液颜色进行性加深提示出血部位在远端肺泡。铁染色可见含铁血黄素颗粒，提示为慢性出血。同时灌洗液应送检培养以除外感染。此患者肺部影像学提示起病期可见磨玻璃影，1个月间肺部影像学有较明显变化，目前遗留肺间质纤维化，肺功能提示弥散功能下降，支气管肺泡灌洗液颜色逐管加深，符合该病临床表现，肺动脉高压亦可能由肺间质纤维化导致。此疾病发生率极低，文献无大宗报道，治疗方法亦为零星报道，较多为激素治疗，根据病情严重程度不同采用激素用量。不同激素单药不能控制或激素依赖时，则考虑免疫抑制剂治疗。急性期可使用体外膜肺氧合支持治疗。晚期患者可采用肺移植，但亦有肺移植后再次出现肺泡出血的报道，因此该治疗方法尚有争议。我院侯小萌医师曾总结我院特发性肺泡出血的病例，截至2007年有13例，儿童及青少年8例，成人5例，其中男性9例，女性4例。影像学表现为弥漫性病变或间质病变，也可表现为磨玻璃影、小结节或微结节影，支气管肺泡灌洗液可见吞噬含铁血黄素细胞，8例患者行病理检查，可见肺泡腔内可见大量吞噬含铁血黄素的巨噬细胞，主要用于除外其他疾病。12例患者接受激素治疗，1例为激素冲击，8例为足量激素，3例为中等量激素，4例患者合用免疫抑制药（环磷酰胺、硫唑嘌呤或甲氨蝶呤），有11例临床症状明显改善。根据临床症状，特发性含铁血黄素沉着症可能性较大，但此时检验科回报患者支气管毛刷抗酸染色，荧光法、萋尼法均可见6条抗酸杆菌，患者次日出院。出院前完善结核感染相关检查：痰抗酸染色（-），T. SPOT-TB 0，PPD（-），患者影像学未见典型肺结核表现，结核是否可明确诊断？

检验科杨启文医师：抗酸染色分为荧光法和萋尼法，荧光法为初筛，可见橘黄色海鸥样阳性分枝杆菌。萋尼法为验证试验，背景为亚甲蓝染色，分枝杆菌为红色。此患者荧光法及萋尼法染色皆为阳性，但临床表现不符合结核感染，我们需要考虑以下几个问题：①是否为患者致病菌。呼吸道标本需除外上呼吸道污染或外界污染可能性，此标本菌量较少，亦有可能为患者呼吸道定植菌，但一般来说毛刷污染可能性较小；②是否为非结核分枝杆菌（NTM）感染。抗酸染色阳性仅提示为分枝杆菌，不能区分结核分枝杆菌或非结核分枝杆菌。此患者不能除外NTM感染可能性。明确诊断仍需多次标本送检，或选用其他敏感性及特异性更高的检查。

呼吸科孙雪峰医师：感染可以是肺泡出血的原因之一。结核感染合并弥漫性肺泡出血亦有报道，目前有2例文献报道。1例为结核感染表现为弥漫性肺泡出血，同时合并抗心磷脂抗体阳性。1 例为干细胞移植术后出现肺泡出血，灌洗液中培养出结核分枝杆菌。肺结核导致肺泡出血非常罕见。为进一步明确诊断，我们已重复支气管镜检查，期待病原学进一步发现。但肺泡出血存在时，血液为良好的培养基，亦有可能患者原发病为特发性含铁血黄素沉着症，合并肺分枝杆菌感染。目前肺分枝杆菌感染诊断较明确，应给予针对性治疗并随诊，注意肺泡出血、肺高压变化。如抗结核治疗后，仍有肺泡出血反复出现，则考虑肺泡出血与结核感染关系不大。如抗结核治疗后，患者肺泡出血及肺高压好转，则考虑可用结核感染解释病情。

呼吸科王京岚医师：此患者目前诊断较明确，应用纤维支气管镜做支气管毛刷活检找到结核分枝杆菌，应加用抗结核治疗。免疫相关性疾病尚不能诊断，且在抗结核治疗中，没有加用激素治疗指征。也有文献报道认为结核感染可以引起免疫性疾病。如与大动脉炎有一定相关性。亦有文献报道，结核感染患者中 ANA 及 ANCA 阳性率亦较高。对于此患者，应坚持抗结核治疗，观察治疗效果，进一步明确结核感染与免疫性疾病之间是否存在关联。

三、转　归

患者在结核病医院加用异烟肼、利福平、乙胺丁醇、吡嗪酰胺抗结核治疗。2 周后在我院门诊复查支气管镜检查，未再见血性灌洗液，抗酸染色及结核培养均（-），但 TB/NTM-DNA 显示非结核分枝杆菌弱阳性，同时细菌培养为铜绿假单胞菌。加用头孢他定抗感染治疗 10 天，并调整抗结核药物为利福平 450mg qd、乙胺丁醇 750mg qd 及阿奇霉素 250mg qd 以加强针对非结核分枝杆菌的治疗共 6 个月。6 个月、1 年时随诊示临床无不适症状，胸部 CT 示双肺胸膜下轻度间质病变，超声心动图示肺动脉收缩压维持于 30～35mmHg。

四、点　评

在引起肺动脉高压的肺部疾病中，肺间质纤维化是原因之一，一般导致轻中度的肺动脉压升高。特发性肺含铁血黄素沉着症病因未明，儿童及青少年常由肺泡出血性疾病引起，在长期慢性出血基础上可引起肺间质纤维化。此病例的困难之处在于，一是患者无急性肺泡出血的临床表现，二是灌洗液中发现细菌和分枝杆菌。由于起病相对隐匿，已经很难再区分肺泡出血与肺部感染的因果联系。该患者在积极抗结核治疗基础上仍需长期随访。

（刘　岩　孙雪峰）

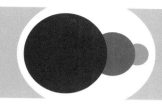

发热 13 天，呼吸困难 8 天

这是一例以急性发热伴呼吸困难为主要表现的中年女性病例，伴有神经系统症状、消化道症状，辅助检查提示血两系降低、淀粉酶和脂肪酶升高及肺内渗出影，支气管镜检查可见血性肺泡灌洗液。从弥漫性肺泡出血方面，考虑感染、免疫系统疾病如血管炎、血液系统疾病如淋巴瘤、嗜血细胞综合征等。但结合患者的多系统受累及良好的治疗反应，以及各项指标诊断，最终考虑为病毒感染可能性最大。经积极治疗后患者明显好转。

一、病 例 摘 要

患者，女性，49 岁。因"发热 13 天，呼吸困难 8 天"于 2014 年 9 月 24 日入院。

（一）现病史

患者 2014 年 9 月 12 日无明显诱因发热，Tmax 39.3℃，伴畏寒、寒战、咽痛、头痛，头痛为持续性额颞部痛，无恶心、呕吐，无鼻塞、流涕、咳嗽、咳痰，无腹痛、腹泻，无尿频、尿急、尿痛或排尿困难。9 月 18 日当地医院查血常规：WBC 2.0×10^9/L，NEUT 1.4×10^9/L，Hb 126g/L，PLT 84×10^9/L；尿常规：Pro 0.3g/L，余正常；血生化：LDH 1348U/L；凝血：PT 17.4s，TT 18.1s，APTT 31.2s，D-Dimer 6.07mg/L；CRP 140mg/L；支原体抗体（MP-Ab）、抗结核抗体均（−）。考虑"肺部感染"，予头孢类抗生素治疗无效。9 月 19 日出现呼吸困难，休息时亦有症状，无咳嗽、喘息等，当地医院对症治疗后缓解（具体不详）。后体温较前升高，Tmax 39.8℃，每日多个热峰，抗生素治疗后体温无下降。9 月 22 日查血常规：WBC 4.16×10^9/L，NEUT 2.25×10^9/L，Hb 139g/L，PLT 51×10^9/L；生化检查：ALT 493U/L，TBil 24.4μmol/L，DBil 12.70μmol/L，LD 1321U/L；ESR 7mm/h；流行性出血热抗体（−）。予美洛西林/舒巴坦、卡那霉素、左氧氟沙星、米诺环素、病毒唑抗感染，当晚头痛明显加重，出现嗜睡、意识欠清、呼吸浅快、尿潴留，查头颅及胸部 CT 大致正常。予留置导尿管，9 月 23 日下午出现茶色尿，尿常规：BLD（+），余（−）。9 月 24 日转诊我院，查静息状态下血气：pH 7.505，pCO$_2$ 34.0mmHg，pO$_2$ 46.4mmHg，cHCO$_3^-$ 26.6mmol/L，碱剩余（ABEc）4.0mmol/L，乳酸（cLac）0.9mmol/L；血常规：WBC 3.81$\times10^9$/L，Hb 107g/L，PLT 75×10^9/L；尿常规：潜血（BLD）微量，余（−）；血生化：ALT 159U/L，TBil 13.7μmol/L，DBil 5.4μmol/L，Cr 52μmol/L；凝血：PT 12s，APTT 40.8s，

Fbg 1.85g/L，D-Dimer 7.59mg/L；胸部 CT：双肺多发小叶中心性磨玻璃渗出影（图 1a）。考虑肺泡出血可能，为进一步诊治收入我院呼吸内科病房。

患者患病后食欲差，近 5 日无排便。口腔溃疡 1~2 个月 1 次，否认外阴溃疡、皮疹、光过敏、牙齿脱落、眼干、口干、雷诺现象。

（二）既往史

曾行静脉曲张手术及剖宫产。

（三）个人史、婚姻史、家族史

患者为农民，养殖家禽、家畜，近期无动物疫情，无生食史。孕 2 产 2，正常分娩，1 女体健，1 子因脊柱裂夭折。患者父母均死于肝癌。

（四）入院查体

T 39.1℃，P 70 次分，BP 110/65mmHg，R 19 次/分。嗜睡，双侧瞳孔等大等圆，对光反射灵敏，轻度颈强直。双肺底呼吸音减低，未闻及干湿啰音。心音正常。腹软，无压痛，肝脾肋下未及，双下肢不肿。

（五）诊治经过

入院后完善检查。

血常规：WBC 3.87×10^9/L，NEUT 3.24×10^9/L，Hb 100g/L，MCH 29.4pg，MCV 85.6fl，PLT 97×10^9/L；网织红细胞（Ret）% 1.12%；尿常规+沉渣：比重 1.020，PRO（−），BLD 微量，RBC 60.1/μl，正常形态 RBC% 90%；24h 尿蛋白（UP）0.33g；粪便常规+潜血：OB（+）×4 次；肝肾全：ALT 140U/L，AST 155U/L，GGT 118U/L，ALP 292U/L，LD 1311U/L；血脂：TC 3.48mmol/L，TG 1.63mmol/L，LDL-C 2.48mmol/L；血氨（Amon）40.4μmol/L；ESR 23mm/h；hsCRP 65.31mg/L；铁 4 项：Fe 34.7μg/dl，TIBC 209μg/dl，Fer 9151ng/ml；凝血：PT 10.5s，APTT 17.8s，Fbg 1.34g/L，D-Dimer 1.13mg/L，FDP 30.8μg/ml；血清蛋白电泳、免疫固定电泳（−）；肿瘤标志物：CA19-9 75.3U/ml，CA15-3 53.2U/ml，余（−）；HbA1c 6.2%。床旁心脏彩超：左房增大，轻度二尖瓣关闭不全，左室射血分数（LVEF）74%。骨髓涂片、活检大致正常。9 月 25 日行纤维支气管镜检查，镜下见支气管结构正常，气管黏膜表面新鲜渗血，肺泡灌洗液呈洗肉水样。肺泡灌洗液细胞分类：细胞总数 27.3×10^6 个，巨噬细胞 66%，中性粒细胞 10%，淋巴细胞 24%，嗜酸细胞 0%；T 细胞亚群：CD4/CD8=0.4；细菌、真菌、结核涂片及培养（−），找瘤细胞（−）。感染相关：PCT（−）；G 试验 276.90→<50pg/ml；外周血培养（−）×2 次；肥达外斐试验（−）；血 T. SPOT-TB 0；嗜肺军团菌抗体、肺炎衣原体 IgM、支原体抗体、血 TORCH-IgM、CMV-DNA、EBV-DNA 均（−）；免疫相关：免疫球蛋白+补体大致正常；抗核抗体谱（19 项）：抗 SSA（+），抗 Ro-52（++），余（−）；抗 ENA 抗体、ANCA、狼疮抗凝物（LA）、ACL、抗 $β_2$GP1 抗体、血清 IgG 亚类均（−）；Coombs 试验弱阳性，IgG 弱阳性；抗肾小球基膜抗体（−）；针刺试验（−）。眼科会诊：未见血管炎相关眼部表现。耳鼻喉科

会诊：上气道未见明显器质性病变，口咽部及软腭黏膜表面散在浅溃疡。神经系统：9 月 24 日腰穿，脑脊液压力 260mmH$_2$O，常规：WBC 4×10^6/L，单核细胞 4×10^6/L；生化：Pro 1.73g/L，Cl$^-$ 108mmol/L，Glu 2.4mmol/L，Lac 4.83mmol/L；病原学（−）；细胞学：WBC 大量，N 80%，淋巴细胞 10%，单核细胞 10%。治疗原发病及甘露醇脱水降颅压后，9 月 29 日复查腰椎穿刺，脑脊液压力 125mmH$_2$O，常规：WBC 21×10^6/L，单核细胞 18×10^6/L，多核细胞 3×10^6/L；生化：Pro 0.60g/L，Cl$^-$ 117mmol/L，Glu 2.3mmol/L；病原学（−）；细胞学：淋巴细胞反应，个别细胞异型；WBC 600/0.5ml，激活单核细胞、新鲜 RBC（+），细胞溶解（+），激活淋巴细胞、浆细胞、肿瘤细胞（−），淋巴细胞 70%，单核细胞 30%；脑脊液 Hu. Yo. Ri、抗神经节苷脂抗体、免疫组化 6 项（VGKC. NMDA）、髓鞘碱性蛋白、寡克隆区带均（−）。脑电图正常。头常规增强 MRI：左侧额叶点状长 T$_1$ 长 T$_2$ 信号，慢性缺血灶可能。消化系统：患者入院后出现上腹痛，查淀粉酶（AMY）240U/L，脂肪酶（LIP）1101U/L；腹部超声：轻度脂肪肝，未见胆囊壁增厚、胆囊结石、胆总管增宽；肠系膜血管超声（−）。腹部 CT 平扫+胰腺薄扫：胆囊饱满，胆囊壁不厚，肝内外胆管未见明显扩张；胰腺大小、形态正常，边缘清晰，实质密度均匀，胰管未见明显扩张。

入院后予厄他培南、莫西沙星抗感染治疗。9 月 25 日起予静脉丙种球蛋白（IVIG）20g/d×3 天，使用甲泼尼龙 80mg q12h iv×3 天→40mg q12h×7 天→泼尼松 60mg qd 口服，同时予对症支持治疗，9 月 30 日加用静脉环磷酰胺 0.2g 隔日 1 次，后改为复方环磷酰胺 2 片/日。并逐渐减停抗生素。经上述治疗后患者体温正常，呼吸困难好转，未再头痛，可自主排尿。复查血常规、肝肾功能正常，粪便 OB（−）；ESR 5mm/h；hsCRP 0.15mg/L；Fer 431ng/ml；LD 188U/L。胸部 CT 见双肺斑片影大部分吸收（图 1b）。10 月 21 日复查腰穿，脑脊液压力 140mmH$_2$O，常规、生化、病原学、细胞学（−）。腹痛方面予禁食水、抑酸、肠外营养支持，腹部症状缓解后逐渐恢复饮食，复查 AMY 104U/L，LIP 503U/L。

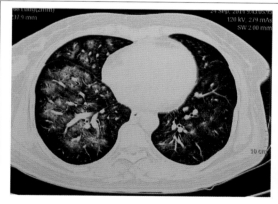
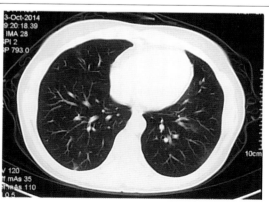

a. 入院前胸部 CT 可见双肺弥漫磨玻璃影，呈小叶中心性分布

b. 治疗后复查胸部 CT 大部分磨玻璃影已吸收

图 1　患者入院前及治疗后复查胸部 CT

二、讨　论

呼吸科陈闽江医师：弥漫性肺泡出血（diffuse alveolar hemorrhage，DAH）是一个多种原因导致的以肺微循环出血为主要表现的临床病理综合征，出血来自于肺泡、肺小动脉或静脉。临床主要表现为咯血、贫血、肺内渗出影和急性呼吸衰竭。诊断主要依据肺泡灌洗液或肺活检标本中在肺泡内出现红细胞的聚集、纤维蛋白原或含铁血黄素巨噬细胞。本例患者的胸部CT及支气管镜灌洗液的特点，符合DAH诊断，但病因尚不明确。DAH病因包括：血管炎、结缔组织病（CTD）、药物、感染和其他少见病因。统计2000年至今我院收治的DAH患者共437人（住院期间死亡153人），病因为CTD（32%）和血管炎（23%）最多，其次为血液病（19%），实体瘤（5%），心源性因素（4%），感染、其他原因及原因不明者共55例（17%）。本例患者DAH病因不明，合并存在多系统问题，不确定能否用一元论解释疾病全貌，特提请于2014年10月22日内科大查房。

感染科阮桂仁医师：患者中年女性，来自山东农村，有动物接触史，既往体健；本次起病急，首先表现为高热，起病第2周出现严重的肺部情况，有明确的多系统受累，包括WBC及PLT降低、肝功能异常、LDH水平升高、中枢神经系统及胰腺问题；目前病后1个月，治疗后患者一般情况恢复好。病因首先考虑感染。经查阅文献，病毒感染可引起DAH，报道最多的为流感病毒，其他主要包括一些出血热病毒，如登革热、流行性出血热（肾综合征出血热）、肺综合征出血热等。本患者无登革热疫区旅居史，登革热证据不足；患者曾出现血尿、蛋白尿，但血Cr水平升高不明显，外院曾筛查抗体阴性，不支持流行性出血热；肺综合征出血热美国报道较多，主要表现为发热、肺出血，可有或无肾脏受累，国内暂无本病报道，可能与目前我国病毒检测手段少、可检测病毒少有关。山东近期发现新型布尼亚病毒，表现为严重发热伴血小板减少，可有肺部受累，本患者不能除外。其他感染如钩体病等，无相关流行病学史，暂不考虑。综上考虑患者为病毒感染可能性大，后续治疗激素及免疫抑制药可快速减停。患者肺泡灌洗液CD4/CD8比例倒置，可能对病毒感染有提示意义。

感染科李太生医师：同意阮桂仁医师。本患者的病程发展和治疗后转归，完全可用急性病毒感染解释，但具体病毒种类暂不明确。CTD及血管炎不能解释：①中枢神经系统治疗力度偏轻而疗效好、恢复快；②肾脏基本无受累。故本患者最可能为病毒诱发的、以DAH为主要表现的全身炎症反应。（心内科严晓伟医师提问：本患者有DAH、一过性PLT降低、轻度DIC样表现，可否为某种出血热病毒感染？）对病毒的检测是我国病原检测方面的弱项，文献报道相应较少，流行性出血热病毒引起DAH的报道最多，也一定程度上源于其他病毒的检测困难。

呼吸科施举红医师：纵观本例患者的诊治过程，总体治疗积极有效，目前患者恢复良好。但存在以下两个问题：①诊断方面：若为病毒感染，今后接诊这类患者时，还需完善哪些检查，治疗方面与目前有无差别，是否需进行抗病毒治疗？（李太生医师回答：目前我国对病毒的检测手段欠缺，且目前已错过最佳检测时期，无需进一步补充检查。治疗方面，无论是否为病毒感染，均可使用激素、免疫球蛋白，目前临床实践已证实治疗效果好，如为病毒感染，后续可停用免疫抑制剂，激素快速减量。抗病毒治疗方面，目前已知的病毒，如流感病毒可用奥司他韦，巨细胞病毒可用更昔洛韦、膦甲酸钠，疱疹病毒可用阿昔洛韦，其他病毒即便可以明确诊断，也无明确的特效抗病毒药，可能与这些病毒发病率低、无人研发药物有关。国际上有新观点表明其他病毒感染可试用利巴韦林，该药可改善病毒血症，但不降低死亡率）；②系统性血管炎在接诊初期是否需要更加关注：系统性血管炎仅有一部分为 ANCA 相关，在近 5 年我院诊断显微镜下多血管炎（MPA）患者共 190 余例，肺部受累者 40% 左右，DAH 患者>30%，这些患者 ANCA 阴性率 8%，首次就诊肾脏受累者 87%。故 ANCA 阴性、肾脏无明显受累仍不能除外系统性血管炎的可能。

风湿免疫科周佳鑫医师： 经免疫科专业组讨论，考虑本患者起病急，炎症反应强烈，多脏器受累明确，但免疫病证据不足。血管炎方面，ANCA 相关血管炎、Behcet 病等均可引起 DAH，但本患者 ANCA（-），肺受累重而肾脏基本正常，血管炎可能性不大，且血管炎引起如此严重的炎症反应和多脏器受累者少见。CTD 方面，DAH 主要见于 SLE，但患者系统受累如此重而自身抗体仅 ELISA 法抗 SSA（+）、抗 Ro52（++），其他均为（-），补体、免疫球蛋白均正常。绝大部分 SLE 患者血清学应有所提示，抗体阴性的 SLE 少见，主要见于合并失蛋白肠病、炎症活动度过高而抗体沉积于组织等。该患者不存在上述情况，故目前不能用 SLE 解释。此外本例患者还存在中枢神经系统受累，如为神经精神狼疮，虽部分患者可取得较好的治疗效果，但一般病情相对更重，大部分需激素冲击治疗。综上所述，DAH 病因方面，同意感染科意见，考虑病毒感染可能性大，免疫病证据不足，但患者日后是否会发展为 SLE 目前无法除外，可随诊观察，暂不需按此病治疗。除 DAH 外，患者其他表现不能除外噬血细胞综合征（Hemophagocytic lymphohistiocytosis，HLH），但未查 NK 细胞活性及可溶性 CD25，骨髓穿刺为治疗好转后所行，目前无法确证。

风湿免疫科吴庆军医师： 同意诊断病毒感染，或病毒感染诱发的自身免疫反应。从 DAH 方面考虑，系统性血管炎如 MPA、EGPA 可见，SLE、APS 可见，其他疾病临床非常少见。诊断系统性血管炎需寻找临床证据，直接证据为组织病理所见的血管炎，间接证据包括紫癜样皮疹（真皮微静脉炎）、异常形态为主的镜下血尿（肾小球毛细血管炎）、单神经炎、ANCA 阳性等。本患者炎症反应明显，PLT 计数不升高反而降低，不符合系统性血管炎的血象改变；肝脏损害明显，如出现在自身免疫病中一般不考虑原发病活动，而首先寻找病毒感染及药物因素；神经系统表现突出，MRI 未见血管炎相关病灶，脑脊液表现符合病毒性脑膜脑炎，治疗后好转迅速；肾脏无受累。故考虑血管炎可能性不大，且患者全身受累系统多，如为血管炎受累如此广泛，ANCA 阳性率在 90% 以上；如为 SLE，仅单个抗 SSA（+）不能解释，且治疗反应过好，可能性不大。

神经内科杨洵哲医师： 患者以发热、头痛起病，病情的急期出现发热、意识障碍、颈抵抗，符合脑膜脑炎的表现，脑脊液白细胞计数增多，细胞学检查初为中性粒细胞为主、5 天后变为以淋巴细胞为主，符合炎症转归的过程。会诊时患者意识已转清，对答切题，粗测记忆力、计算力正常，无明确定位体征；影像学方面外院头 CT 未见异常，症状好转后复查头 MRI 未见脑膜、脑实质异常强化等改变；有部分患者出现意识障碍时即便神经系统影像学正常，脑电图也有所提示，而本患者积极治疗后病情已好转，再行脑电图未见异常。综上考虑神经系统表现符合单向炎症转归的过程。CTD 中枢神经系统多见皮质受累，Behcet 病多累及中线结构，HLH 可有可逆性后部白质脑病，本患者均未见，且临床症状缓解快，相对病情偏轻。神经系统方面目前无症状，无客观影像学异常，无需特殊检查或治疗，可随诊观察。

消化内科杨红医师： 本患者消化系统主要表现为急性胰腺炎及肝功能异常。①患者符合急性胰腺炎的诊断标准：腹痛有或无，血淀粉酶或脂肪酶≥3 倍正常上限，影像学表现有或无，符合 2/3 即可诊断。急性胰腺炎对本患者来说可能仅为病程中的插曲。胆源性因素、高脂血症、自身免疫病、病毒感染、外伤、手术、药物等因素均可诱发急性胰腺炎，本患者原发病无论是自身免疫病还是病毒感染，均可解释胰腺炎的表现，此类患者的胰腺炎一般为轻症。此外，本患者 CT 提示胆囊稍增大，病程中曾有胆红素、胆管酶水平的升高，不能完全除外胆囊一过性的微小结石脱落所致。治疗方面无特殊，禁食禁水、对症支持即可，后期需注意随诊观察在原发病之外是否存在胆源性因素；②本患者病程中曾大量用药，不除外肝损害为药物相关，目前已好转，无特殊治疗。

血液内科蔡华聪医师： HLH 的本质为炎症风暴，无论原发病为免疫病或病毒感染，均可引起 HLH。目前患者病情已好转，回顾病初曾有发热、血两系下降、Fbg 降低、Fer 明显升高（目前文献认为对 HLH，Fer>500 ng/ml 有意义，>5000 ng/ml 特异性相对高），骨穿未见噬血现象（但未见噬血现象并非 HLH 的除外标准），未测 NK 细胞活性及可溶性 CD25。纵观整个临床过程，患者病初有严重的炎症反应，可能并发 HLH，病因方面考虑病毒感染可能性更大。治疗方面，HLH 患者除治疗原发病外，需积极控制炎症反应，本患者使用激素，与 HLH 的治疗相吻合，疗效好。LDH 水平升高可见于多种临床情况，不能单以 LDH 作为淋巴瘤的证据。

消化内科朱丽明医师： 本患者腹痛出现于治疗过程中，表现为餐后痛，数小时好转，并非典型的胰腺炎腹痛方式。胰腺炎考虑为病毒感染的表现之一，患者胆红素水平无明显升高，胆管酶水平的升高与肝酶水平升高基本相伴，腹部 CT 及 MRCP 未见肝内外胆管增宽，而胆囊增大与禁食有关，暂无胆源性胰腺炎证据。临床工作在考虑罕见、复杂疾病的同时，不能忽视像病毒感染这种简单、常见的疾病。

呼吸内科许文兵医师： 本病例有其独特之处，通过内科大查房讨论形成共识，免疫病目前证据不足，病毒感染可解释病情全貌。大查房对其后续治疗有所帮助，应注意随诊观察。

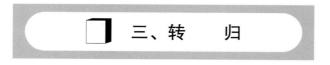

三、转　归

考虑患者 DAH 病因为病毒感染可能性大，予停用环磷酰胺，泼尼松规律减量，门诊随诊观察。

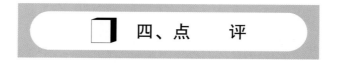

四、点　评

发热及呼吸困难是呼吸科常见的症状。鉴别诊断谱十分广泛，可从感染、肿瘤、免疫系统疾病到环境和理化因素各个方面。虽然本例患者入院后经纤维支气管镜检查迅速诊断为弥漫性肺泡出血，但弥漫性肺泡出血也是可由各种病因导致的一个综合表现。通过本病可以充分认识到完整的病史和综合疾病各种相关表现对诊断的意义。虽然本病例最终考虑为病毒感染导致，继发性肺泡出血，但是否有潜在的免疫病等因素，需要长期随访。

（毛玥莹　陈闽江）

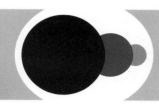

间断发热、干咳、活动后气短1年

这是一例以发热、肺间质病变、全血细胞减少为主要表现的中年女性病例，伴有肝脾、淋巴结增大、中枢神经系统受累、低钠血症，多种抗生素、抗结核、激素治疗效果不佳。病因方面，考虑了结核或非结核分枝杆菌感染、淋巴瘤、自身免疫病，但完善各项检查，均有不支持之处。多科讨论为本病例的诊治提供了思路。

一、病例摘要

患者，女性，42岁。因"间断发热、干咳、活动后气短1年"于2014年3月20日入院。

（一）现病史

患者于2013年3月20日起无明显诱因间断发热，Tmax 38~40℃，伴干咳、活动后气短。当地医院胸部CT示双肺散在小结节、小叶间隔增厚。考虑"间质性肺炎"，予美罗培南、左氧氟沙星等抗感染，症状加重。再次就诊查ESR 80mm/h，CRP 129mg/L，多次G试验（-）；复查CT（5月7日）示右下肺新发团片实变；行经纤维支气管镜检查肺活检病理示：肺泡间隔增宽，肺泡腔内充有絮状PAS阳性红染物质；肺穿刺（右下肺高密度实变部位）病理考虑为肺组织凝固性坏死。予阿奇霉素、头孢哌酮/舒巴坦、米诺环素、万古霉素，效果不佳。考虑"亚急性血行播散性肺结核"可能，予异烟肼、利福平、吡嗪酰胺、莫西沙星抗结核，并加用泼尼松15mg tid，体温未下降，复查胸部CT（5月22日及6月6日）见右下肺实变较前增大。再次行同一部位肺穿刺，病理结果大致同前。继续进行激素、抗结核治疗，并先后予亚胺培南/西司他丁钠（1周）、哌拉西林/他唑巴坦（17天）及卡泊芬净（2周），体温降至正常，干咳、活动后气短缓解，遂将激素减为15mg/d，停抗生素。复查CT（6月25日）示肺部实变部分吸收、结节影较前减少。出院后继续抗结核（莫西沙星、吡嗪酰胺共3个月停药，异烟肼、利福平共4个月停药）、激素逐渐减停（2014年8月停药）。2013年10月初再次发热，Tmax 39℃，持续4~5天，伴腹泻，无干咳、活动后气短。外院考虑结核感染不除外，重新加用异烟肼、利福平、乙胺丁醇抗结核，并予泼尼松30mg qd。复查胸部CT（10月11日及10月22日）示右下肺实变、渗出均较前吸收，但小叶间隔增厚较前加重。出院后继续口服异烟肼、利福平，泼尼松逐渐减量。

2014年2月19日再次出现发热（泼尼松10mg/d），Tmax 40℃，伴干咳、气短明显。查血常规：WBC 1.0×10^9/L，NEUT 0.8×10^9/L，Hb 64g/L，PLT 168×10^9/L；LDH 284U/L；CRP 181.3mg/L，PCT（-），血培养（-）；胸部CT（2月20日）示弥漫小叶间隔增厚，较前加重，右下肺索条影，左下肺新发实变，双侧少量胸腔积液。继续异烟肼、利福平抗结核，并先后予莫西沙星+伏立康唑、哌拉西林钠/他唑巴坦钠+卡泊芬净+替加环素，静脉甲泼尼龙100~120mg/d，体温可降至正常，干咳、活动后气短好转，但激素减量后体温即回升。为进一步诊治收入我院。患者入院前体温变化及治疗见图1。

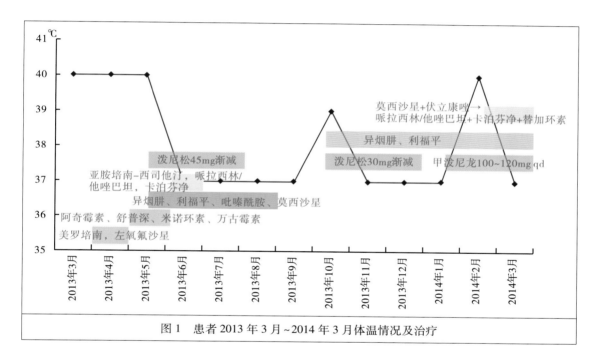

图1　患者2013年3月~2014年3月体温情况及治疗

（二）既往史

2012年体检发现"白细胞偏低"，2013年4月外院开始治疗前查血常规示WBC<2×10^9/L，贫血，ANA、抗ENA抗体、免疫球蛋白（Ig）、补体等均（-），CT示脾大，3次骨穿均提示骨髓增生低下，未见明显病态造血（未见报告），染色体提示47XX+8，外院考虑骨髓异常增生综合征，难治性贫血伴环状铁幼粒细胞增多（MDS-RCMD）可能性大，未行治疗。近期复查血常规：WBC 1.8×10^9/L，Hb 80g/L，PLT 130×10^9/L（自述）。儿时有"肝炎"史，余无殊。

（三）个人史及家族史

无烟酒嗜好，无毒物或放射性物质接触史，无疫区居留史。家族中无类似疾病者。

（四）入院查体

T 36.8℃，RR 22 次/分，HR 103 次/分，静息时血氧饱和度（SpO$_2$）98%，浅表淋巴结未及肿大，双肺呼吸音粗，无明显干湿啰音，心律齐，各瓣膜听诊区未闻及额外心音或心脏杂音，腹软无压痛，肝肋下 2 指，脾肋下可及边。双下肢不肿，病理征阴性。

（五）诊治经过

入院后完善常规检查及评估。

血常规：WBC 1.09×10^9/L，NEUT 0.92×10^9/L，Hb 71g/L，PLT 84×10^9/L；尿、便常规：（－）；血液生化检查：Alb 27g/L，LD 333U/L（↑）；hsCRP 33.33mg/L，ESR ＞140mm/h；Ig：IgG 18.58g/L（↑），IgM 7.89g/L（↑）；心脏 3 项检查：cTnI 0.071μg/L↑，NT-proBNP 828pg/ml（4 月 9 日休克时）；铁 4 项：Fe、TRF、TIBC↓，Fer 946ng/ml↑；血氨、叶酸＋维生素 B$_{12}$：（－）；Coombs 试验：（－）。心电图：房速，心率 160 次/分（4 月 9 日休克时）；超声心动图：未见异常；颈部及锁骨上淋巴结 B 超：右颈根部淋巴结较小，不宜穿刺。腹部 B 超：肝脾肿大，肝剑下 5.0cm，肋下 6.0cm，回声均；脾肋下 5.0cm；胸、腹腔积液 B 超：（－）。

为明确肺部病变、发热、三系减低原因，筛查免疫指标。ANA19 项：斑点/核仁型（SN）（＋）1：160，抗 Ro-52（＋＋＋）；复查 ANA：SN（＋）1：80；狼疮抗凝物（LA）、抗磷脂抗体 2 项、抗 ENA、ANCA（－）。感染指标：PCT＞10ng/ml（4 月 10 日），复查 2~10ng/ml（4 月 21 日）；血 TSPOT-TB、结核菌素试验：（－）；血培养、军团菌、肺炎衣原体、支原体抗体（－）；痰奴卡菌涂片＋培养、放线菌涂片：（－）；痰细菌培养：皮特不动杆菌（＋＋＋）（考虑污染或定植均有可能），抗酸染色、结核及非结核分枝杆菌（TB/NTM）-DNA（－）；病毒方面：血 TORCH-IgM、EBV-IgM 及 DNA、CMN DNA 及 pp65：（－）；TB 细胞亚群：CD4＋ 48/μl↓，CD4/CD8% 1.10；肿瘤指标：CA125 36.1U/ml↑，CA15-3 72.7U/ml↑；血清蛋白电泳、免疫电泳（－）；脑脊液找瘤细胞、幼稚细胞：（－）。其他：IgG 亚类：（－）；血清血管紧张素转化酶：（－）。

入院后复查胸部高分辨 CT＋腹部平扫 CT：左上肺新发团片渗出，小叶间隔增厚同前；肝脾增大。肺功能：弥散功能下降（DLCO 32.7%）。PET-CT：双肺小叶间隔增厚，代谢不均匀增高，考虑弥漫性炎性病变，淋巴瘤不除外。双肺门、纵隔及右锁骨上窝高代谢结节，部分较前好转，考虑炎性淋巴结可能；少量心包、双侧胸腔积液。肝脾增大，脾脏代谢明显高于肝脏。

呼吸科 4 月 1 日专业组查房，考虑结核或者淋巴瘤可能性大，血管炎不除外，建议行纤维支气管镜检查以排除感染，待一般情况好转后行右锁骨下淋巴结 B 超引导下穿刺，或胸腔镜下肺活检。支气管镜支气管肺泡灌洗液（BALF）：细菌涂片＋培养：鲍曼不动杆菌（＞10^{4}CFU/ml）；真菌、抗酸染色、TB/NTM-DNA、毛刷细胞真菌涂片及抗酸染色（－）；奴卡菌涂片＋培养、放线菌涂片（－）；支气管黏膜活检病理：慢性炎症。外院肺穿刺病理请我院病理科会诊（2013 年 6 月）：肺泡间隔增宽，淋巴细胞、浆细胞、组织细胞浸润，肺泡Ⅱ型上皮细胞增生，肺泡腔内充满纤维素性渗出、较多巨噬细胞及中性粒细胞有退变、坏死，考虑为感染，结合特染可疑军团菌感染，不除外混合感染，抗酸染色（－），PAS（＋），D-PAS（＋），六胺银（－）；外院肺穿刺病理我院会诊（2014年4月）：血管壁见炎性细胞浸润。

因三系减低，行两次骨髓穿刺检查。第1次骨髓涂片（右髂后上棘）：增生低下，粒系比例降低，巨核细胞减少；第2次骨髓涂片（左髂后上棘）：增生活跃。2次骨髓活检示造血组织明显减少。基因重排：（－）；白血病免疫分型13项：（－）。骨髓抗酸染色：（－）；骨髓分枝杆菌培养：荧光、姜尼染色（＋），金标法（－），可疑非结核分枝杆菌感染，但送检骨髓TB/NTM-DNA：（－）。

治疗方面。入院后每日Tmax 39～40℃，诉头痛，与体位无关，间断予非甾体类抗炎药、甘露醇治疗。出现粒细胞缺乏、中度贫血、血小板计数减少，间断予吉赛欣皮下注射、输注红细胞、血小板（表1）。激素2周内由甲泼尼龙40mg q8h逐渐减量为泼尼松15mg bid。继续异烟肼、利福平、莫西沙星治疗。3月21日起出现躁动、违拗、拒绝治疗，当时查血钠128mmol/L；热退后症状减轻，后进展至昏睡，尿便失禁，可短暂转醒，查体示高级智能减退，瞳孔对光反射存在，肌力正常，病理征（－），颈抵抗（＋）。腰穿脑脊液压力：150mmH$_2$O；常规：WBC 12×10^6/L，单核细胞12个；生化：Pro 1.90g/L，Cl$^-$117mmol/L，Glu 1.7mmol/L；细胞学检查：细胞数1500/0.5ml，N% 90%，淋巴细胞5%，单核细胞5%，激活淋巴细胞（＋）；脑脊液细菌涂片+培养、真菌涂片、墨汁染色、隐球菌抗原、抗酸染色、TB/NTM-DNA均（－）；脑脊液TORCH-IgM、EBV-IgM及DNA、CMV-DNA及pp65均（－）。头增强MRI：硬脑膜弥漫性强化，略增厚。脑电图：不正常脑电图，各导联散在较多θ波。停莫西沙星，改为美罗培南1g q8h，保护性予卡泊芬净50mg qd iv（后改为伊曲康唑口服液20ml bid），异烟肼改静脉，因无法口服利福平暂停药。3月30日起体温高峰下降，意识逐渐转清，颈强直亦较前缓解。复查腰椎穿刺，脑脊液压力80mmH$_2$O，常规：WBC 21×10^6/L，单核细胞17×10^6/L，多核细胞4×10^6/L；生化：Pro 1.83g/L，Glu 2.4mmol/L，Cl$^-$ 107mmol/L（血Cl$^-$ 94mmol/L）；细胞学检查：400/0.5ml，淋巴细胞90%，NEUT% 5%，单核细胞5%，浆细胞（＋）；CSF及血免疫组化6项、Hu-Yo-Ri均（－）。考虑颅内结核感染可能性大，异烟肼改为0.6g qd iv，加用利福平、乙胺丁醇。因体温下降，将美罗培南减为0.5g q8h后降级为头孢哌酮/舒巴坦。4月6日起体温再次升高至39.2℃，多汗，伴心率增快至170bpm，血钠低至124mmol/L。考虑SIADH可能，查血渗透压：279mOsm/kg·H$_2$O；尿渗透压：489mOsm/kg·H$_2$O；24hU-Na 183mmol/L。将抗生素改回美罗培南1g q8h，及阿米卡星0.4g qd，并加用美托洛尔25mg q12h，对症补钠。4月9日晚BP下降至78～84/40～50mmHg，T 38.8℃，伴寒战，HR 160次/分，考虑感染性休克可能，予补液、美托洛尔、万古霉素1g q12h，停阿米卡星。体温高峰下降2天后再次上升至39.4℃，4月14日根据鲍曼不动杆菌药敏将美罗培南改为头孢哌酮/舒巴坦4.5g q12h，并加用莫西沙星口服，无明显疗效。4月11日起四肢及腰腹部出现风团样皮疹，发热时明显且伴瘙痒，考虑万古霉素过敏不能除外，停用。4月18日起出现腹胀、腹痛，逐渐加重，伴糊状便2～3次/天，OB（＋）。加强抑酸、保护胃黏膜等，无明显缓解，口服药困难，经口进食少。患者入院后血常规及肝肾功能变化见表1，体温变化及治疗见图2。

表1　入院后血常规及肝肾功能变化

日期	WBC	N	Hb	Plt	ALT	Cr	K	Na	治疗
3月21日	1.61	1.28	72	84	23	54	3.1	128	
3月26日	0.6	0.46	71	78	24	51	3.8	139	3月27~29日吉赛欣150μg
3月28日	1.26	1.09	67	63	70	54	3.4	134	3月28日输2U红细胞
4月01日	0.68	0.6	89	54	52	38	3.3	132	4月2日1U血小板，4月2~3日吉赛欣150μg
4月06日	0.73	0.58	88	50	37	42	3.4	130	
4月09日	2.55	2.03	109	57	41	64	5.4	124	4月8日吉赛欣150μg
4月12日	0.59	0.47	74	42	25	39	3.6	130	4月13日输2U红细胞，4月12日吉赛欣150μg
4月15日	1.2	0.97	86	53	30	38	4.2	133	

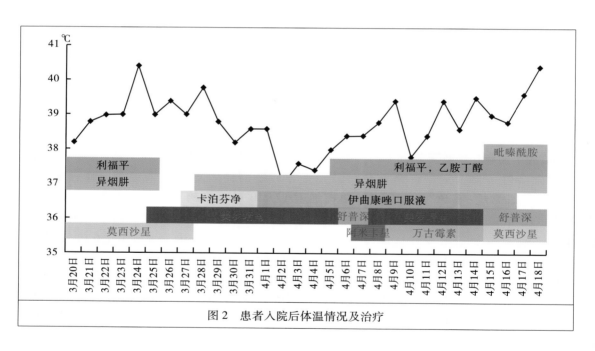

图2　患者入院后体温情况及治疗

　　因完善各种检查后，患者病因未明；体温升高难以控制，干咳较前加重，血三系减低未缓解，并有腹痛、腹泻，于2013年4月23日提请内科大查房。当时查体：意识清楚，SpO₂95%以上（鼻导管吸氧2L/min），BP 100~130/60~80mmHg；双肺呼吸音粗，心（-），腹平软，肠鸣音较弱，全腹压痛，以左上腹为著，不伴反跳痛、肌紧张，肝肋下2指，脾肋下及边，Murphy征（-），麦氏点（-），移浊（-）。

二、讨　论

呼吸内科杨燕丽医师：本例患者为中年女性，慢性病程，临床主要表现为：①发热：为多种抗生素、抗结核药物难以控制的高热；②肺部病变：干咳，影像学表现为小叶间隔增厚、肺内多发结节、近胸膜团块影，抗生素及抗结核治疗效果不佳；③血三系减低。

结合病史、辅助检查，诊断考虑如下：①感染：患者多次痰培养、纤维支气管镜检查均未发现感染证据，抗生素治疗无效，故普通细菌感染不考虑；骨髓分枝杆菌培养提示NTM，但骨髓及BALF NTM-DNA均（－），且NTM难以解释疾病全貌特别是中枢神经系统受累；多重耐药结核全身血播可解释近1年病程，重症结核感染也可导致全血细胞减少，患者抗结核治疗效果不佳，可能与我国耐药结核发生率高有关，也可能与第一次抗结核时间短、使用大剂量激素后免疫抑制有关。但支气管镜、骨髓穿刺、腰椎穿刺等检查多次送检抗酸染色、TB-DNA、分枝杆菌培养（－），为不支持点，支气管镜及外院肺穿病理也不支持结核感染。但也不能除外在原发病如淋巴瘤基础上继发结核感染；②血液系统肿瘤：患者存在发热、消耗，全血细胞计数减少，以及肝脾肿大，影像学见纵隔及肺门多发肿大淋巴结，病程中激素治疗有效，故应考虑淋巴瘤可能。但患者病程相对迁延，两次肺活检未见明确病理证据，脑脊液、骨髓穿刺、PET/CT均未见相关证据，为不支持点。外院第二次肺穿我院病理科会诊考虑淋巴增生性病变可能性大，若患者病情允许时可完善胸腔镜肺活检、取较大肺组织标本协助诊断；③自身免疫病：患者存在多系统受累，ANA SN（＋）1：80，激素曾有一定疗效，应考虑系统性红斑狼疮（SLE）、血管炎等自身免疫病可能。但SLE肺部表现主要表现为肺泡出血，CT为磨玻璃样改变，而非小叶间隔增厚，全血细胞减少对激素治疗效果不佳，加用激素后三系仍进行性降低，且神经系统受累罕见脑膜炎，无其他特异性抗体，不支持SLE；患者肺部表现并非典型血管炎肺部受累改变，无肾脏受累等血管炎多系统受累的常见表现，ANCA（－），目前无明确血管炎证据。患者目前诊断及治疗均存在困难，请感染科、血液科、免疫科、神经内科、病理科等科室指导下一步诊治。

血液科庄俊玲医师：患者血液科相关问题在于是否存在淋巴瘤，及全血细胞计数减少的病因。首先，淋巴瘤能否诊断？支持点：淋巴瘤临床表现多样，患者存在全身症状发热、消耗，全血细胞计数减少，以及肝脾肿大，影像学见纵隔及肺门多发肿大淋巴结，病程中激素治疗有效；不支持点：淋巴瘤少累及肺，预后极差，即使肺受累，影像学常表现为大块型结节，且患者两次肺活检未见病理证据，脑脊液、骨髓穿刺、PET/CT也均未见相关证据；故目前淋巴瘤证据不充分。其次，全血细胞计数减少病因上可从血液系统疾病及其他疾病继发所致两方面考虑。可导致全血细胞计数减少的血液系统疾病如再生障碍性贫血（AA）、骨髓增生异常综合征（MDS）、骨髓纤维化（MF）等，但是该患者骨穿及染色体分型均无证据；继发因素方面可见于感染性疾病（如病毒、TB等）、肿瘤、结缔组织病、肝硬化等。该患者尚不能排除结核或非结核分枝杆菌感染，慢性感染或可解释全血细胞计数减少。同时患者近期应用药物较多，不排除药物致骨髓抑制，如可行，建议尽量简化药物治疗。

免疫科赵丽丹医师：患者存在多系统受累，ANA 低效价阳性，应警惕系统性受累疾病如 SLE 及血管炎。但 SLE 肺部表现主要为肺泡出血、磨玻璃样改变，神经系统受累时脑脊液典型表现为孤立性蛋白水平升高，脑膜受累极少见；同时患者全血细胞计数减少对激素不敏感，加用激素后三系仍进行性降低。ANA 低效价孤立性阳性可继发于非特异性感染、肿瘤，并且患者无补体消耗，病程中激素治疗后好转不排除同时抗结核治疗有效可能，近期激素反应不佳亦不支持 SLE。系统性血管炎方面，肺穿病理见肺小血管炎，但患者无上呼吸道、肾脏等常见器官受累，ANCA（-），原发性血管炎影像学不以小叶间隔增厚为特点，因此原发性系统性血管炎可能性小，但不排除存在继发性血管炎可能。

感染科罗玲医师：患者病程中，主要病变部位为肺部，如为感染，病原菌考虑结核杆菌可能性较大，呼吸科已详述，支持点不赘述，但肺结核影像学少见以小叶间隔增厚为表现，且抗结核治疗效果不佳，为不支持点。但疗效不佳也可能为以下原因：既往抗结核治疗不规律，不排除存在耐药结核及无反应结核可能。无反应结核常见于免疫功能抑制人群中，菌量大，常为血行播散，结核病灶常易发现，此患者不符合。中枢神经系统提示慢性脑膜炎，感染方面除结核外，需考虑隐球菌感染可能，但患者多次脑脊液隐球菌抗原及墨汁染色（-），不支持。目前病原学结果仅骨髓培养荧光法及姜尼法染色（+），金标法（-），可疑 NTM 感染；NTM 常继发于免疫缺陷患者、合并基础肺病或医源性感染，多系统受累少见，尤其是 NTM 脑膜炎极其少见，其诊断需进一步病原学证据。患者 T 淋巴细胞亚群 CD4$^+$细胞显著降低，免疫功能极度低下，抗感染治疗效果亦可不佳。

胸外科何嘉医师：患者外院及本院多次支气管黏膜活检及肺穿均无阳性提示，有胸腔镜下肺活检指征，且患者肺部病变弥漫，可多点活检提高检测阳性率。但目前一般情况差，肺弥散功能明显障碍，是肺活检的相对禁忌证，术后肺部病变恶化可能性大，且患者目前血三系较低，不符合手术要求。如患者全身情况好转可耐受手术，且积极要求活检，可考虑行胸腔镜下肺活检进一步明确诊断。

检验科细菌室王贺医师：患者长期抗结核治疗可导致结核相关检查阳性率降低。结核培养一般需要 1~2 月，快生长型 NTM 一般需 2~3 天，该患者骨髓培养：分枝杆菌 12 天报警，不能除外结核和慢生长型 NTM，该患者姜尼法染色（+），金标法染色（-），倾向于考虑 NTM 可能性大，但仍需行 PCR 检查进一步鉴别。

病理科刘鸿瑞医师：患者第一次院外肺穿刺病理活检主要考虑炎症、混合感染可能，可疑军团菌感染。第二次院外肺穿刺病理活检提示小动脉内膜增厚，内、外大量淋巴细胞浸润，可见间质大量 CD3$^+$T 细胞和 CD20$^+$B 细胞浸润，部分血管壁可见 B 细胞浸润，考虑淋巴增生性病变可能性大，但仍需进一步组织病理明确。

神经内科张遥医师：患者出现意识障碍时，头颅 MRI 见硬脑膜虽有强化，但强化不连续，增厚不明显，临床意义不确切，病变以软脑膜为著；结合患者症状、一过性意识障碍、颈抵抗，病变定位主要考虑软脑膜炎或脑膜脑炎可能，病因上根据脑脊液常规（细胞数增多，第二次结果提示以浆细胞增多为主）、生化检查（糖降低、蛋白升高）及病原学证据（-），考虑慢性炎症可能。常见病因：感染方面，考虑慢性感染，结核可能性大，但病原菌需进一步查找；肿瘤方面，结合患者全身情况，不能排除淋巴瘤可能，但淋巴瘤神经系统受累主要为脑实质受累，脑膜受累少见，且脑脊液常见幼稚细胞及脑脊液压力显著升高，与患者情况不一致，淋巴瘤支持证据较少；非感染性炎症：如结缔组织病，系统性血管炎，同患者无脑实质受累及定位体征，可能性小。

内分泌科陈适医师：患者入院后反复出现低钠，且在低钠时出现过躁动、意识障碍等神经系统症状。根据对本院低钠血症患者的回顾性分析，一般血钠>129mmol/L 时不易出现神经系统症状，该患者意识障碍时血钠 130mmol/L 左右，考虑患者神经系统症状不能以低钠血症解释。患者血浆渗透压低，尿渗透压高，临床无低血容量表现，同时甲状腺功能正常、无长期大剂量使用利尿剂或肾上腺皮质功能减退，目前考虑抗利尿激素（SIADH）诊断基本明确。病因方面，患者肺部病变和神经系统改变可解释 SIADH。急性期可予补钠治疗，慢性期以口服含盐食物和限水（<1000ml/d）为主。

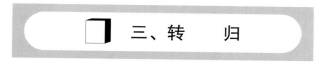

三、转　归

按照内科大查房意见，根据患者骨穿+活检病原学结果提示 NTM，且不排除 TB 感染及淋巴瘤可能，治疗上继续予异烟肼、利福喷丁、吡嗪酰胺、乙胺丁醇四联抗结核治疗，及左氧氟沙星、阿米卡星辅助抗结核治疗兼顾非典型病原菌治疗，同时积极纠正电解质紊乱。5 月 6 日患者体温大致正常。5 月 11 日患者突发意识丧失，体温再次升至 39℃，加用美平抗感染，行头颅磁共振检查提示新发双侧额、顶、枕叶皮质及皮质下多发异常信号，弥散受限伴柔脑膜线样强化；小脑幕及幕上硬脑膜略增厚强化；神经科会诊后考虑血管机制参与可能，栓塞可能，5 月 19 日患者出现癫痫大发作，头颅 CT 提示多发性大面积脑梗死，不排除颅内感染，颅内占位，考虑预后较差，跟家属交代病情后，决定转当地医院继续治疗。

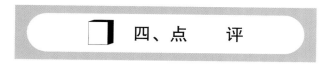

四、点　评

该病例为真正意义上的疑难病。虽然骨髓穿刺涂片中找到 NTM，但 NTM 感染显然解释不了诸多临床表现。至少解释不了病人后期出现的大面积脑栓塞。遗憾的是病人病情危重，未能进一步查明幕后真凶。本病例也从侧面反映医学是一门不断发展的科学，当今对某些疾病的认识仍有局限性。

（姚　远　杨燕丽）

免疫科

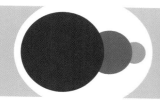

口腔溃疡 4 年，视物模糊、皮疹 9 月，发热、呼吸困难半月

本患者的临床表现纷繁复杂，存在发热、皮肤黏膜、耳鼻喉、眼、血液、心、肺、肝、神经系统等表现，呈现出名副其实的多系统受累。入院后按照不明原因发热（FUO）的常规诊断思路，主要从感染、免疫、肿瘤三方面进行筛查，终于发现了 EB 病毒感染这一中心环节，从而明确了基础疾病，并指导临床医生积极寻找并发症证据，最终确立了完整的临床诊断。

一、病 例 摘 要

患者，19 岁，女性。主因"口腔溃疡 4 年，视物模糊、皮疹 9 月，发热、呼吸困难半月"，于 2013 年 12 月 31 日入院。

（一）现病史

2010 年患者出现口腔溃疡，为米粒大小，白色，周围有红晕，伴疼痛，多发于上腭，持续 2~3 天可缓解，每年发作大于 3 次。2011 年 8 月患者出现心率增快，无不适。当地医院查血常规：Hb 108g/L（"小细胞低色素"），WBC、PLT 正常。生化：ALT、AST、GGT、LD "升高"，CK、CK-MB、TBil、DBil 正常。凝血：APTT 略延长。CRP 24mg/L↑。自身抗体（−）。ECG：房室交界性心律，HR126 次/分。超声心动图：室壁厚度、运动正常，三尖瓣轻度反流，轻度肺动脉高压。头颅 MRI：多组鼻窦炎。2012 年 4 月患者出现双眼充血、疼痛、视物模糊，右眼为著。2013 年 4 月外院诊为：双眼全葡萄膜炎、并发性白内障、角膜炎。行右眼人工晶体植入，术后右眼视物清晰。术后予大剂量激素 2 周。2013 年 5 月患者双下肢近踝关节处出现数个直径 6~8cm 红斑，突出于皮面，伴肿痛及皮温升高。2013 年 8 月患者于外院行 Holter：全程为房室交界性心律，平均心律 148 次/分；Echo：左室壁运动异常，中度肺动脉高压（51mmHg）、大量心包积液，LVEF23%，双侧胸腔积液。行射频消融术，术后心率下降至 120 次/分左右。2013 年 12 月中旬患者出现发热，Tmax38.6℃，伴咳嗽，咳少量白痰、呼吸困难、声嘶、口腔溃疡增多，右眼视力下降。2013 年 12 月 23 日就诊阜外医院，查血常规：WBC 正常，Hb 69g/L，PLT 84×10⁹/L；生化：ALT 22IU/L，LD 594U/L，Alb 14.3g/L，TBil 40.7μmol/L，DBil 31.4μmol/L；凝血：PT 23.3s，APTT 68.8s，TT 25.4s，Fbg 0.67g/L；心肌酶（−），NT-proBNP 3628.9pg/ml；ESR 3mm/h， hsCRP 13.93mg/L；C3 0.342g/L↓，C4、Ig 正常；尿常规+沉渣：（-）；24h 尿蛋白定量 0.2g。超声心动图：大量心包积液，LVEF 73%。患者血压 72/50mmHg，行心包穿刺。心包积液常规：黄色透明，白细胞总数 150；抗酸染色（-）。术后患者发热等症状无明显好转，遂收入我院 ICU。

患者近 2 月脱发明显，否认光过敏、口眼干、外阴溃疡、关节炎、雷诺现象。

（二）既往史

2011 年反复鼻塞，无流脓涕，当地诊为鼻息肉，行右侧鼻息肉切除。术后症状缓解。

（三）个人史、家族史

无特殊。

（四）入院查体

体温 36.2℃，呼吸 43 次/分，心率 143 次/分，血压 91/61mmHg。神清，急性面容，端坐位，口腔舌面多发溃疡（图 1），双肺呼吸音低，可及少许湿啰音，未及明显干啰音，心音低钝，律齐，移动性浊音阴性，肝脾肋下未及，双下肢胫前红斑（图 2）。

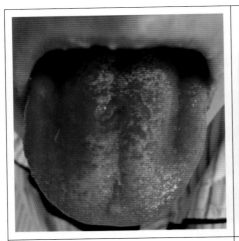

图 1　口腔舌面多发溃疡

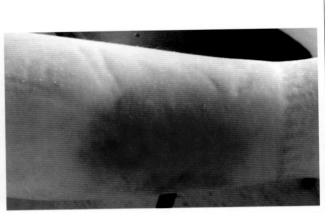

图 2　双下肢胫前红斑

（五）诊治经过

入院后完善常规检查。

血常规：WBC（8.68～3.43）×10^9/L，Hb74～92g/L（小细胞低色素），PLT 正常；Ret%3.24%。肝全：Alb 28～25g/L，TBil 88.4～52.2μmol/L，DBil 67.5～36.9μmol/L，LD 383～503U/L。心肌酶（-）。NT-proBNP 24481pg/ml。ESR 4mm/h，hsCRP 25.78mg/L，铁蛋白 314ng/ml。尿常规+沉渣（-）；24h 尿蛋白定量 0.17g。粪便常规+OB（-）。

感染方面：感染四项（－）；G试验、GM试验（－）；PCT 2.02～0.4ng/ml；血T. SPOT-TB 0；EBV-DNA 20000copies/ml，CMV-DNA（－）；胸腔积液：渗出液，乳糜试验×1次（＋），胸腔积液病原（－）；痰培养×2次：鲍曼不动杆菌。血培养×3次（－）。

免疫方面：ANA、抗ENA抗体、抗肝肾微粒体抗体、抗可溶性肝抗原抗体、抗着丝点抗体、抗线粒体抗体、抗平滑肌抗体、抗胃壁细胞抗体、抗心肌抗体、AECA、抗C1q均（－）；ANCA×2次：PANCA1∶10～1∶20，PR3、MPO-ANCA均（－）；LA×3次（－）；ACL×3次（－）；抗β_2GP$_1$×3次：1次（－），2次分别为146、114RU/m；针刺试验（－）。血液系统：凝血：PT、APTT延长，Fbg降低同入院（输血浆、Fbg不能纠正），D-Dimer10.89～4.62mg/L FEU，FDP16.1～11.6μg/ml。PT、APTT（1∶1）正浆纠正试验：即刻：基本纠正；孵育2小时：PT 15.5s，PT（JZ）19.9s，APTT 57.8s，APTT（JZ）59.2s。凝血因子活性：FIX 39.9%↓，FⅡ77.0%↓，FV 60.9%↓，FⅦ、FX、FXIII正常。Coombs试验：IgG弱+；血清蛋白电泳、免疫固定电泳均（－）；血游离轻链κ/λ正常；血涂片：RBC大小不等，淡染区扩大。骨穿、骨髓活检（－）。

内分泌、代谢：PTH 24.0pg/ml，血氨29μmol/L，甲功：T3降低。

影像学：腹部超声：肝大，右肝斜径13.8cm，肝回声略粗，欠均。胆囊大，壁厚0.5cm，淤积胆汁可能。脾厚3.7cm，长径13.0cm。Echo：心肌病变，左室壁增厚，左室中部梗阻，双房增大，左室限制性舒张功能减低，中度肺动脉高压（56mmHg），三尖瓣中-重度关闭不全，中等量心包积液。腹部CT：重度脂肪肝。头CT：双侧基底节斑片状钙化；多组鼻窦炎。头增强MRI：双侧基底节区条带状短T_1信号。头MRA（－）；门脉超声：门静脉矢状部、左外叶下段、左内叶段管壁增厚。下肢静脉超声（－）。CTPA：双肺下叶多发肺动脉腔内类圆形低密度影；双下肺多发斑片影及磨玻璃影；双侧胸腔积液；心包积液；腹腔积液。眼科会诊意见：双葡萄膜炎，散瞳，右眼无光感，左眼指数。耳鼻喉会诊：鼻中隔穿孔。

治疗：相继予头孢哌酮舒巴坦钠、亚胺培南抗感染。甲泼尼龙80mg qd×5→60mg qd治疗。每日一个体温高峰，Tmax37.5～39℃。患者入院后发生2次鼻出血，每次量约200ml，耳鼻喉科予填塞后止血。

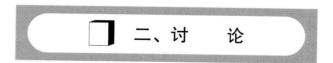

二、讨　论

风湿免疫科吴迪医师：患者青年女性，多系统受累，主要表现：①发热；②口腔溃疡；③鼻及鼻窦炎；④眼：双眼全葡萄膜炎；⑤皮肤：近期脱发明显，双腿胫后脂膜炎样皮疹；⑥血液系统：全血细胞减少，凝血异常，以低Fbg血症突出；⑦肺：双下肺斑片影，放射科亦考虑为感染；⑧神经系统：基底节钙化；⑨心脏：表现为室上速，肺动脉高压，大量心包积液，浸润性心肌改变。诊断及鉴别诊断：①系统性血管炎，贝赫切特病（旧称白塞病）：白塞病合并鼻中隔穿孔少见；心脏及肝脏病变难以用白塞病解释。肉芽肿性多血管炎（granulomatosis with polyangiitis，GPA）患者皮疹呈浸润性，非典型结节红斑，心、肝、血液系统症状GPA不能解释。②结缔组织病，尤其是系统性红斑狼疮（systemic erythematosus，SLE），但患者 ANA 阴性。极少部分 ANA 阴性的 SLE 患者，与患者情况不符。③其他鉴别诊断包括结节病、淋巴瘤、淀粉样变等，请专科医师进一步分析。

心内科朱燕林医师： 患者最初心脏表现为快速心律失常，房性心动过速，近期问题为肺动脉高压，心肌受累及瓣膜异常。诊断方面：①淀粉样变性：原发性轻链淀粉样变可能性不大。②结节病：可导致心脏浸润性病变，诊断需根据其他临床证据。③淋巴瘤：可引起心肌浸润，也可导致心包炎及心包积液。心脏 MRI 及心内膜下心肌活检有利于诊断。Echo 提示房间隔增厚，是患者房性心律失常的基础，推测房性快速性心律失常起源于左心房，必要时可行射频消融治疗。

眼科陈哲医师： 患者诊断全葡萄膜炎明确。但对病因无提示意义。淋巴瘤引起的伪装综合征可有类似葡萄膜炎表现，且眼部症状可为全身首发表现。可考虑诊断性玻璃体切除，有助诊断。

耳鼻喉科牛燕燕医师： 鼻中隔穿孔常常见于外伤、特殊感染（如梅毒，结核）、鼻原发肿瘤、淋巴瘤、恶性肉芽肿及 GPA 等。白塞病合并穿孔少见。患者两次鼻出血可能与鼻中隔穿孔相关。喉镜见声带闭合不严密，可能为患者声音嘶哑的原因，喉镜未见占位。

皮肤科渠涛医师： 患者皮肤活检初步病理为小叶性脂膜炎。小叶性脂膜炎，鉴别诊断思路包括：①自身免疫病：该患者病理见皮下脂肪细胞间浸润细胞多，且有异型性，但坏死不重，因此不考虑自身免疫病性脂膜炎。与血管炎相关的脂膜炎样皮疹包括结节性血管炎及结节性红斑。②感染：该患者临床情况不支持。③淋巴瘤：如脂膜炎样 T 细胞淋巴瘤，γδT 细胞淋巴瘤，结外 NK-T 细胞淋巴瘤，CD8+细胞毒性 T 细胞淋巴瘤；B 细胞淋巴瘤可出现脂膜炎样改变。建议进一步活检，送检 TCR 重排。

消化科王强医师： 主要受累脏器为肝脏，有轻度肝损，黄疸。患者肝脏密度降低，考虑为脂肪肝。Fbg 合成减少见于肝损失代偿，严重肝衰竭时，且Ⅶ因子减低明显，患者不符。慢性 EBV 感染亦可解释肝功异常。

神经科柳青医师： 患者并无神经系统方面主诉，查体发现锥体束损害，影像学见双侧基底节钙化，皮层萎缩。鉴别诊断方面：双侧基底节钙化可见于感染，如 HIV、CMV、结核等；一些遗传代谢病如线粒体病，缺血缺氧性脑病，CO 中毒；自身免疫病，尤其是血管炎，如白塞病；甲旁减，特发性基底节钙化。而淋巴瘤罕见基底节钙化；患者头增强 MRI 无强化，亦与淋巴瘤不符。

感染科阮桂仁医师： 患者 EBV 感染明确，目前病毒载量达 20000 拷贝，慢性活动性 EB 病毒感染（CA-EBV）可解释病情全貌，最终导致淋巴系统增生性疾病，如淋巴瘤。淋巴瘤浸润可导致肝弥漫性密度减低，患者年纪轻，出现中度脂肪肝难以解释，并且脂肪肝难以解释凝血功能异常。因此，可考虑行 PET/CT 评估肝脏有无肿瘤浸润可能。目前无证据支持结核感染。针对 EBV 感染无确切有效治疗，国外有报道采用干细胞移植，该患者有无干细胞移植指征有待商量。

血液科朱铁楠医师： 患者血液系统存在两方面问题：①血两系减低：贫血、PLT 减少，考虑为继发性改变。②凝血异常：突出表现为 Fbg 降低，PT、APTT 延长。患者 FDP、D-Dimer延长，有纤溶亢进，但血小板无动态变化，不能以 DIC 解释。诊断方面：CA-EBV 感染可解释病情全貌，包括心脏受累，葡萄膜炎，鼻窦炎，皮疹及基底节钙化。应警惕

CA-EBV 常见并发症：如噬血细胞综合征，但目前证据尚不充分。目前有发展成淋巴瘤的可能。尽量再取组织病理，加查 EBER。治疗方面，慢性活动性 EBV 感染无特异治疗，患者心功能差，NT-proBNP，cTnI 升高，无条件行干细胞移植。可联系外院，能否行特异性细胞毒性淋巴细胞治疗。

免疫科李梦涛医师：此次查房有助于开拓大家思维，增加对 EBV 感染的认识，提高早期识别能力，便于及早干预。

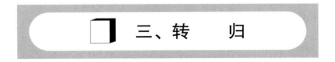

三、转　归

查房后，考虑到患者 CA-EBV 进展至淋巴瘤的可能性较大，遂于 2014 年 2 月 13 日再次行下肢皮肤活检，病理示：皮肤非霍奇金淋巴瘤，免疫表型较符合外周 T 细胞淋巴瘤。EBER 原位杂交（+）。血液科会诊建议行 E-CHOP 化疗，患者及家属拒绝，遂出院。一周后自行停用激素，3 天后因心源性休克病逝于我院急诊。

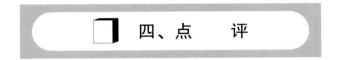

四、点　评

本患者多系统受累的临床表现，特别是频发口腔溃疡、双眼葡萄膜炎、结节红斑样皮疹、鼻窦炎、鼻中隔穿孔、脱发、全血细胞减少等相对特异的组合，极易使临床医生考虑到白塞病、肉芽肿性多血管炎、系统性红斑狼疮等风湿免疫病及结节病、淀粉样变性等系统性疾病，但上述疾病都无法以一元论解释该患者疾病的全貌。当"模式识别（pattern recognition）"这一诊断策略遇到困难时，不妨回归"分析性推理（analytical reasoning）"的诊断策略。后者虽耗时费力，但全面严谨，不易漏诊。本病例便是通过对 FUO 进行全面的分析，寻找到 EB 病毒感染这一重要线索，最终做出了 CA-EBV 继发淋巴瘤的诊断。当然，娴熟运用"分析性推理"是需要以全面的临床知识储备作为基础的。

（周　爽　吴　迪）

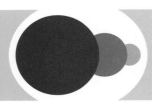

间断鼻出血 10 年，腹痛 6 月，双下肢水肿 1 月

这是一例以鼻出血、腹痛、双下肢水肿为主要表现的病例，病程中存在血液、肾脏、消化等多系统受累，伴有低补体血症，然而自身抗体均为阴性。诊断方面考虑自身免疫病、通过仔细与感染、肿瘤等甄别。并在结合患者肾穿病理和其他系统表现以及 Coombs 试验阳性后，仍然考虑系统性红斑狼疮的诊断，经激素和免疫抑制剂治疗后患者明显好转。

一、病例摘要

患者，男，34 岁。因"间断鼻出血 10 年，腹痛 6 月，双下肢水肿 1 月"于 2014 年 4 月 16 日入院。

(一) 现病史

2004 年 6 月起，患者无明显诱因间断出现鼻出血，每次出血量 5~10ml，可自行停止，伴有双下肢紫癜，否认发热、腹痛和黑便等。就诊于当地医院查"血小板减低"，予以地塞米松（Dex）静脉输液治疗 10 天（具体剂量不详），鼻出血症状缓解，无新发出血点、紫癜和淤斑等，PLT 增至 $100×10^9$/L。出院后予以 Dex 3.75mg 每日一次口服治疗 1 年后逐渐减停。2009 年 5 月，患者劳累后再次出现双下肢紫癜，查血 PLT $72×10^9$/L；骨髓涂片示：骨髓增生活跃，巨核细胞成熟障碍。予以 Dex 12mg/d 静脉点滴 7 天后，PLT 增至 $199×10^9$/L。出院后予以泼尼松 10 mg 每日三次口服，2010 年初患者自行停用，监测 PLT 波动在 $(20~40)×10^9$/L。2013 年 10 月 4 日，患者出现持续性脐周胀痛，伴有恶心、呕吐，呕吐物为胃内容物，并停止排便、排气。就诊于当地医院，查 Alb (29~25) g/L；尿常规：Pro (+)，BLD (-)；免疫球蛋白：IgG 5.97g/L↓，IgM 0.241g/L↓；补体：C3 0.161g/L↓，C4 0.0452g/L↓；ANA (-)，抗 ENA 抗体 (-)，ANCA (-)，ACL (-)；立位腹平片：可见多个气液平。诊为"肠梗阻"，行"剖腹探查，肠黏连松解术"，术中发现腹水，送检常规：淡黄，透明，WBC 142/μl；生化：TP 44 g/L，Alb 25 g/L，LD 852 IU/L；瘤细胞 (-)。术后患者腹痛症状缓解，排气、排便恢复正常。2014 年 2 月，患者无明显诱因再次出现脐周绞痛，性质同前，再次就诊于当地医院，仍考虑"肠梗阻"，予以禁食水、胃肠减压及抗感染治疗（具体不详），腹痛等症状缓解。2014 年 3 月，患者无明显诱因出现双下肢及颜面部水肿，伴腹围增加，无尿量明显减少及尿色变化，为求进一步诊治收入。

起病来，精神可，近 1 年半食欲较差，睡眠佳，尿 1000～2000ml/d，粪便 1～2 次/日，为黄色成形软便，近 3 个月体重下降 5 kg。病程中，无反复口腔溃疡、口眼干燥、雷诺现象、关节肿痛等不适。2013 年 7 月，患者无明显诱因出现双大腿近端外侧肌肉疼痛，行走时加重，否认肌力下降、活动受限、腰背痛等。

（二）既往史

2003 年 5 月因急性阑尾炎，行阑尾切除术治疗。2006 年出现四肢及背部散在斑疹，伴有明显瘙痒，当地医院诊断为"湿疹"，间断予以外用药及中药（具体成分不详）后症状可好转，近 2 年症状反复频率较前有所增加。2006 年起出现右示指、左中指和右足拇趾甲癣，予以外用药后，症状无明显好转。

（三）个人史及家族史

无特殊。

（四）入院查体

双手、四肢伸侧、背部可见多发斑丘疹，部分遗留色素沉着，双上臂屈侧可见少许紫癜样皮疹。右手示指、左手中指和右拇趾甲癣。全身浅表淋巴结未及肿大。双肺清，心律齐，心前区未闻及杂音。腹围 94cm，腹软，未见胃肠型、蠕动波，全腹无压痛及反跳痛，移动性浊音（+），肠鸣音 3 次/分。双下肢中度可凹陷性水肿。

（五）辅助检查

2013 年 10 月外院胃镜、结肠镜：未见明显异常。2014 年 2 月外院髋关节 MRI：双侧股骨头、股骨颈及股骨上段骨髓水肿，双髋、股骨骨髓信号异常；骶髂关节 CT：未见明显异常。

（六）诊治经过

入院后完善相关检查：

血常规：WBC $13.66×10^9/L$，LY $1.38×10^9/L$，Hb 144g/L，PLT $43×10^9/L$，网织红细胞比例 2.65%；尿常规+沉渣：BLD 80cells/μl，RBC 25.0/μl，异常 RBC 80%，Pro 1.0g/L；24h 尿蛋白 15.84g；肝肾功能：Alb 14g/L，LD 293U/L，Urea 8.25mmol/L，Cr 80μmol/L；血脂：TC 8.0mmol/L，TG 3.32mmol/L，HDL-C 1.18mmol/L，LDL-C 5.15mmol/L；凝血正常；免疫 IgG 6.72g/L，IgA 2.58g/L，IgM 0.92g/L，C3 0.337g/L，C4 0.044g/L，RF 1.2IU/ml；hsCRP 0.67mg/L，ESR 2 mm/H；血 ANA（-），抗 ENA 抗体（-），ANCA（-），ACL、抗 $β_2$ GP1（-），HLA-B27（+）。血液：血免疫固定电泳+蛋白电泳（-）；Coombs 试验：IgG 阳性（+++），IgA 弱阳性，IgM 阳性（+++），C3 阳性（+++）。

影像学检查。双肾超声：左肾 12.0cm×5.8cm×6.0cm，下极皮质厚约 0.8cm；右肾 12.2cm×5.9cm×6.0cm，下极皮质厚约 0.9cm。胸部 CT：双侧胸膜腔积液伴肺膨胀不全，心包少量积液，腹水；双侧腋窝下多发淋巴结影，部分增大。腹盆 CT：肠系膜区、腹膜后、盆腔及双侧腹股沟区多发淋巴结影，部分较大；盆腔积液。髋关节 MRI：与 2014 年 2 月 7 日外院 MRI 比较，双侧股骨头、股骨颈及大粗隆内长 T_1 长 T_2 信号骨髓水肿影较前明显好转。心脏超声：LVEF 69%，少量心包积液，轻度肺动脉高压，估测肺动脉收缩压 42mmHg。骨髓涂片：骨髓增生活跃，M∶E＝7.95∶1；粒系中性分叶核细胞比例增高，占 36.5%，可见多分叶现象；红细胞轻度大小不等，呈"缗钱"样排列；全片共计巨核细胞 194 个，幼稚巨 6/50，颗粒巨 43/50，裸核巨 1/50；血小板略少。骨髓活检：骨髓组织中造血组织与脂肪组织比例增大，造血组织中粒红比例增大，巨核细胞明显增多。右腹股沟淋巴结穿刺活检我院病理会诊：少许纤维脂肪淋巴组织显轻度慢性炎。血小板相关抗体及狼疮抗凝物多次送检均因溶血，无法检测。胃肠道：粪便苏丹Ⅲ（－）；淋巴管显像：双下肢淋巴回流稍缓慢，左静脉角持续增宽显影，考虑胸导管出口梗阻可能；失蛋白显像：提示肠蛋白丢失，可能漏出部位位于回肠或其以上小肠（图 1）。肾穿病理：免疫荧光 IgG＋，IgA（±~＋），IgM（±~＋），C3（＋＋），C1q（＋）。光镜下（图 2）全片共见 57 个肾小球，3 个球性硬化，其余肾小球 2 个大型细胞性新月体，1 个大型细胞纤维性新月体，2 个小型细胞性新月体；肾小球细胞数增多，可见弥漫性系膜细胞增生及系膜基质增多，偶见内皮细胞增生，部分毛细血管袢受压变窄，肾小球基膜弥漫性增厚，上皮侧可见较多钉突形成，可见袢坏死及中性粒细胞浸润；肾小管上皮细胞可见颗粒变性，管腔内可见少量蛋白管型及红细胞管型，可见数处小灶性的轻度肾小管基膜增厚和肾小管萎缩；间质可见数处小灶性轻度纤维化，伴有较多单个核为主的炎症细胞浸润；部分肾内小血管管壁轻度增厚；考虑不典型膜性肾病。皮肤：皮肤活检：符合湿疹。感染及肿瘤：淋巴细胞培养＋干扰素检测（－）。

为明确患者诊断，讨论患者下一步治疗方案，特别提请于 2014 年 5 月 21 日内科大查房。

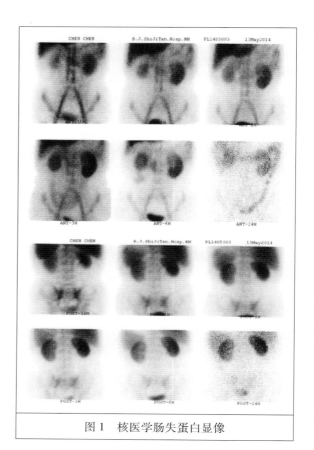

图 1　核医学肠失蛋白显像

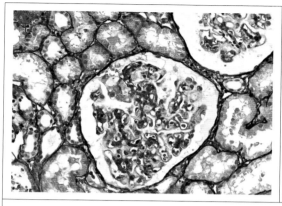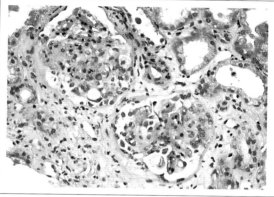

图 2　肾穿病理（HE 染色×200）

二、讨　论

　　风湿免疫内科李菁医师：患者为青年男性，病程中以血液、肾脏和胃肠道三个系统受累较为突出。血液系统：患者血小板减少性紫癜表现突出，病史 10 年，骨髓涂片显示细胞增殖活跃，巨核细胞成熟障碍，激素治疗有效。入院后患者血红蛋白缓慢下降，Coombs 试验阳性，网织红细胞计数升高和血红蛋白浓度下降平行，提示可能存在溶血性贫血，但患者当时正好经历肾穿，且肾穿后 1 周出现肾周血肿，血红蛋白下降存在掺杂因素。消化系统：患者表现为反复肠梗阻伴有低白蛋白血症，低白蛋白血症在两次肠梗阻发作期之间进行性加重。低白蛋白血症原因：本例患者病程较长，一般情况好，没有长期摄入减少病史，肝脏合成功能正常，因此考虑为清蛋白丢失增多可能性大，结合病史及实验室检查考虑存在大量蛋白尿；蛋白示踪可见肠道有蛋白丢失，因此考虑胃肠道失蛋白亦较为明确。肾脏方面：患者表现为肾病综合征，伴少量镜下血尿。肾穿病理为不典型膜性肾病，免疫荧光 IgG、C3 和 IgA 阳性，但亮度不高。慢性肾病的常见病因包括感染、肿瘤和自身免疫性疾病。该患者入院后筛查，未发现明确感染或肿瘤相关证据，因此考虑慢性肾病继发于自身免疫性疾病的可能性比较大。辅助检查提示低补体血症，血小板减少，自身抗体均为阴性，Coombs 试验强阳性。

　　综上，根据 2009 年美国风湿病学会系统性红斑狼疮（SLE）分类标准，本例患者尿蛋白和血细胞减少明确，Coombs 试验阳性及肾穿病理结果，均支持 SLE 诊断。该标准和 1997 年美国风湿病协会分类标准相比，敏感性更好（约 94%），特异性大致相同，经初步验证认为新标准是可靠的，所以风湿免疫科查房考虑患者诊断为 SLE 可能性大。ANA 阴性的狼疮肾炎很少见，根据文献报道，在 31 例肾穿病理表现为"满堂亮"的患者中，有 14 例根据抗体可以诊断 SLE，另外 17 例在随访中有 3 例出现抗核抗体，14 例始终没有出现 ANA 或 SLE 的其他表现。另外，与女性 SLE 患者相比，男性 SLE 患者少见、诊断困难且治疗效果欠满意。因此，该患者需要密切随访、观察预后。

目前存在问题：①该患者是否存在溶血性贫血？血小板减少性紫癜的预后？②如何解释反复肠梗阻？能否诊断为 SLE 相关性失蛋白性肠病？③肾内科：如何解读肾穿病理？④皮肤科：该患者皮疹与系统性疾病是否相关？

血液科蔡华聪医师：患者青年男性，急性起病，病程迁延近 10 年，以血液系统症状起病。前期表现为皮肤紫癜、鼻出血，辅助检查明确显示血小板减少，骨穿明确为巨核细胞成熟障碍，激素治疗有效。在患者未出现其他系统表现之前，考虑患者符合特发性免疫性血小板减少症（ITP）的诊断。ITP 多见于育龄期妇女，2009 年的流行病研究发现，ITP 发病人群中 60 岁以上老年患者发病率明显升高，且男性占多数。对于高危患者（主要是育龄期妇女）建议进行免疫指标检查。在随访过程中，部分患者（经半年到 1 年，最长者约 5 年）可明确自身免疫病，如 SLE 和干燥综合征等；部分患者的转归可能为血液系统疾病，比如不典型的再生障碍性贫血及骨髓增生异常综合征等，此类患者通常对于激素和免疫抑制药治疗效果不好。结合患者近期出现的肾脏和胃肠道等其他系统受累表现，考虑血小板减少为全身性疾病一部分，为免疫相关机制介导。入院后患者查 Coombs 试验阳性，血红蛋白正常，胆红素不高，LDH 轻度升高，网织红细胞比例轻度升高，无明确溶血证据，但仍考虑 Coombs 试验阳性有临床意义，可能与 SLE 有关。

消化科郭涛医师：患者 2013 年 10 月出现恶心、呕吐、腹痛和停止排气排便，结合影像学提示的肠管改变，肠梗阻诊断明确，由于手术未明确梗阻为机械性狭窄或血运障碍因素所导致，所以考虑肠梗阻的病因可能与胃肠动力相关，即假性肠梗阻。此外，患者术前查血清蛋白水平正常，术后出现清蛋白降低可能与腹水为渗出性和蛋白含量高相关，属于分布性低清蛋白血症。后期患者出现持续低清蛋白血症，考虑一方面与肾脏病变相关，另一方面与肠道病变相关。患者血清蛋白、IgG 和补体均降低，核素蛋白显像提示肠道存在蛋白丢失，考虑符合失蛋白肠病的表现。而且，患者血常规中提示淋巴细胞比例和计数均存在异常，考虑存在淋巴细胞的丢失，结合淋巴细胞丢失、清蛋白丢失和球蛋白丢失 3 方面，考虑存在淋巴管回流障碍。文献报道 SLE 可继发肠道淋巴管扩张及淋巴回流障碍。本例患者整体病情表现为多系统受累，血液系统表现考虑与免疫因素相关，肾脏病变经激素治疗后好转，因此考虑其消化道可能是全身疾病的受累器官之一，所以诊断考虑 SLE 可能性大。

肾内科郑可医师：患者青年男性，2014 年 3 月起出现水肿、低蛋白血症及大量蛋白尿，考虑肾病综合征诊断明确，患者尿常规检查提示血尿表现不突出。肾穿活检提示：免疫荧光 IgG、IgM、IgE、C3 和 C1q 都有沉积，但免疫荧光强度较低，C1q（+）、C3（++）及 IgG（+）均沿基膜沉积；肾小管上皮细胞核有 IgG 免疫荧光沉积。此外，肾穿免疫组化染色显示 IgG 亚类以 IgG1 和 IgG3 为主，IgG3 沉积多见于 SLE，而经典膜性肾病以 IgG4 沉积为主。肾脏病理光镜检查提示，低倍镜下可见肾小球细胞增殖较轻，肾小管及间质呈小灶性病变；高倍镜下可见沿基膜 8 点~9 点有钉突形成；有明显祥坏死，嗜伊红物质，中性粒细胞浸润肾小球，有血管炎表现；系膜区存在免疫复合物沉积；此外，还存在突出的增殖性病变，系膜区有系膜细胞增多，内皮细胞增生，肾小囊上皮细胞增生，新月体形成（细胞性新月体）。综合各项肾脏病理表现，免疫荧光提示比较弱的"满堂亮"，光镜下为多样化表现（细胞增殖、祥坏死、血管炎表现和新月体形成），诊断上首先考虑 SLE，可进一步等待电镜结果以协助明确诊断。治疗上，患者予以糖皮质激素治疗后，血清蛋白逐渐回升，尿蛋白减少，考虑激素治疗有效，可继续目前方案，并加用免疫抑制剂，首选环磷酰胺，后期随访时可考虑逐渐过渡为环孢素A或他克莫司。

皮肤科李峰医师：患者皮肤主要表现为红斑、瘙痒，皮科查体可见背部、腹部及双手多发暗红色丘疹、抓痕及色素沉着斑；双小腿黄豆到蚕豆大小暗红色斑块，表面有苔藓化，具有多形性特点，符合湿疹。此外，患者既往有8年甲癣病史，此次查体甲板部分变白、变形，表面可见碎屑，考虑甲癣诊断明确。患者皮肤病理可见表皮轻度增厚，无突出炎症表现，真皮浅层和血管周围少量淋巴细胞及组织细胞浸润，皮肤附属器周围无炎症细胞浸润，不符合SLE典型皮疹的特点。因此，皮疹的诊断考虑为湿疹。目前考虑患者出现湿疹合并SLE，为非特异性改变，湿疹不是典型的SLE皮疹表现。

免疫科郑文洁教授（总结发言）：本例患者为青年男性、慢性病程，临床上以ITP起病，逐渐出现肾脏、胃肠道受累，免疫学上表现为补体下降和Coombs试验阳性。根据患者临床表现，依据2009年美国风湿病学会诊断标准，已符合SLE诊断，目前存在狼疮肾炎、肾病综合征、血小板减少性紫癜、失蛋白肠病。此外，还合并出现了甲癣和湿疹。系统性红斑狼疮为常见的自身免疫病之一，此类患者体内突出特点为大量自身抗体产生。目前随着检测水平的革新，在SLE患者血清中ANA检测的敏感性可达90%~95%以上，因此ANA阴性的SLE国内外报道均少见、需慎重诊断。而本次查房的患者具有其特别之处就在于其ANA及其他常见自身抗体反复检测均为阴性。总结SLE患者血清中ANA抗体阴性的可能原因主要包括以下几点：①患者体内ANA主要成分为抗dsDNA，抗dsDNA经过治疗后可转阴，ANA亦可随之变化。②患者体内主要为胞浆型抗体，如抗SSA，因此ANA检测可呈阴性。③SLE患者体内产生大量循环免疫复合物，而游离抗体减少；或SLE的系统损伤局限于肾脏，所有免疫复合物均沉积于肾脏，所以血清中检测不到抗体。④部分患者由于存在肾脏病变，出现大量尿蛋白，而血清IgG亦流失，所以血清中不能检测到相关抗体。但本例患者均不符合上述情况，所以我们进行了肾穿检查，获取病理结果以支持诊断。结合患者血液、肾脏、胃肠道多系统受累表现，考虑SLE诊断明确。在后续治疗过程中，应定期随访，严密监测患者病情变化。

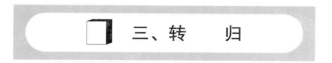

三、转　归

大查房后予以甲泼尼龙80mg/d×7天→泼尼松60mg/d（1月后规律减量），环磷酰胺0.4g/周，羟氯喹0.2g/次，1天2次及利尿治疗。出院后3月门诊随访，一般情况良好，无发热、皮肤紫癜及水肿等表现，尿量1500~2000ml/d，PLT（70~80）×10^9/L，血Alb 34g/L，Cr 62μmol/L，尿BLD（-），24h尿蛋白1.2g。

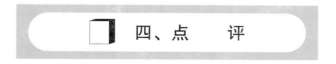

四、点　评

系统性红斑狼疮是常见的自身免疫病之一，突出的特点在于产生大量自身抗体和多系统受累。在 SLE 患者的自身抗体谱中以 ANA 敏感性最高（97%～99%），因此 ANA 阴性时诊断 SLE 应非常谨慎，国内外对于 ANA 阴性的系统性红斑狼疮报道也很少见。该患者肾穿病理的免疫荧光结果也支持狼疮诊断。更值得一提的是，临床医生没有因为大量蛋白尿的存在，遗漏了对其他造成蛋白丢失原因的筛查，通过蛋白核素显像进一步明确了失蛋白肠病的存在，为 SLE 的多系统受累增加了新的证据，使得 ANA 阴性的情况下 SLE 的诊断把握更大。

（乔　琳　李　菁）

间断发热、皮疹4年余，再发3月

这是一例以发热、皮疹、肝损为主要表现的青年女性病例，伴有肝脾、淋巴结肿大，炎症指标升高及反复感染，激素治疗曾经有效。此次入院后出现低氧血症，中枢神经系统症状，血三系减低，多次骨髓涂片见噬血现象。患者诊断考虑成人斯蒂尔病，继发噬血细胞综合征，加用地塞米松控制噬血细胞综合征，继续激素联合免疫抑制剂治疗原发病，体温持续正常，监测血常规、肝肾功、凝血均在正常范围。

一、病例摘要

患者，女，27岁。因"间断发热、皮疹4年，再发3月"于2014年4月29日入院。

（一）现病史

患者2010年5月无诱因出现发热，Tmax 40℃，伴畏寒、寒战、咽痛、黄疸，查体见肝脾大，查血ALT>2000U/L，胆红素水平升高，柯萨奇病毒、微小病毒（+），诊为"病毒感染，急性肝炎"，予抗感染、保肝、甲泼尼龙、丙球治疗后缓解出院。2010年11月患者再次发热，口服吲哚美辛后出现全身红斑样皮疹，考虑"药疹、成人斯蒂尔病可能"，予甲泼尼龙80mg iv qd×2周，体温正常，皮疹消退，激素规律减量至泼尼松20mg qd，加用甲氨蝶呤10mg每周一次，病情稳定。2011年1月21日受凉后再次发热，Tmax 40℃，四肢红色斑丘疹、伴瘙痒，大剂量激素无效，血培养：单核李斯特菌，予米诺环素后缓解。此后激素逐渐减至泼尼松10mg qd，患者间断发热、关节痛，自服洛索洛芬可退热。2013年11月激素减停。2014年1月再次发热，予青霉素无效，加用泼尼松80mg qd。2014年3月不洁饮食后出现恶心、呕吐，腹痛，稀水样便，Tmax 38.5℃，予依替米星、左氧氟沙星治疗2周后腹部症状缓解，仍间断发热，Tmax 38.5~39℃。期间查"WBC、NEUT、ESR、CRP升高，肌电图示不典型肌源性受累表现；PET/CT：双侧颈动脉鞘旁、腋窝及纵隔内多发淋巴结，双侧腹股沟淋巴结稍大，肝脾肿大，SUV值基本正常。"2014年4月23日就诊于我院免疫科，查ANCA-IgG（+）P1∶10，ANA19项、APF、AKA、抗CCP抗体、抗MCV抗体、抗GPI抗体、RF（−）；血涂片：红细胞大小不等，部分中心淡染区扩大，偶见球形红细胞，中性分叶核粒细胞胞质中可见中毒颗粒，血小板稍多，予阿赛松24mg bid＋来氟米特20mg qd，后因药疹停用来氟米特。

（二）既往史

2008 年曾口服"西布曲明"减肥 1 月余。

（三）入院查体

T 36.8℃，P 120 次/分，R 20 次/分，BP 126/85mmHg，SpO₂ 92%@ 室内空气（RA），全身皮肤散在红斑样皮疹，按之褪色，伴瘙痒，心肺（-），肝脾触诊不满意，右侧腹股沟可触及 1~2 枚质软小淋巴结，全身各关节无肿胀、压痛。

（四）诊疗经过

入院后完善相关检查。

【常规检查】 血常规：WBC 20.64×10⁹/L，NEUT% 81.9%，Hb 126g/L，PLT 正常，Ret 2.57%；生化：ALT 211U/L，Cr 38μmol/L，TG 6.26mmol/L，余正常；凝血：PT 11.3s，Fbg 2.46g/L，APTT 23.5s，D-Dimer 18.34mg/L；甲功正常。

【免疫方面】 ESR 10mm/h，hsCRP 30.64mg/L，Fer 48085ng/ml，C3 1.032g/L，C4 0.136g/L，IgG 9.6g/L，IgA 0.15g/L，IgM 1.19g/L，抗 ENA 抗体 4+7 项（-）。

【感染方面】 血 CMV-DNA 500copies/ml，CMV-PP65：1 个阳性细胞/2×10⁵/L，WBC，CMV-IgM（-），T. SPOT-TB 136 SFCs/10⁶ PBMCs；TB 细胞亚群：B 细胞 34/μl，NK 细胞 46/μl，CD4⁺T 细胞 199/μl，CD8⁺T 细胞 1060/μl；BST、肥达外斐试验、G 试验、ASO、细小病毒 B19、EBV、肝炎病毒（-）；骨髓培养：人葡萄球菌（16 小时报警）。

【血液、肿瘤】 血 CA125 50.8U/ml，TPS 163.11U/L；血尿免疫固定电泳+蛋白电泳（-）；骨髓涂片：增生活跃，可见个别吞噬细胞及吞噬血细胞现象；骨髓活检：造血组织减少，脂肪组织增加，粒红比例升高，巨核细胞可见；骨显像：双侧肩关节、肘关节和膝关节炎性病变；腹部 B 超、CT 示脾大。

【低氧方面】 ABG@ RA：pCO₂ 38mmHg，pO₂ 62mmHg；胸部 HRCT：双肺未见明确异常密度影；纵隔、腋窝多发小淋巴结；肺功能：FEV₁ 2.32/70.8%，FVC 2.62/69.6%，FEV1/FVC 88.8%，DLCOc SB 21%，DLCOc/VA 27.3%，考虑限制性通气功能障碍伴弥散功能减低；V/Q 显像（-）；CTPA：左肺动脉后基底段充盈不均，可疑栓塞。筛查血 HCY、蛋白 S、蛋白 C、抗凝血酶Ⅲ、抗磷脂抗体谱（-）。

【会诊】 感染内科：患者骨髓培养阳性，报警时间短，不除外发热与感染相关，建议万古霉素治疗 2~3 周。呼吸内科：①免疫缺陷患者可有闭塞性细支气管炎，但 HRCT 无典型表现；②患者 DLCO SB 及 DLCO/VA 均明显下降，提示肺泡气体交换屏障异常可能，HRCT 提示右上肺及两下肺似有小叶间隔增厚，可行 TBLB 明确肺部病理；③必要时行膈肌电位、膈肌运动超声，以明确有无呼吸肌受累。④CTPA 示左肺后基底 A 充盈不均，不除外肺栓塞，但考虑肺栓塞不能解释低氧血症全貌。

根据以上结果加用万古霉素和更昔洛韦抗感染，低分子量肝素抗凝，患者体温正常 5 天，将激素减至阿赛松 32mg/d（早 24mg 晚 8mg）口服，患者再次出现发热，Tmax 38.5~39℃。5 月 12 日凌晨患者言语含糊不清，躁动，体温 39.6℃，查脑膜刺激征（+），病理征

（－）。查血 WBC $3.62×10^9$/L，PLT $71×10^9$/L，ALT 379U/L、AST 875U/L、LDH 4430U/L、胆红素、肌酐和血氨正常，PT 13.5s、APTT 43.4s，Fbg 1.49g/L，D-dimer 71.79mg/L FEU，FDP 191.1mg/L，头颅 CT：右侧侧脑室旁囊状低密度影，考虑脑软化灶；腰穿脑脊液压力 200mmH$_2$O，脑脊液常规：白细胞总数 $4×10^6$/L、单核细胞 $3×10^6$/L、多核细胞 $1×10^6$/L；脑脊液生化：Pro 1.47g/L、Cl 114mmol/L、Glu 2.7mmol/L，脑脊液病原学、细胞学（－），复查血 CMV-DNA（－）。感染科会诊考虑病毒性脑膜炎、结核性脑膜炎均不除外，加膦甲酸钠+异烟肼+莫西沙星+阿米卡星治疗，停用万古霉素，同时美罗培南经验性抗细菌治疗，并予对症支持。5 月 13 日复查骨髓涂片：异型淋巴细胞占 15.5%，见吞噬细胞及吞噬血细胞现象，淋巴瘤不除外；骨髓活检基本同入院，免疫组化：AE1/AE3（－），CD15（+），CD20（－），CD3（+），MPO（+）。5 月 12 日及 5 月 13 日输血前加用地塞米松 5mg iv，体温能降至正常。考虑噬血细胞综合征诊断明确，予地塞米松 10mg q12h iv。5 月 14 日患者意识转清，外送 NK 细胞活性 23.89%，sCD25>44000pg/ml。5 月 15 日行胸骨穿刺，骨髓涂片示骨髓增生低下，淋巴细胞比例占 49.5%，可见异型淋巴细胞，吞噬细胞及吞噬血细胞现象，免疫分型（－）。监测血 WBC 最低 $0.54×10^9$/L，中性粒细胞最低 $0.11×10^9$/L，PLT 最低 $18×10^9$/L，复查血 CMV-DNA 2 次（－），不除外药物所致骨髓增生低下，停用膦甲酸钠及抗结核药物，继续地塞米松 10mg q12h iv 及支持治疗，监测血 WBC、PLT 逐渐回升，肝酶及凝血功能渐恢复。5 月 20 日血液科查房考虑成人斯蒂尔病继发噬血细胞综合征可能，淋巴瘤不除外。5 月 21 日起加用环孢素 75mg bid。全身+头 PET-CT：脾大，脾脏代谢活性高于肝脏，全身骨髓弥漫性代谢增高，外周骨髓扩张，颈部、纵隔、双侧腋窝、腹盆腔、腹膜后及双侧腹股沟代谢稍增高淋巴结，SUV 为 0.6~3.2，SUV 较高者位于纵隔区。双肺无代谢活性磨玻璃密度影，左下肺索条影，双侧叶间胸膜增厚，未见代谢活性，考虑为陈旧性病变，双侧胸腔积液。5 月 23 复查骨穿，涂片见骨髓增生活跃，未见异形淋巴细胞，可见吞噬细胞及吞噬血细胞现象。患者体温正常，未诉特殊不适，因血压偏高停用环孢素 A。5 月 6 日地塞米松减量至 5mg q12h。5 月 27 日复查血常规：WBC $31.12×10^9$/L，NEUT% 87.6%，Hb 103g/L，PLT $88×10^9$/L，血 ALT 16U/L，Alb 37g/L，LD 614U/L，TG 5.27mmol/L，Fer 2105ng/ml。

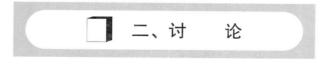

二、讨 论

免疫内科张莉医师： 该患者的临床特点为青年女性，慢性病程，共 4 年。发热伴皮疹，肝功能异常，肝脾肿大，伴炎性指标升高，包括白细胞、血沉、CRP、铁蛋白，其白细胞计数升高以中性粒细胞为主；糖皮质激素及甲氨蝶呤治疗后体温正常，虽在激素低剂量维持时体温波动、但未出现肝功异常等重要脏器损伤，考虑免疫抑制治疗有效。本次病情反复是在停用激素及免疫抑制 2 个月后出现，再次加用激素后疗效不明显。病程中有多次感染。外院 PET-CT 示：肝脾肿大，代谢稍增高，SUV 稍增高，浅表淋巴结稍增大，代谢不高。

发热、皮疹、肝脾淋巴结肿大，以发热为出发点鉴别诊断如下：①肿瘤：病程较长达 4

年，结合外院 PET 结果，考虑肿瘤可能相对较小，是否在进展过程中仍有待进一步排除；②感染方面：病程中合并多次感染，但感染不能完全解释 4 年的病程，为免疫抑制治疗后合并感染可能性大；③自身免疫病：可引起发热的自身免疫性疾病有系统性结缔组织病、血管炎、成人斯蒂尔病。患者无系统性结缔组织病及血管炎等较特异的症状，自身抗体筛查均阴性，因此结缔组织病、血管炎可能性较小；另外患者病程中多次感染，检查发现血 IgA 下降，需考虑是否存在自身免疫缺陷病。选择性 IgA 缺乏病多幼年起病，病程中反复出现细菌感染，呼吸道症状突出，与该患者临床表现不符合。成年人免疫球蛋白缺陷病常见为普通变异型免疫缺陷病，但该病相关感染也是以细菌感染为主，且该患者血清 IgG、IgM 正常，临床亦不符合。综上，该患者原发病方面考虑成人斯蒂尔病可能性大，但需除外其发展为淋巴瘤的可能。

患者本次病情反复后将泼尼松加至 80mg/d 应用超过 2 月后临床仍有发热。需要鉴别是原发病仍未控制，还是继发感染。入院后行骨髓培养 16 小时报警示人葡萄球菌；血清 T. SPOT-TB 136 SFCs/10^6PBMCs，CMV-DNA 500copies/ml。考虑患者发热不除外合并感染可能，加用抗感染治疗后患者体温一度正常，因临床上不能除外血流感染，遂将激素减量。另外，入院后发现明确低氧血症，吸氧可改善，胸部 HRCT 大致正常，CTPA 见可疑栓塞，V/Q 阴性，肺功能见显著的弥散功能减低，伴通气功能减低，按呼吸科意见予抗凝治疗；肺淋巴瘤可表现为以弥散功能减低为主的低氧血症，但 PET-CT 多可见肺部弥漫 SUV 值升高，该患者不符合。低氧血症的病因可能需要肺活检进一步明确诊断。

患者在阿赛松减至 8 片/天后再次出现发热，并出现谵妄状态，查体发现脑膜刺激征阳性，腰穿见脑脊液压力升高，脑脊液中白细胞 $4×10^6$/L、Pro 1.47g/L，氯化物略低，头颅 CT 未见明确异常，诊断考虑脑膜脑炎可能。在患者长时间使用大量激素、有现行感染的背景下，首先考虑感染可能性大，故首先予经验性抗病毒、抗细菌、抗结核治疗。治疗期间发现患者全血细胞减少，以白细胞和血小板计数下降明显，肝酶水平升高，凝血异常，血清铁蛋白、甘油三酯水平升高，骨髓中可见吞噬血细胞现象及可疑的异形淋巴瘤细胞，因此临床上高度疑诊噬血细胞综合征，进一步查 NK 细胞活性正常，sCD25 活性明显升高。综上，噬血细胞综合征诊断明确。但噬血细胞综合征是否能解释患者的神经系统表现，它与感染、淋巴瘤、结缔组织病的关系如何？为了回答上述问题，我们进行了文献复习：

噬血细胞综合征可分为原发性和继发性；原发性噬血细胞综合征又称家族性噬血细胞综合征，是常染色体隐性遗传，出现细胞穿孔素、颗粒酶相关的基因突变，从而影响穿孔素依赖的细胞毒作用减低，致使被病原感染的巨噬细胞不能被细胞毒 T 细胞及 NK 细胞杀伤，从而表现出显著的巨噬细胞活化，引发细胞因子风暴，表现为铁蛋白、sCD25 升高、脏器损伤表现。继发性因素可分为感染、肿瘤、免疫性疾病。今年的 The Lancet 报道了一篇 2197 例成人噬血细胞综合征的文献，对成人噬血细胞综合征做了病因的分析，其中感染相关最为常见（1108/2197，50.4%），在这之中 EBV 感染相关 330 例（15.0%）；其次为肿瘤性疾病（1047/2197，47.7%），这之中又以血液系统肿瘤最常见（982/2197，44.6%），再次是自身免疫性疾病，这当中以系统性红斑狼疮、成人斯蒂尔病为多见，斯蒂尔病中又以青少年特发性关节炎的全身型为多。噬血细胞综合征临床表现多样，可出现多系统、脏器受累，甚至不常见的如肺部受累、神经系统亦可见到。文献报道肺部受累时可出现咳嗽、呼吸困难，甚至呼吸衰竭等。本例患者临床上出现低氧血症，是否可以用噬血细胞综合征来解释？这点还请呼吸科医师进一步分析。我科郑文洁医师总结了我院 11 例自身免疫病合并噬血细胞综合征病例，基础病分别为斯蒂尔病 4 例，其中 2 例是成人斯蒂尔病，这 2 例患者出现噬血细胞综合征的诱发因素分别为原发病相关、原发病及 CMV 感染相关，前者生存，后者死亡。我们又总结了我院 2012 年以来成人斯蒂尔病合并噬血细胞综合征的 7 例患者的资料，其中 1 例男性，6 例女性，年龄 15~52 岁，噬血细胞综合征多出现在成人斯蒂尔病的早期，多<2 年。诱发因素：4 例为原发病，3 例与感染相关。辅助检查提示 7 例患者均可见血清铁蛋白水平显著升高，血 LD 升高，Fbg 下降，所有患者骨髓均见到吞噬血细胞现象，部分患者有肺部受累表现（3/7）；治疗的原则是将病情分轻型、重型，如出现重要脏器受累，如肺脏、中枢神经系统、肾脏等为重型，首选标准方案为地塞米松联合依托泊苷（VP-16）；如果没有上述重要脏器受累则为轻型，以治疗原发病为主，如效果不佳，可启用地塞米松联合 VP-16 方案。我们复习的 7 例成人斯蒂尔病合并噬血细胞综合征患者均加用激素，5 例使用一种免疫抑制剂（CTX、AZA），2 例联合使用 CsA，无一例应用 VP16；CMV 感染者加用更昔洛韦，7 例患者临床均好转。

基于以上考虑，我们加用了地塞米松 10mg q12h iv，患者神智恢复，体温好转，肝酶及凝血指标均好转，但监测血常规未见明显恢复，复查骨穿示骨髓抑制，仍可见到吞噬血细胞现象，未再见到异常形态淋巴细胞。推测骨髓抑制不除外药物因素，同时结合患者的病程演变，考虑本次的中枢神经系统症状为噬血细胞综合征受累表现，遂停用抗感染治疗，之后患者血常规逐渐恢复正常。地塞米松应用 2 周后减为 5mg q12h iv，病情稳定。

患者诊断成人斯蒂尔病可能性大、继发性噬血细胞综合征。但患者骨髓涂片中见到 15.5% 的异形淋巴细胞，临床是否需进一步除外淋巴瘤？低氧血症的真正原因仍不清楚，请呼吸科协助分析；另一方面，在整个病程中感染究竟扮演什么样的角色，还请感染科协助明确。

感染内科葛瑛医师：年轻女性，病程 4 年余，考虑成人斯蒂尔病诊断较明确，激素及免疫抑制药有效，但在诊治过程中穿插一些感染的问题，如病毒、单核李斯特菌等；年轻女性，反复出现感染，是否背后存在什么问题？患者入院查多次血培养阴性，骨髓培养短时间报警 15~16h，CMV-DNA 低滴度阳性，加用万古霉素、更昔洛韦后体温一度恢复正常。免疫抑制的病人，反复发热、感染，且骨髓培养标本短时间报警，因此同意病房的抗感染方案，建议同时继续治疗原发病。之后 2 天患者出现中枢神经系统异常，脑脊液压力正常，脑脊液检查仅有蛋白水平升高，头颅 CT 见可疑软化灶，T. SPOT-TB 升高，当时未见病人，考虑感染不能除外，患者有明显全血细胞减少，建议停用更昔洛韦，改用膦甲酸钠。骨髓培养结果有待商榷，停用万古霉素，中枢神经系统受累考虑病毒性脑炎，结核性脑膜脑炎不除外。

临床上血、骨髓等培养结果的判读需结合患者的症状体征及人群来源，在血液移植病房、肿瘤病房、免疫抑制患者等特殊人群中判读尤其需要结合临床谨慎分析；同时与培养报警时间亦有关系，培养时间>72h 者推测为污染菌可能性大。既往临床也有从骨髓标本中培养出人葡萄球菌的病例，但从经验总结，该菌为污染可能性大，这一结果可能与穿刺时间长，暴露多，运送时间长，无明确的操作规范相关。葡萄球菌的血流感染不能完全解释患者病程，考虑至少目前无血流感染证据，但不除外病程中曾有一过性的血流感染，经万古霉素治疗后好转可能。

因此综合患者的病史、体征及对治疗的反应，考虑患者结核感染证据不多，亦不能解释全身的病情变化，目前抗结核治疗指征不强。

呼吸内科徐燕医师： 补充病史：患者在 2008 年曾口服西布曲明（曲美）1 个月；2013 年后逐渐出现活动后气短，查体发现：SpO_2 93%~95%@ RA，卧立位无变化，吸氧 2L/min 后 SpO_2 可纠正至 98%，双肺呼吸音略减低，双肺下叶移动度减低；四肢肌力为Ⅳ+级；动脉血气分析显示静息状态 PaO_2 62mmHg，吸氧 2L/min 可纠正至 92mmHg，P（A-a）O_2 40± mmHg；肺功能显示限制性通气功能障碍伴严重的弥散功能减低，FEV1 2.32/70.8%，FVC 2.62/69.6%，FEV1/FVC 88.8%，DLCOc SB 21%，DLCOc/VA 27.3%；胸部 HRCT：未见明确的肺实质及肺间质异常，可见纵隔多发小淋巴结；5 月 15 日病情变化后胸部 CT 见显著肺水肿、小叶间隔增厚表现，这与该患者临床容量负荷显著增加相符，患者临床好转后复查 CT 所示肺水肿、小叶间隔增厚表现消失；CTPA 见主肺动脉增宽，左肺后基底动脉充盈不均，肺通气血流显象阴性，因此是否存在确切的肺栓塞仍有待商榷。

临床上有多种疾病均可导致低氧血症，从机制上主要分为以下几类：神经系统、肌肉系统病变、胸壁胸膜疾病、肺血管病变、肺水肿性疾病、肺实质疾病、气道梗阻性疾病等；结合该患者，主要集中在以下两点：一是患者在本次入院前即有四肢肌力下降病史，查体发现肌力下降，外院查肌电图提示不典型肌源性损害，入院后反复查血气示乳酸水平偏高，因此不除外呼吸肌异常导致通气功能异常，从而导致低氧及二氧化碳潴留，虽患者动脉血气中 $PaCO_2$ 不高，仅 38mmHg，但不能除外机体努力代偿所致的可能，可复查肌电图、膈肌运动电位，复查肺功能（包括最大通气功能、最大吸气压和最大通气压等）进一步评估呼吸肌的肌力及耐力情况。二是患者 CTPA 见主肺动脉增宽，虽 Echo 提示肺动脉收缩压正常，但结合患者既往明确的西布曲明应用史，后者有确切的致肺高压的副作用，因此不能除外肺血管因素导致低氧血症的可能。且从肺功能所示的严重弥散功能减低上来说，所有影响肺泡毛细血管床面积与弥散能力、肺泡毛细血管床容积、氧与血红蛋白反应的因素均可导致严重的弥散功能减低，如肺血管、肺间质疾患，阻塞性肺疾病、肺气肿、肺部感染甚至贫血均有可能；患者肺功能已由血红蛋白校正，因此贫血因素不能解释。综合上说，虽然目前尚无明确肺高压证据，但目前考虑不能除外肺血管因素，可复查 Echo，若复查后肺动脉收缩压是在正常范围，可行支气管镜行经支气管肺活检获取组织标本进一步明确有无毛细血管的因素。

噬血细胞综合征患者中约有 40% 可出现肺部受累，推测主要是通过炎症风暴致肺损伤。既往文献总结尸检患者肺部病理中见到肺毛细血管扩张，但并未出现透明膜。综合病史，该患者低氧血症存在时间较长，不考虑为噬血细胞综合征的肺部受累。

核医学科崔瑞雪医师： 总体上说该患者的 PET-CT 表现没有太多特异性；PET-CT 可见脾大，代谢稍增高，全身骨髓代谢增高，外周骨髓扩张，上述改变可在淋巴瘤、白血病等多种血液系统肿瘤，甚至是贫血等多种疾病中出现；双侧腮腺代谢略增高，部分免疫病可出现类似非特异性表现，具体意义仍需结合临床，PET-CT 可见到全身多组小淋巴结，包括纵隔、颈部、腋窝及腹股沟，但直径较小，代谢活性均不高，不特异，感染、全身反应性增生均可表现如此，不符合淋巴瘤的表现。肺内斑片、条索影代谢不高，病变偏陈旧，亦未见明确栓塞征象，不符合典型淋巴瘤肺累及的表现。侧脑室旁密度减低区对应的 PET-CT 未见明确代谢异常，脑室周围代谢稍低核团可能为继发改变可能，且病变偏陈旧，无特异性，推测与此次神经系统表现不相关；未见明确脑炎、淋巴瘤累及等确切表现，整体头颅显像基本正常。结合上述表现，不足以诊断淋巴瘤，总体印象较符合继发的骨髓的反应性增生。

血液内科蔡华聪医师： 年轻女性，慢性病程，主要临床表现为发热、皮疹、肝损、关节痛，此次病情加重，中间曾出现中枢神经系统症状。查体：肝脾肋下未及，浅表淋巴结未及，此次未见皮疹。辅助检查见血三系减低、炎性指标升高、铁蛋白升高，脾大，淋巴结大，多次骨髓涂片可见噬血现象，上述表现提示我们该患者可能存在噬血细胞综合征。

噬血细胞综合征分为原发性和继发性，原发性多见于儿童，多有阳性家族史，鉴于我院是成人综合医院，相对来说继发性为多，该患者亦无阳性家族史，因此临床主要考虑继发性噬血细胞综合征。噬血细胞综合征的诊断主要参考国际组织细胞学会 2004 年提出诊断标准：一是分子学诊断，检测到噬血细胞综合征相关的基因突变即可诊断，包括：*PRF*1、*UNC*13D、*STX*11、*STXBP*2、*Rab*27A、*SH2D1A* 及 *BIRC*4，儿童患者发现突变基因的纯合子或者复合型的杂合子的基因表型即可诊断，而成人若有噬血细胞综合征的临床表现，再加上上述任一基因的杂合子表型即可诊断。另一种是为临床结合实验室检查的标准，满足以下 8 条标准中的 5 条及以上即可诊断：①发热，热峰≥38.5℃；②脾大；③全血细胞减少〔至少累及外周血中2个细胞系：NEUT<1.0×10^9/L，Hb<90g/L（≤4 周龄的婴幼儿，Hb<100g/L），PLT<100×10^9/L〕；④高甘油三酯血症（空腹 TG>265mg/dl）和（或）低纤维蛋白原血症（<150mg/dl）；⑤骨髓、肝、脾内或淋巴结组织病理中见到吞噬血细胞现象；⑥NK 细胞活性减低或缺如；⑦高铁蛋白血症（>500ng/ml）；⑧可溶性 CD25（可溶性 IL-2 受体 α）升高；

在上述临床表现中，文献的结果及临床的经验让我们对以上各条标准有了更深一步的理解：①发热，一般为高热>38.9℃，发热持续中位时间为 20 天，因此在临床上遇到不明原因发热的患者伴全血细胞减少、铁蛋白及 sCD25 明显升高，需注意完善噬血相关筛查；②噬血细胞综合征患者临床常伴有肝病及凝血异常，有文献提出如临床疑诊的噬血细胞综合征患者已符合 5/8 条，但没有肝脏受累表现，此时诊断噬血需谨慎；③血细胞减少，即骨髓衰竭，但在骨髓涂片中有时可见到不同程度骨髓增生，甚至是增生活跃；④吞噬血细胞现象，对诊断既不充分也非必要，也不特异，文献报道其发生率在 25%～100%，其他如输血、感染、免疫病等均可见；⑤NK 细胞活性及 sCD25 是非常有意义的炎症指标，与疾病活动性相关，但其检查较耗时，因此临床在怀疑噬血诊断时，应及早完善这两项检查；⑥铁蛋白升高，诊断标准中是>500ng/ml，但既往的经验及文献汇总发现，显著的铁蛋白升高，如>5000ng/ml，甚至是>10000ng/ml 对于诊断的特异度和敏感性更高；⑦噬血细胞综合征患者中约 50%可出现皮肤受累，可出现如多形性红斑、脂膜炎、泛发型红皮病等表现；⑧当累及呼吸系统时可出现低氧血症，但是否与本次发现的低氧血症相关，仍有待商榷；⑨亦可出现中枢神经系统受累，诊断标准中虽未提及，但临床如出现神经系统的改变则更进一步支持噬血细胞综合征的诊断；神经系统受累表现多样，可出现抽搐、假性脑膜炎、意识状态下降、颅神经麻痹、精神运动性抑制等；约超过 50%病例可有脑脊液改变，可见到脑脊液中细胞增多、蛋白水平升高、甚至见到噬血现象，MRI 改变包括弥散性病变、软脑膜强化、甚至是全脑水肿。

噬血细胞综合征的病理生理过程可分为三部分：①免疫缺陷倾向状态，细胞毒基因缺乏、阳性家族史、既往曾出现过噬血细胞综合征的临床过程或难以解释的血细胞减少、细胞毒功能减低的标志（如穿孔素表达减低、SAP、XIAP 或 CD107a 动员）等均是该阶段的标志；有上述表现的患者临床更易出现噬血细胞综合征，此时检测就已可以见到 NK 细胞功能下降或缺失；②显著的免疫激活，临床及辅助检查可有发热、肝脾大、铁蛋白水平升高、sCD25 水平升高、sCD163 水平升高；③异常的免疫病理状态，即免疫激活已经造成了明确的组织脏器受累，临床可见到典型的噬血细胞综合征的表现，如血细胞减少、纤维蛋白原下降或甘油三酯水平升高、吞噬血细胞现象、肝炎、中枢神经系统受累等；我们在结合临床、实验室检查得出诊断时需充分考虑到其病理生理过程。

虽然噬血细胞综合征可分为原发和继发，但在实际工作中，两者均应当尽早积极治疗，且处理上无明显差别，因此临床上区分的意义并不大。继发因素中以恶性肿瘤相关最多见，这当中又以 T 细胞淋巴瘤最为常见，亦可见于间变大细胞淋巴瘤、B 细胞来源的淋巴母细胞淋巴瘤、髓系白血病、生殖细胞肿瘤等；免疫病相关，称为巨噬细胞活化综合征 MAS（macrophage activation syndrome），常见的有成人斯蒂尔病；感染相关的最常见的是合并 EBV 感染。总结我院 2010 年 45 例噬血细胞综合征病例，其中原发病为血液病 22 例（48.9%），病毒感染 13 例（28.9%），结核 2 例（4.4%），自身免疫病 4 例（8.9%），不明原因 8 例（17.8%）。总体来说肿瘤相关者预后相对较差，尤其是淋巴瘤合并噬血细胞综合征预后更差，而在淋巴瘤合并噬血细胞综合征中，又以 T 细胞来源者预后更差，文献显示淋巴瘤合并噬血细胞综合征中 T 细胞来源者中 11 例仅 1 例存活，而 B 细胞来源者 9 例中有 5 例存活。这个数据也与我院资料相似。

对于淋巴瘤继发的噬血细胞综合征的治疗，在早期炎症反应较重时，应首先控制炎症反应，采用针对噬血细胞综合征的地塞米松联合依托泊苷（VP-16）方案，而不是针对淋巴瘤惯用的 CHOP 方案，针对免疫病继发的噬血细胞综合征的治疗主要还是针对原发病的免疫抑制治疗，如果效果不佳，亦可以考虑加用依托泊苷。图 1 是《BLOOD》上关于《How I Treat Hemophagocytic lymphohistiocytosis》的流程图：

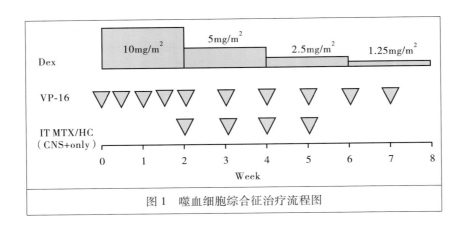

图 1　噬血细胞综合征治疗流程图

对怀疑噬血的患者完善检查，如果满足噬血细胞综合征的诊断标准，且临床逐渐恶化，可开始诱导治疗；如诊断不甚明确或诊断尚在进行中，临床病情稳定，可暂支持治疗；如果是原发病或诱发因素非常明确，临床稳定，也可以采取疾病特异性治疗，如果治疗效果欠佳，病情进展，可以过渡至噬血细胞综合征特异性治疗。主要的方案仍然是激素联合依托泊苷方案，2009 年组织细胞学会针对噬血细胞综合征的治疗建议较 2004 年更新部分主要是增加了关于环孢素的建议，但环孢素的疗效目前尚无统一结论，是否应用仍建议结合临床。如果在整个疾病过程中出现中枢神经系统受累表现，可在地塞米松联合 VP-16 方案开始后的第 2 周后开始鞘内注射甲氨蝶呤和激素，直至临床改善或脑脊液检查恢复正常。

结合该患者几乎符合噬血细胞综合征的所有诊断标准，铁蛋白曾一度超过 40000ng/ml；目前噬血细胞综合征诊断明确，有中枢神经系统受累，肺受累不除外，那背后的病因究竟是不是淋巴瘤呢？目前淋巴瘤诊断仍有赖组织学病理学，但鉴于我院的病人较危重，有时也承认细胞学的标准，但往往需要辅以其他克隆性证据，如免疫分型、TCR-IgH 重排；结合该患者病程 4 年余，近期复查 PET/CT 也不符合典型淋巴瘤表现，虽然在骨髓中见到可疑的异形淋巴细胞，但该组细胞体积偏小，胞质偏蓝，与典型的淋巴瘤细胞相比仍有差别，经我科专业组查房，目前暂不能诊断淋巴瘤。

该患者在临床针对噬血细胞综合征加用地塞米松后，一般情况改善，体温好转，辅助检查见铁蛋白、炎性指标下降后，血常规改善仍不明显，这主要考虑各系统脏器在治疗后恢复所需时间不一，继续监测血常规数天后逐渐回升，另外亦不能除外药物的影响。该患者目前一般情况可，可根据临床及辅助检查情况的变化决定后续是否加用 VP16；病程中有明确的中枢神经系统受累，且脑脊液的蛋白水平较高，仍建议鞘注直至血清学及脑脊液指标转阴。

普通内科曾学军医师： 复习病史，病程中骨髓抑制需考虑有无药物因素，建议更细致地回顾用药史。患者目前应用地塞米松后全身情况相对较好，且在全身活跃的炎症反应背景下，机体处于高敏状态的可能性较大，处理上应当更加稳健，尽可能地排除药物的影响。

免疫内科蒋颖医师： 该例患者在免疫抑制治疗中出现反复的机会性感染，而本次是在某种促发因素后发生了巨噬细胞活化、炎症风暴的过程。同意感染科医师意见：该患者病程中成人斯蒂尔病仍是主旋律，激素及免疫抑制剂有效，可以解释病程中的缓解期，感染是插曲。感谢呼吸科医师帮我们分析了低氧血症，如果低氧血症与原发病相关，那么在针对原发病的治疗后低氧血症是可以改善的，因此我们可在之后的诊治中继续随诊其氧合变化。血液科医师也给我们系统地复习了国际上关于噬血细胞综合征的诊治进展以及我院 2007~2012 年间 127 例继发性噬血细胞综合征的资料：38% 血液系统恶性肿瘤，病毒感染占 20%，结核感染 3%，风湿性疾病 13%，原因不明占 26%，治疗后约 1/3 病例（44/127，34.6%）获得临床治愈，83 例死亡；预后不良预测因素包括高龄、男性、脾大、弥漫性血管内凝血；整体预后仍与原发病相关性较大，在原发病有效控制后噬血综合征可能改善。同意曾学军教授的意见，该患者的第一诊断仍然是成人斯蒂尔病，肿瘤仍不能除外。鉴于患者尚稳定，可继续目前的治疗。既往经验告诉我们成人斯蒂尔病对激素及 DMARDs 反应良好，可继续应用；关于鞘注的问题我们可复查脑脊液情况再决定。

提问： 目前考虑成人斯蒂尔病可能性大，淋巴瘤证据找不到，回顾我院既往资料，既往经验在成人斯蒂尔病合并噬血细胞综合征极少是按照 2004 年标准应用地塞米松联合 VP-16，多数是针对免疫病应用了激素联合免疫抑制药，这些病例随诊时间也相对较长，最长达 2 年，观察整体的疗效还令人满意。该患者较既往病例更重，但在单用激素后也明显好转，那我们临床究竟是按成人斯蒂尔病治疗还是按标准的噬血细胞综合征的方案去治疗呢？此外，患者的中枢神经系统症状明显好转，仅脑脊液中蛋白水平仍高，是否仍需要联合鞘注？

回答： 指南中亦提及针对原发病的治疗，如果单用激素及免疫抑制药后患者病情稳定，可继续治疗原发病，若有恶化，建议可开始针对噬血细胞综合征的治疗，加用 VP-16。仍建议鞘注。

三、转 归

2014 年 6 月 30 日、7 月 1 日分别予 CTX 0.6g 和 0.4g iv。6 月 31 日再次发热，Tmax 39.1℃，复查血常规：WBC 16.98×10^9/L，NEUT% 86.8%，Hb 96g/L，PLT 198×10^9/L；生化：LD 443U/L，Fbg 5.96g/L，Fer 13013ng/ml，TG 1.81mmol/L。胸部 HRCT（6 月 3 日）见双肺多发斑片渗出影，考虑感染可能性大，加用莫西沙星，2 天后体温热峰下降至 37.5~38℃。6 月 7 日逐渐出现活动后气促，6 月 9 日发现查血 SpO_2 82%~85%@RA，吸氧 2L/min 可纠正 98%，查 ABG@RA：PaO_2 45mmHg，$PaCO_2$ 29mmHg；G 试验 199→557pg/ml，GM 试验（-），复查胸部 HRCT 见双肺斑片渗出影较前显著增加，以双中下肺为主，沿支气管血管束分布，可见双下肺弥漫透亮度减低。6 月 9 日调整抗感染方案为：伏立康唑+莫西沙星+异烟肼+复方磺胺甲噁唑，患者体温正常，SpO_2 逐渐恢复至 90%~93%@RA。6 月 16 日复查胸部 HRCT 见原双肺斑片渗出影及磨玻璃影较前明显吸收。停用伏立康唑，继续莫西沙星、异烟肼、复方磺胺甲噁唑口服，患者体温正常。6 月 16 日激素减至地塞米松早 5mg iv，晚 2.5mg iv，6 月 17 日减为甲泼尼龙早 40mg iv，晚 20mg iv。发现肝酶水平升高，ALT 最高至 580U/L，胆红素正常，监测血常规见 WBC 逐渐呈下降趋势，以中性粒细胞减少为主，6 月 21 日进入粒缺期，PLT、Hb 大致稳定。复查噬血指标较前稳定；6 月 20 日复查 CMV-DNA 940copies/ml，CMV-PP65、CMV-IgM（-），加用膦甲酸钠。6 月 23 日复查骨髓涂片：增生活跃，未见异形淋巴细胞，吞噬细胞易见，可见吞噬血细胞现象。骨髓活检：骨髓组织中造血组织比例降低，以粒细胞减少为著。6 月 24 日免疫科专业组随诊：粒细胞减少、肝损考虑药物相关可能，停用异烟肼、莫西沙星（6 月 23 日）及膦甲酸钠（6 月 25 日），同时予集落细胞刺激因子对症，并加用保肝治疗，监测血常规，肝功逐渐恢复正常。7 月 1 日将激素减至甲泼尼龙 48mg qd 口服，7 月 3 日加用他克莫司 1mg bid 口服。至 2014 年 10 月末次随访，患者继续口服激素及他克莫司，体温持续正常，监测血常规、肝肾功、凝血均在正常范围。

四、点　评

　　既往经验示成人斯蒂尔病对激素及 DMARDs 反应良好，然本例患者在长期激素联合免疫抑制剂过程中反复出现机会性感染，并在某种促发因素后出现了巨噬细胞活化、炎症风暴，继发噬血细胞综合征，本次提请内科大查房，系统复习了国际上关于噬血细胞综合征的诊治进展，整体预后仍与原发病相关性较大，在原发病有效控制后噬血综合征可能改善。该患应用地塞米松后全身情况相对较好，但骨髓抑制改善并不明显，考虑在全身活跃的炎症反应背景下，机体处于高敏状态的可能性较高，处理上应当更加稳健，尽可能地排除药物的影响。此外，患者病程中出现低氧血症及中枢神经系统症状，病因繁杂，应注意综合分析，拓宽鉴别诊断思路，除考虑噬血细胞综合征外，亦需与呼吸肌受累、药物因素等相鉴别。

（刘　赫　周　聪　周佳鑫）

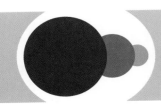

反复腹痛、全身淋巴结肿大1年余

多发淋巴结肿大的鉴别诊断涵盖了多种疾病谱，本例中年男性的慢性淋巴结肿大先后考虑为免疫病、血液系统肿瘤，最终通过组织确诊。然而诊断不是终点，其背后的原因是什么，我们拭目以待。

一、病 例 摘 要

患者，男性，45岁。因"反复腹痛、全身淋巴结肿大1年余"于2014年3月5日入院。

（一）现病史

患者2012年11月无诱因出现右下腹绞痛，反复发作，后呈持续隐痛，无恶心呕吐、发热、腹泻等，外院小肠CT示回盲肠旁多个增大淋巴结，腹膜后多个小结节淋巴结影；结肠镜未见异常。2013年5月查血免疫球蛋白IgG 24g/L↑，IgA 4.5g/L↑，KAP 7g/L↑，LAM 3.2g/L↑，K/L 2.2；尿轻链、尿M蛋白（-），考虑多克隆性高球蛋白血症，行骨穿：骨髓增生活跃，粒、红、巨三系造血可，浆细胞占7%，免疫组化无殊。予抗炎镇痛等对症治疗，腹痛无明显缓解。2013年11月血WBC 14.9×10^9/L↑；CRP 59.2mg/l↑，ESR 115mm/h↑。结肠镜示进入回肠15cm见数个直径大小约3mm息肉样隆起。病理示：回肠末端黏膜慢性炎。遂行腹腔镜下阑尾切除术，病理示慢性阑尾炎。患者逐渐出现双侧颈部多个淋巴结肿大，行左颈部淋巴结活检，病理示：淋巴结正常结构消失，滤泡树突网纤维组织增生。免疫组化：CD20滤泡（+）、CD3间区（+）、*BCL*-2边缘区（+）、CD68（+）、CD15散在（+）、P63（-）、CD34（-）、*BCL*-6（-）、CD30（-）、Ki-67（+）细胞40%。腹痛反复发作，并逐渐出现左颌下、左锁骨上、右侧腋窝淋巴结肿大。2014年1月左锁骨上淋巴结活检，病理示弥漫性淋巴结反应性增生，未见肿瘤。2014年2月于我院就诊，血常规：WBC 27.00×10^9/L，NEUT% 76.0%，Hb 101g/L，PLT 609×10^9/L；肝肾功能（-）；免疫球蛋白3项：IgG 39.26g/L↑，IgA 4.70g/L↑，IgM 1.6g/l；补体C3、C4正常；血清蛋白电泳：α_1 5.5%↑，Alb% 31.8%↓，β_2 6.8%↑，γ 40.0%↑，A/G 0.5↓；ESR 81mm/h↑，hsCRP 59.35mg/L↑；血清IgG亚类测定IgG1 31000mg/L↑，IgG2 11000mg/L↑，IgG3 909mg/L，IgG4 4730mg/L↑；T-IgE 347.0KU/L；抗核抗体谱19项（-）；Coombs

（+），IgG（+）；ACL（-）；RF 9.1IU/ml。颈部淋巴结活检病理示：颈部淋巴结反应性增生，免疫组化结果示：CD138（+），CD20（+）、CD3（+）、CD38（+）、IgG（+）、IgG4（散在+）、CD21（-）。PET/CT示右鼻咽旁间隙、双颈部、纵隔、右腋下、胰腺周围、腹主动脉旁、中下腹肠系膜区、左髂血管旁可见多个摄取增高结节，部分融合成团，以右颈部、右中下腹肠系膜区最为密集，大小0.6～3.1cm，平均SUV2.1～10.2；双肱骨近端及视野范围内股骨骨髓摄取增高，SUV5.1；肝脾大且脾代谢增高（脾SUV 3.1，肝SUV 2.3）。诊断意见：全身多发代谢增高淋巴结，全身骨髓代谢不均匀增高伴外周骨髓扩张，肝脾大且脾代谢增高，均为血液系统异常增殖性改变，恶性可能。血液科考虑IgG4相关疾病可能性大，2014年2月18日给予甲泼尼龙48mg/d×7d，颈部淋巴结缩小，但腹痛未缓解。患者自服布洛芬镇痛。后就诊于免疫科，门诊考虑淋巴瘤可能性大，遂停用激素，并收入我院。自起病以来，患者食欲、睡眠、精神差，尿便正常，体重下降10kg。病程中，有口眼干、脱发，无口腔及外阴部溃疡、关节痛、皮疹、光过敏等。

（二）既往史

2013年11月行阑尾切除术。

（三）个人史、婚育史及家族史

广西人，公务员，余无殊。

（四）入院查体

T 36.5℃，BP 105/70mmHg。贫血貌。双侧颈部淋巴结肿大，以右侧为著，与右侧肿大的腮腺融合成团，直径约5cm，质硬固定，压痛（+）。左锁骨上窝、右腋下淋巴结肿大，直径1～2cm，质韧较固定，无压痛。腹软，右下腹压痛，无反跳痛、肌紧张，肝脾肋下未及，肝区叩痛（-），Murphy征（-）。心肺（-）。双下肢不肿。

（五）诊治经过

【常规检查】血常规：WBC $20.78×10^9$/L↑，RBC $2.80×10^{12}$/L，Hb 71g/L↓，PLT $521×10^9$/L↑；尿常规+沉渣、粪便常规+潜血（-）；肝肾功能：Alb 29g/L↓；凝血：Fbg 6.39g/L↑，D-Dimer 1.80mg/L FEU↑。ESR >140mm/h，hsCRP 93.07mg/L↑。

【血液学方面】Fer 858ng/ml↑；叶酸+维生素B_{12}（-）；Coombs试验、IgG（+）；血清免疫固定电泳、尿免疫固定电泳3项（-）；血轻链KAP 2750mg/dl↑，LAM 1300mg/dl↑，κ/λ 2.12。

【感染方面】输血八项、血T.SPOT-TB、EBV-DNA、CMV-DNA、CMV-PP65（-）；TB细胞亚群8项：B淋巴细胞148/μl↓，NK细胞795/μl↑，T淋巴细胞1654/μl，CD4+ T细胞647/μl，CD8+T细胞148/μl。

【肿瘤标志物】（-）。

【影像学】腮腺超声：右侧腮腺厚2.7cm。内部及周边见数个低回声，较大者1.4cm×0.9cm。双侧颈部及锁骨上淋巴结超声：双侧颈部及锁骨上窝见多个低回声淋巴结，部分淋巴结皮髓质分界不清。右侧较大者 4.3cm×1.9cm，为多个淋巴结融合而成，左侧较大者 1.8cm×1.4cm。腋窝、腹膜后、腹股沟超声均示多发肿大淋巴结。颈部增强 CT：右侧腮腺、颏下腺增大、密度增高伴强化，周围组织间隙模糊消失，伴水肿改变；颈部、锁骨区多发淋巴结增大。胸腹盆增强 CT：两肺上叶胸膜下微小结节；纵隔及两侧腋窝多发淋巴结，部分肿大；锁骨上窝淋巴结增大可能。腹膜后、髂血管旁及肠系膜多发结节影，考虑肿大淋巴结；肝内胆管略扩张；胰头饱满，回盲周围肠壁可疑增厚。全身骨显像：右肱骨上段、左股骨上段见放射性增高灶。右上臂 MRI：右肱骨上段骨质破坏、骨膜增厚，相邻肱三头肌、大圆肌信号异常，恶性病变可能。下肢 MRI：双侧股骨、耻坐骨异常信号，考虑骨髓异常增殖性病变可能。

【病理检查】 3月7日骨髓涂片：增生明显活跃，粒系各阶段比例大致正常，部分粒细胞胞浆颗粒粗大。骨髓活检：骨髓组织中造血组织略减少，脂肪组织略多，造血组织中粒红比例大致正常，巨核细胞可见。免疫组化：CD138（散在+），CD15（+），CD20（-），CD3（散在+），CD38（散在+），MPO（+）。3月13日行腋窝淋巴结活检，病理：淋巴结反应性增生，以 T 区增生明显，滤泡萎缩，浆细胞明显多。免疫组化：CD10（+），CD15（+），CD20（+），CD21（+），CD3（+），CD30（Ki-1）（+），CD4（+），CD8（+），CD56（NK-1）（-）。原位杂交：EBER（-）。基因重排：TCRβ/TCRδ/TCRγ（-）。3-17 行腮腺淋巴结活检，病理：右腮腺 T 区不典型增生；免疫组化：CD15（+），CD20（+），CD21（灶+），CD3（Ki-1）（-），CD38（+），CD79a（+）。原位杂交：EBER（-）。基因重排：TCRβ/TCRδ/TCRγ（-）。

二、讨　论

放射科高斌医师：分析患者的影像资料：①胸部增强 CT（图 1，图 2）：两肺上叶胸膜下微小结节影，纵隔及两侧腋窝多发肿大的淋巴结，边缘毛糙伴强化。②腹部增强 CT（图 3，图 4）：腹膜后、髂血管旁、肠系膜区多发肿大的淋巴结。肝内胆管略扩张。回盲部肠管结构欠清，周围脂肪组织密度增高。③颈部增强 CT（图 5）：右侧腮腺明显增大，正常结构不清，内密度增高，伴斑片强化改变，周围脂肪间隙消失，与周围组织分界不清。右侧颌下腺略增大伴密度增高。双侧颈部、颏下见多发肿大淋巴结影伴强化。④右上臂 MRI（图 6）：右肱骨上端可见不规则骨质破坏，呈不均匀长 T_1 长 T_2 信号影，骨皮质连续性中断，可见骨膜增厚，相邻肱三头肌、大圆肌也可见片状长 T_2 信号，增强后上述病变呈明显强化。下肢 MRI（图 7，图 8）：股骨上端 T_1 信号减低，呈斑片状不规则分布，对应 T_2 相为长 T_2 改变，增强后明显强化。综上，该患者影像学异常表现为全身多发淋巴结肿大，伴骨质破坏。考虑是一种全身性疾病。是否为淋巴瘤还需结合临床进一步讨论。

风湿免疫科刘金晶医师：总结病例特点：患者中年男性，病程 1 年余。临床表现为：①右下腹痛，腹部影像学提示回盲部肠壁增厚及周围淋巴结肿大。②全身多发淋巴结肿大，包括颌下、腮腺、颈部、腋窝、胸腹部，PET-CT 示代谢增高，SUV 2.1～10.2，肝脾大。为单核巨噬细胞系统受累表现。③消瘦，体重下降 10kg，有明显消耗症状，病程中无发热。

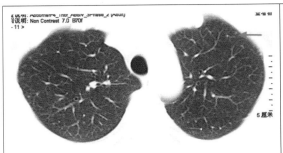

图 1　胸部 CT：肺内小结节

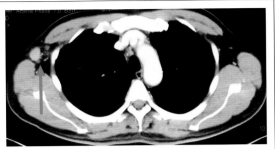

图 2　胸部 CT：腋窝淋巴结

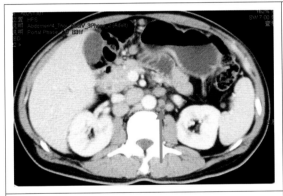

图 3　腹部 CT：腹腔淋巴结

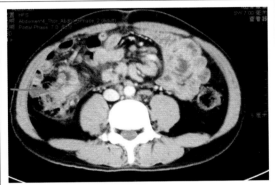

图 4　腹部 CT：回盲部管壁增厚

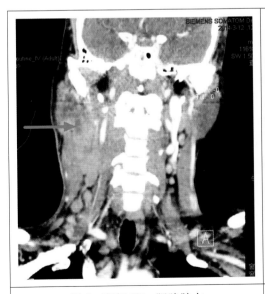

图 5　颈部 CT：腮腺肿大

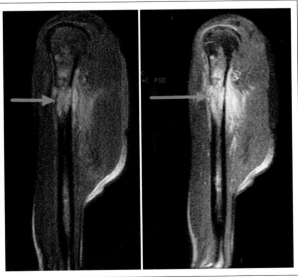

图 6　右上臂 MRI：骨破坏

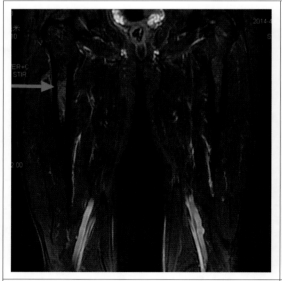

图 7 双下肢 MRI：股骨异常信号

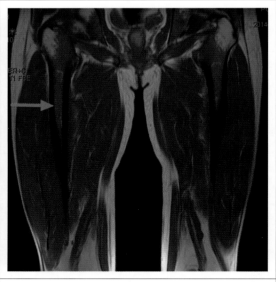

图 8 双下肢 MRI：股骨异常信号

检查方面：血中炎症指标明显升高，多克隆免疫球蛋白升高，自身抗体阴性。淋巴结活检示反应性增生，淋巴结组织中浆细胞增多，IgG4+浆细胞散在。影像学提示肱骨近端骨髓代谢增高。该患者的诊断从肿瘤、感染、免疫病三大方面入手，首先考虑淋巴瘤，但患者多次淋巴结活检没有找到淋巴瘤证据。另外患者还曾诊断过 IgG4 相关疾病（IgG4-RD），但口服激素效果不明确。IgG4RD 是一类原因不明的慢性、进行性自身免疫病，患者血清IgG4 水平显著升高，受累组织和器官由于大量淋巴细胞和 IgG4 阳性浆细胞浸润，同时伴有组织纤维化而发生肿大或结节性/增生性病变。IgG4-RD 的诊断标准：①一个或多个器官特征性的弥漫性或局限性肿大或肿块形成。②血清 IgG4 升高>135mg/dl。③组织病理：大量淋巴细胞和浆细胞浸润，伴纤维化；组织中浸润的 IgG4 阳性浆细胞与 IgG 阳性浆细胞比值>40%，且每高倍镜视野下 IgG4 阳性浆细胞>10 个。其中满足①+②+③为明确诊断，满足①+③为可能诊断，满足①+②为可疑诊断。IgG4RD 主要的脏器受累包括泪腺炎，涎腺炎、淋巴结病、自身免疫性胰腺炎等。该患者全身淋巴结大，IgG4>135mg/dl，满足①+②，为可疑诊断。血清 IgG4 升高对于诊断的价值：血清 IgG4>135mg/dl，诊断的敏感性较高，而特异性较低，因此需排除多种可导致 IgG4 升高的疾病。组织病理要求 IgG4+浆细胞大于 10/HPF，部分组织要求 30～50/HPF，而诊断 IgG4 相关性淋巴结病要求更高。该患者淋巴结活检 IgG4+浆细胞仅散在，病理不支持。综上，该患者尚不能除外肿瘤、感染等疾病，病理不支持 IgG4-RD，诊断并非 IgG4-RD。

血液科蔡华聪医师：患者中年男性，病史 1 年余。临床表现为腹痛、多发淋巴结肿大。受累淋巴结广泛，淋巴结质地较韧且有结外受累，如骨、肠道，诊断不能除外淋巴瘤。另外我科还考虑 Castleman 病。Castleman 病是一种介于良恶性之间的淋巴增殖性疾病，病变主要累及淋巴结。患者病程长，病变偏惰性，且炎症指标高，需要考虑多中心型 Castleman病。但 Castleman 病同样需要病理诊断。患者多次淋巴结活检病理不支持淋巴瘤，可继续取活检，活检的部位应取 SUV 值高的病灶，如受累骨组织等。如仍无淋巴瘤证据，则需要寻找其他引起全身淋巴结肿大的原因。

病理科姜英医师： 患者在我院做过多次活检，包括 3 次淋巴结活检、1 次肱骨活检、1 次骨髓活检。腋窝淋巴结（图9）：镜下可见淋巴结被膜增厚，淋巴窦内浆细胞浸润，T 区增生明显。厚壁小血管周围有中性粒细胞聚集，有些符合血管炎的表现。诊断为淋巴结反应性增生，以 T 区增生明显，滤泡萎缩，浆细胞明显增多。免疫组化、TCR 基因重排不支持淋巴瘤。颈部淋巴结：淋巴结反应性增生。淋巴结被膜增厚，被膜下局灶纤维组织增生，浆细胞浸润。免疫组化：IgG4/IgG 阳性浆细胞比例<40%，不符合 IgG4RD 的诊断标准。右腮腺活检结果同上。肱骨活检（图10）：少许纤维组织，伴多量浆细胞浸润及散在吞噬细胞聚集。小血管周围灶性中性粒细胞聚集。另外 κ 阳性及 λ 阳性的浆细胞共存，说明该患者浆细胞呈多克隆性增生。免疫组化同样不支持淋巴瘤。骨髓活检：所取的骨组织不多，诊断价值不大。综上，患者多次活检病理并不支持淋巴瘤，也不支持 IgG4RD。但病理可见浆细胞增生，小血管旁可见灶性炎症细胞聚集，T 区增生明显，提示为免疫相关疾病，可结合临床进行诊断。

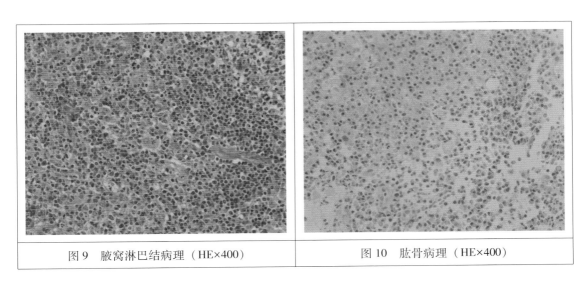

| 图9　腋窝淋巴结病理（HE×400） | 图10　肱骨病理（HE×400） |

内科刘爱玲医师： 介绍一下患者入院后的情况：患者入院后出现病情变化：①右颈部及腮腺淋巴结较前肿大，局部红肿热痛，诉吞咽困难。行喉镜未见异常；气管相示气管轻度受压移位。床旁备口咽通气道、气切包。②右上肢剧痛，夜间不能入睡，推测原发病引起骨破坏，可能引起病理性骨折，行全身骨显像：右肱骨上段、左股骨上段见放射性增高灶；股骨、肱骨正侧位：骨质形态结构完好。先后给洛索洛芬、泰勒宁、曲马多、羟考酮镇痛。③右上腹逐渐出现一约 5cm×5cm 包块，质韧，较固定，压痛（+）。复查腹部增强 CT 较 3 月 10 日无明显变化。④患者入院后第 3 天发热，Tmax38.5℃，患者及家属坚决拒绝抽血培养，遂给洛索洛芬 60mg，体温可降至正常。此后因右上肢疼痛，长期予洛索洛芬镇痛。3 月 28 日再次发热，Tmax38.2℃，抽血培养。4 月 2 日外周血培养回报：5 天 16 小时培养非结核分枝杆菌（nontuberculosis mycobacteria，NTM）（+）。4 月 4 日加用克拉霉素

0.5g bid、乙胺丁醇0.75g qd、阿米卡星0.4g qd、左氧氟沙星0.5g qd。患者加用抗NTM治疗1周后颈部及腮腺淋巴结较前缩小，疼痛减轻。腹部包块缩小，质地变软。当时我们考虑的问题是：NTM感染是否可以解释患者病情全貌？一元论还是二元论？是否是在淋巴瘤基础上合并NTM？是否再次活检取病理？就我们所知，NTM为机会性致病菌，免疫缺陷人群易感，临床表现多为肺部受累、全身淋巴结大，该患者无免疫缺陷，且无肺部NTM感染，临床表现不典型。我们认为NTM无法解释病情全貌。诊断仍不能除外淋巴瘤。患者全身情况改善，但在服用羟考酮镇的情况下仍诉右上肢疼痛。行右上臂MRI：右肱骨上段骨质破坏、骨膜增厚，相邻肱三头肌、大圆肌信号异常。下肢MRI：双侧股骨、耻坐骨异常信号，考虑骨髓异常增殖性病变可能。至此，组织活检势在必行。4月17日行CT引导下右肱骨上段骨穿刺活检，病原学：需氧培养21小时培养坚固芽胞杆菌，考虑污染可能性大；4月27日电话回报真菌培养示马尼菲青霉菌（PSM）；结核/非结核分枝杆菌核酸测定（−）；抗酸染色（−）；厌氧培养21d（−）；分枝杆菌快速培养55d（−）；病理：（右肱骨）少许纤维组织显急性及慢性炎，伴多量浆细胞浸润及散在吞噬细胞聚集。免疫组化：AE1/AE3（−），CD138（+），CD20（+），CD3（+），CD38（+），Kappa（+），Lambda（+）。针对马尼菲青霉菌，4月28日起予伊曲康唑口服液20ml bid，疗程8~12周。至此患者诊断为非结核分枝杆菌感染、马尼菲青霉菌感染。4月29日患者出院时，右上肢、右颈部淋巴结及腮腺疼痛较前减轻，无腹痛、发热。查体：右侧颈部及腮腺淋巴结较前缩小；心肺（−）；腹软，无压痛、反跳痛及肌紧张，触诊右下腹肿物消失。

检验科王澎医师：先将患者入院以来所有病原学检查结果向大家汇报：快速分枝杆菌血培养136小时报警，金标法阴性，说明为非结核分枝杆菌。外周血需氧及厌氧培养均为阴性。骨髓组织快速分枝杆菌培养阴性。骨组织培养出马尼菲青霉菌。马尼菲青霉菌是一种双相真菌，是青霉菌属中唯一的致病真菌，在37℃培养或人体内为酵母相，在28℃或体外为菌丝相，其有水溶性的玫瑰红色素可扩散至培养基中或使菌落染成红色。显微镜下28℃菌丝相可见典型的青霉菌样帚状支，单轮或双轮生，不对称，分生孢子成链状；37℃酵母相可见圆形、椭圆形、长方形酵母样孢子，可见关节孢子。实验室诊断要点包括：患者来自流行区或到过流行区（主要是长江以南以及东南亚一带），骨髓涂片、皮肤印片或淋巴结活检经Wright染色后可见典型的圆形或卵圆形酵母样细胞，酵母样细胞常一端浓染，另外还可见要分化成短的菌丝的关节孢子，这些孢子常在中性粒细胞或巨噬细胞内。直接镜检时还要与组织胞浆菌鉴别，区别点在于马尼菲青霉菌呈裂殖，而组织胞浆菌呈芽殖。

感染内科葛英医师：总结病例特点：患者中年男性，慢性病程。临床表现为淋巴结、肝脾肿大，骨破坏，食欲差，体重下降。炎症指标明显升高、白细胞计数高、轻度贫血、低白蛋白血症。广谱抗生素治疗无效，激素治疗反应不明确。既往否认糖尿病、结核、艾滋病、肿瘤、慢性病病史。广西人，公务员。血培养非结核分枝杆菌培养阳性。骨活检组织培养马尼菲青霉菌。骨髓涂片、活检未见肿瘤细胞。淋巴结活检示反应性增生。加用了抗NTM药物及伊曲康唑。该患者出院后在门诊随诊，最后一次随诊在6月26日，临床表现良好，右上肢疼痛消失，右侧颈部及腮腺淋巴结肿大消失，无腹痛、发热，血常规：WBC $5.59×10^9$/L，Hb 144g/L，PLT $256×10^9$/L；ESR 12mm/h，hsCRP 1.69 mg/L。目前仍然服用克拉霉素、左氧氟沙星、乙胺丁醇及伊曲康唑，阿米卡星在出院后停用。非结核分枝杆菌（NTM）是指结核分枝杆菌复合群（结核分枝杆菌、牛分枝杆菌、非洲分枝杆菌、田鼠分枝杆菌）与麻风分枝杆菌以外的分枝杆菌。根据NTM分离株的数量估测，在大多数发达国家，NTM病的发病率是1/10万~1.8/10万。我国NTM感染和发病呈现增多的趋势，1979年第一次全国结核病流行病学调查（流调）NTM分离率为4.3%，2000年第四次全国结核病流调NTM分离率则增至11.1%。NTM的传播途径：人可以从环境中感染NTM，水和土壤是重要的传播媒介。目前没有NTM从动物到人或人之间传播的证据，也没有证据显示NTM会导致潜伏性感染。NTM在医院的供水系统中可长期生存。其中耐热分枝杆菌如蟾蜍分枝杆菌在37~45℃均能生长，可在热水管道中生存。医院的供水系统中NTM检出率为20%~50%。至今已报告NTM的种类接近200种。Runyon根据菌落色素与生长速度将NTM分为4组。光产色菌组、暗产色菌组、不产色菌组、迅速生长菌组。目前我们医院还不能将培养出的NTM进行分类。该患者血培养5天16小时报警，为迅速生长菌组，如偶然分枝杆菌、龟分枝杆菌和脓肿分枝杆菌等。NTM发病机制：①宿主免疫缺陷对NTM易感。免疫缺陷的常见原因包括AIDS、恶性肿瘤和药物，后者则包括糖皮质激素、免疫抑制药、抗排异药物、化疗药和一些生物制剂如TNF-α受体拮抗药。②原有肺部疾病是NTM病发生的温床。NTM肺病通常发生在原有肺病（如慢性阻塞性肺病、支气管扩张、囊性肺纤维化、尘肺、结核病、肺泡蛋白沉积症等）基础上。③有某些表型特征的人可能对NTM易感。如脊柱侧弯、漏斗胸、二尖瓣脱垂、关节过伸等，这些表型特征可能代表着某些特殊的基因型，从而对NTM易感，具体机制不明。NTM病最常见的临床表现是肺病，其次是播散性病变，也可出现淋巴结病、骨病、肝病、胃肠道疾病、心包炎、脑膜炎等。滑膜、骨和骨髓受累主要见于海分枝杆菌、鸟-胞内分枝杆菌复合菌组（MAC）感染。该患者血培养NTM阳性，为播散性NTM。播散性NTM（dNTM）感染进展迅速，多见于HIV/AIDS患者，主要病原菌为MAC（>90%）及堪萨斯分枝杆菌。dNTM也可见于免疫功能正常人群。dNTM临床表现多样，可有发热、盗汗、消瘦、贫血、肝脾肿大；大于90%患者血培养阳性，如血培养阴性，必要时可行骨髓、肝脏、淋巴结活检和组织培养。NTM缺乏标准治疗方案。新大环内酯类（克拉霉素）、氨基糖苷类（阿米卡星）和氟喹诺酮对多数菌种有效。其他可选药物包括：乙胺丁醇、亚胺培南、头孢西丁、米诺环素、磺胺类、利奈唑胺等。异烟肼、利福布丁对少数菌种有效。但NTM治疗时间长，停药后易反复。目前国际上通常选择5~6种药物，强化期6~12个月，巩固期12~18个月，NTM培养转阴后继续治疗12个月以上。从早期临床表现来看，患者腹痛、右下腹增厚的肠管、多发肿大的淋巴结、淋巴结反应性增生，可以用一元论来解释，就是NTM感染。但细想，该患者无NTM易感因素，无肺部受累，后期出现骨破坏，单一的NTM感染不能解释病情全貌。需要继续寻找是否存在淋巴瘤或其他疾病的可能。4月27日肱骨组织培养马尼菲青霉菌（PSM）阳性。马尼菲青霉菌为双相真菌。主要流行病区为越南、泰国、东南亚、广东、广西。HIV阳性人群高发，HIV阴性病例只有个案报道。临床表现可有发热、咳嗽、皮疹、淋巴结肿大、消瘦、肝脾肿大、骨痛等。HIV阳性病人感染马尼菲青霉菌常急性起病，病初高热、多为弛张热，皮肤受累多表现为软疣样皮损。淋巴结、肝脾肿大常见，骨破坏、溶骨表现罕见。因HIV阳性病人淋巴细胞被破坏，感染马尼菲青霉菌白细胞常在正常范围。预后较差。而HIV阴性的病人感染马尼菲青霉菌常隐匿起病，慢性病程。病程中有低热，表现为反复发热。皮肤受累表现为皮下结节。淋巴结肿大更为常见，多在胸锁乳突肌后缘、双耳前后。肝脾肿大较常见，以肝大为主，多为弥漫性改变，团块及占位少见。骨破坏、溶骨表现常见，受累骨多为长骨、扁骨，为多发性骨破坏。白细胞明显增多，预后较好。综上，患者符合 HIV 阴性的病人感染马尼菲青霉菌的临床表现。推断该患者病初存在马尼菲青霉菌感染，之后继发感染 NTM 可能性大。目前 NTM 和马尼菲青霉菌共感染的病例尚未见报道。患者无免疫缺陷，为何感染两种致病菌尚需要探讨研究。

免疫科刘金晶医师：目前诊断为合并存在两种少见感染，以马尼菲青霉菌感染起病，病程中继发非结核分枝杆菌感染可能性大。患者 HIV 阴性，何种原因导致其感染两种少见致病菌？该患者是否存在免疫缺陷？或存在隐匿的肿瘤，如淋巴瘤？多次组织活检未找到肿瘤证据。通过查阅文献，我们得知一种免疫缺陷病可能与此类少见感染有关——抗细胞因子抗体相关免疫缺陷，也叫做非 HIV 感染的获得性免疫缺陷综合征。早在 2004 年，英国的 Doffinger 等首次报道该型免疫缺陷导致的播散性 NTM 感染：一位菲律宾籍的男性感染龟分枝杆菌，血清中检测出高滴度的抗 IFN-γ 抗体。中国香港也有类似的报道：一位 34 岁女性，福建厦门人，发病前 5 年移居香港，淋巴结组织培养为龟分枝杆菌。实验室检查 HIV 阴性，自身免疫病抗体阴性，免疫球蛋白、淋巴细胞计数正常，血中检测出抗 IFN-γ 抗体。IFN-γ 主要由活化的 Th1 细胞、CTL、和 NK 细胞产生，是固有免疫和获得性免疫的一部分，主要参与分枝杆菌和其他胞内病原体的宿主炎症反应。巨噬细胞吞噬分枝杆菌，释放 IL-12、IL-18、IL-2 等细胞因子，激活 Th1 淋巴细胞释放 IFN-γ，IFN-γ 与巨噬细胞表面的受体结合，激活 JAK-STAT 信号转导通路，促进吞噬细胞活化和肉芽肿的形成，发挥杀灭胞内菌的作用，同时产生更多 IL-12。IFN-γ、IL-12、TNF-α 通路的完整性保证抗胞内菌的感染效力，已知由于基因缺陷可导致此通路功能异常，不能实现对胞内病原体的清除，出现机会性感染。体外试验中，抗 IFN-γ 抗体阻断下游通路，提示这些自身抗体干扰了针对分枝杆菌感染的炎症反应过程。另外含有抗 IFN-γ 中和性抗体的血浆也抑制 TNF-α 的活性，从而出现类似 TNF-α 受到抑制的机会性感染。文献报道截至目前约有 130 例抗 IFN-γ 抗体相关免疫缺陷合并机会性感染，多见于 30~50 岁成人，无家族聚集倾向，成年发病。遗传学上具有显著的特征，即携带 HLA-DRB1×16：02 和 HLA-DQB2×05：02 基因型，提示抗-IFN-γ 的产生具有遗传学共性。这些患者 CD4+T 细胞等淋巴细胞数量、功能正常，易感快速生长分枝杆菌、李斯特菌、沙门菌、组织胞浆菌、隐球菌、类鼻疽、青霉菌等。抗细胞因子抗体相关免疫缺陷合并机会性感染的治疗方面：英国报道一例 78 岁的日籍男性，播散性 NTM 感染，同时合并骨髓炎和白细胞破碎性血管炎，初始抗 NTM 及糖皮质激素治疗有效，但在 3 年随诊过程中因药物减量多次出现病情反复，同时合并 CMV、VZV 感染。后发现存在抗 IFN-γ 自身抗体，采用利妥昔单抗 375mg/m² 和甲泼尼龙 100mg，每周 1 次，共 4 次。随访 8 个月治疗反应良好，表现为 IFN-γ 抗体滴度下降、淋巴结缩小、激素及抗 NTM 药物可减量。另外 Sarah K Browne 等发表在《BLOOD》上的一篇报道：观察 11 例因抗 IFN-γ 抗体免疫缺陷导致播散性 NTM 感染的患者，4 例对抗感染治疗反应差，其中 1 例在 7 年间先后应用 12 种抗生素，一旦药物减量即出现病情反复，曾使用糖皮质激素、IVIG、CTX、血浆置换、输注外源性 IFN-γ 等无效。这 4 例患者均使用利妥昔单抗 375mg/m²，每周 1 次，4 周后均达到 B 淋巴细胞清除。而后延长利妥昔单抗用药间隔，第 1 年内使用 8~12 次，1 年后B淋巴细胞计数恢复，多有病情复发，但再次用药均有效。该患者HIV阴性，但合并两种致病菌，不除外抗细胞因子抗体免疫缺陷或IL-12/IFN-γ轴系基因缺陷。我们希望能密切随访其转归，条件许可时检测抗IFN-γ抗体，如证实此诊断，则可以用利妥昔单抗进行治疗。另外，淋巴瘤也可致免疫缺陷，本例目前不能完全除外，需要继续随访观察。

内科学系张奉春主任：本例患者诊断过程十分困难、曲折，医生们作了大量细致的工作，使患者得到了满意的治疗。根据两种病原体感染临床表现特征，病房考虑以马尼菲青霉菌感染起病，病程中继发非结核分枝杆菌感染可能性大。有两点不足：其一，当讨论最终有了明确诊断后，需要回顾患者的整个临床表现，是否都得到了令人信服的解释，患者病程1年余，是否病初就存在马尼菲青霉菌和NTM同时感染，还是之后感染NTM，二者之间的联系是什么，需要进一步探讨。可以将之前的病理片子加做六胺银染色、PAS染色、抗酸染色，可以解释这一问题。其二，患者是否存在淋巴瘤，始终令人心存疑虑，在明确马尼菲青霉菌感染后，仍不能忽视淋巴瘤的可能。应该说，患者的故事尚未完全展现，我们还要继续等待、观察。

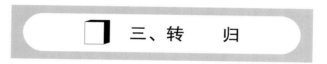

三、转　　归

对病理切片进行特殊染色检查因故未能完成，遗憾两种感染之间的联系尚未明确。患者出院后停用阿米卡星，继续口服伊曲康唑和克拉霉素、左氧氟沙星、乙胺丁醇。2014年6月26日随诊，临床表现良好，右上肢疼痛消失，右侧颈部及腮腺淋巴结肿大消失，无腹痛、发热。复查血常规：WBC 5.59×10^9/L，Hb 144g/L；PLT 256×10^9/L，ESR 12mm/h，hsCRP 1.69 mg/L。2014年11月停用伊曲康唑，继续口服抗NTM药物。2015年3月23日复查血常规、ESR、hsCRP正常。目前已恢复正常工作，仍在继续治疗，规律随访中。

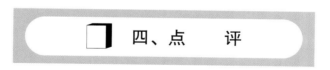

四、点　　评

本例为国内首例非HIV感染者播散性NTM合并马尼菲青霉菌感染。该患者为中年男性，广西人，慢性病程。以腹痛、全身淋巴结肿大起病，后期出现发热、骨痛、贫血、消瘦，经广谱抗生素及激素治疗无效。免疫及肿瘤指标阴性，HIV抗体阴性，后期血培养NTM阳性、肋骨穿刺物培养马尼菲青霉菌阳性，予三联抗NTM及伊曲康唑治疗，随诊一年整，治疗反应良好。本例的诊断过程艰难而漫长，提示我们：①马尼菲青霉菌临床表现无特征性，可引起多脏器损害，对于无法解释的多系统损害且有南方马尼菲青霉菌流行区生活史的患者，应高度怀疑感染，并及早进行病原学检查，以便及时诊断、治疗，从而降低病死率。②即使鉴别诊断范围已向肿瘤性疾病集中，也不能忽视组织病原学检查。③治疗有效也许并不是终点，疾病背后的原因值得进一步探究明确。

（刘爱玲　刘金晶）

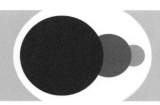

口眼干 10 年，间断发热 1 年余，腹痛 6 月

　　本例患者罹患干燥综合征已 10 年，新近出现发热、炎症指标升高、淋巴结肿大、皮肤、关节、心脏、消化道、周围神经系统等多系统症状。入院后以补体 C4 降低、类风湿因子阳性、单克隆免疫球蛋白（M 蛋白）阳性为线索，首先明确了冷球蛋白血症继发系统性血管炎，而后通过分析排除了弓形虫感染，最终在临床高度疑诊淋巴瘤的情况下通过反复活检得以确诊。经过积极化疗，患者的病情得以稳定。

一、病 例 摘 要

　　患者，女性，44 岁。因"口眼干 10 年，间断发热 1 年余，腹痛 6 月"于 2014 年 10 月 16 日入院。

（一）现病史

　　患者 10 年前出现双眼干、磨砂感，需使用人工泪液，伴口干、进食干食需用水送服，多颗牙齿片状脱落，伴双下肢间断散在紫癜，未诊治。2013 年 9 月出现双手遇冷变白变紫，同时无诱因发热，每日午后为著，体温高峰可达 39℃，无畏寒、寒战，否认其他伴随症状，夜间体温可自行降至正常，10 天左右发热自行缓解，1～2 周后再次发热，症状同前，未正规诊治。2014 年 3 月患者再次发热，同时触及左锁骨上直径 2～3cm 肿物，质硬，无红肿及压痛，当地医院予口服泼尼松每日 50mg，1 周内体温恢复正常、肿物变小消失，之后每周减一片激素至停用，此后未再发热。2014 年 5 月患者出现阵发性腹痛，位于脐周，放射至背部，持续十余分钟可缓解，每日发作多次，程度剧烈，偶伴呕吐胃内容物，腹痛与进食、尿便无关，无腹泻、血便、黑便、黄疸。2014 年 8 月发现右颈部淋巴结肿大，外院查 WBC 8.3×10⁹/L，Hb 94g/L，PLT 396×10⁹/L，尿便常规（－），ESR 98mm/h，hsCRP 13.73mg/L，补体 C3 80mg/dl（85～193mg/dl），补体 C4 2.49mg/dl（12～36mg/dl），RF↑151IU/ml，抗环瓜氨酸肽（CCP）抗体（－）。肿瘤标志物均（－），血免疫固定电泳：IgAκ 型单克隆蛋白。胃镜提示缺血性胃黏膜改变，幽门螺杆菌（－）。心脏彩超及胸部 CT 未见明显异常。PET/CT 提示双侧颈深中上下区、锁骨上、膈肌区、腋下、右肱二头肌、纵隔内、双侧肺门、食管旁、盆腔、腹膜后、双腹股沟多发代谢增高，标准摄取值（SUV）最大 5.8～22.8，部分融合，较大者 7.0cm×3.5cm。行右颈后淋巴结活检，病理：生发中心扩大，上皮样组织细胞增生，淋巴细胞、浆细胞可见，成片单核样 B 细胞增生。北京友谊医院会诊：副皮质区及淋巴窦内可见成簇上皮样组织细胞散在，部分侵入淋巴滤泡，组织细胞内外可见月牙或香蕉形滋养体样物，局灶可见单核样 B 细胞增生，免疫组化 CD3 局灶（+），CD20 广泛（+），Ki-67（+）20%~30%。EB 病毒（EBV）编码小核糖核酸（EBER）原位杂交（−），查弓形虫抗体 IgM（+），IgG（−），未予抗弓形虫治疗。10 月 9 日再次发热，症状同前，同时出现双手指感觉麻木，伴双上肢荨麻疹样皮疹，伴疼痛，数日逐渐消退，遗留轻度色素沉着，双下肢紫癜样皮疹加重。就诊我院门诊，查补体 C4↓ 0.006g/L，补体 C3 0.755g/L，免疫球蛋白（Ig）G、IgM 正常，IgA 略升高；ANA（+）均质斑点型 1：320；抗 ENA 抗体：抗 SSA+ 60 52KD，抗 SSB+ 45 47KD，抗 SSA 双扩散阳性（1：4）；口腔科唾液流率、腮腺造影及眼科 Schirmer 试验、角膜染色均符合干燥综合征。为行进一步诊治收入我院风湿免疫科。

起病以来精神可，今年以来食欲减低，体重下降 5kg。

（二）既往史

否认慢性肝炎、结核病史。

（三）入院查体

生命体征平稳。双下肢自踝至膝可见多发暗红色皮疹，直径 0.5cm，高出皮面，压之不退色，上臂散发浅红色风团样皮疹，微高出皮面。双颈前、颌下、锁骨上、腋窝、右滑车上、右腹股沟多发淋巴结，直径 0.5~1.5cm，质软，活动好，无压痛，左腹股沟可及一个直径 4cm 淋巴结，质硬、活动较差、有压痛。双手第 2~4 近端指间关节、双腕、双踝关节压痛，无肿胀，活动不受限。心肺查体（−），腹软，脐周深压痛，无反跳痛，Murphy 征（−）。

（四）诊治经过

患者入院后查血、尿常规（−），粪便潜血多次（+）。感染相关检查：血培养×3 次（−），HBV、HCV、HIV 血清学（−），EBV 脱氧核糖核酸（EBV-DNA）42000 拷贝/ml，两次复查弓形虫 IgM 及 IgG 均（−）。病理科会诊外院淋巴结病理活检切片未见明确滋养体，感染科会诊考虑患者多次复查弓形虫抗体阴性，无血清转换过程，不需抗弓形虫治疗。消化系统检查：立位腹平片、腹部 B 超、肠系膜及主动脉血管超声未见异常；消化内镜：胃镜：胃体下部大弯侧可见约 0.4cm×1.0cm 不规则溃疡，结肠镜：距肛门约 35cm 浅溃疡形成，余无异常。消化内镜病理均为炎症，消化科会诊考虑患者胃溃疡、降结肠溃疡，建议积极抑酸治疗，建议行小肠磁共振成像（因患者造影剂过敏，无法行 CT 小肠重建）。心脏方面检查：超声心动图（−），心脏肌钙蛋白 I（cTnI）入院时正常，后最高达 0.185μg/L，患者无心前区不适及憋喘等症状，可自行降至 0.040μg/L，2011 年 12 日发作性左季肋部不适，持续数分钟含服硝酸甘油可缓解，心电图提示窦性心动过速，急查心肌酶再次升高 cTnI 0.820μg/L，同时氨基末端脑钠尿肽原（NT-proBNP）水平升高 9138pg/ml，后 cTnI 逐渐降至正常，NT-proBNP 降至 333pg/ml，心内科会诊建议行冠状动脉 CT 血管成像，但患者造影剂过敏未完善该检查。神经系统：肌电图示上下肢周围神经元性损害（感觉型），神经科会诊考虑周围神经病变与原发病有关，建议加强原发病治疗并加用营养神经治疗。病理结果：骨髓穿刺及活检未见异常。上肢荨麻疹样皮疹皮肤病理：表皮明显角化过度，局部坏死，棘层轻度肥厚，真皮浅中层血管壁增厚，纤维素样变性，血管周围有较多中性白细胞浸润，符合变应性血管炎。病理科会诊外院淋巴结活检切片结果提示：淋巴结反应性增生，未见病原体。免疫组化 CD3（+），CD20（+），CD10（-），CD21（+），CD30（-），PD-1（+/-），*BCL-2*（+），*BCL-6*（+），CXCL-13（-），EBER（-），Ki67 约 50%。再次行右颈部淋巴结活检，并行 B 细胞重排：IgH（+）VH-FR1+JH，VH-FR2+JH，DH+JH Consensus（+）。

治疗：10 月 29 日起予甲泼尼龙 40mg 静脉输注，次日体温正常，全身淋巴结迅速缩小，炎症指标下降，腹痛仍每日发作，程度较前加重，四肢仍有新发皮疹。11 月 5 日起激素改为甲泼尼龙 80mg，11 月 9 日患者腹痛加剧，出现可疑左下腹反跳痛，复查腹部影像学提示肠襻积气，未见穿孔及梗阻征象及腹水，予禁食水、抑酸、补液及抗感染治疗，复查 ESR 98mm/h，hsCRP 197.88mg/L，较前升高明显，11 月 12 日日起再次出现发热，体温高峰 37.8~38.4℃，查立腹可见多发气液平符合低位肠梗阻，考虑腹腔感染可能，11 月 13 日将激素改为 40mg 并加用泰能抗感染治疗，后患者可有排气并解出多量深褐色干硬粪便。

患者诊断尚不明确，后续治疗棘手，特提请于 2014 年 11 月 26 日内科大查房。

二、讨　论

风湿免疫科吴迪医师：首先总结病例特点：患者为中年女性，慢性病程，近期病情加重。10 年前开始出现干燥综合征典型的口眼干症状，伴下肢紫癜，未诊治。近 1 年逐渐出现多系统损害，表现为：全身症状（发热、淋巴结肿大、体重下降）、皮肤受累（上肢荨麻疹、下肢紫癜）、消化道受累（脐周痛、粪便潜血阳性）、神经系统受累（肢体麻木、肌电图神经源性损害）、心脏受累（心肌酶水平升高、NT-proBNP 水平升高）。

患者多系统受累、多种自身抗体阳性，结合 ANA、抗 SSA、抗 SSB（+）口眼干症状及口腔科眼科检查，诊断首先考虑结缔组织病，特别是干燥综合征。患者符合 2002 年干燥综合征的国际分类标准，可除外 HIV、HCV、结节病、IgG4 相关疾病，考虑到 10 余年的病程，基本除外发病时存在淋巴瘤的可能，同时目前亦无系统性红斑狼疮等其他结缔组织病证据，因此患者基础病可确诊为原发性干燥综合征（pSS）。

基础病明确了，如何解释患者近 1 年的多系统受累呢？我们进行了逐条分析。出现时间最久的下肢紫癜可用 pSS 继发的高球蛋白血症性紫癜解释，但由于近期的紫癜具有明确高出皮面的特点，因此亦不除外小血管炎所致。上肢荨麻疹样皮疹，虽可见于 pSS 继发的单纯荨麻疹，但本患者的皮疹持续时间长、有疼痛、遗留色素沉着，提示荨麻疹样血管炎可能性大，皮肤病理亦支持白细胞碎裂性血管炎。周围神经病变，既可见于干燥综合征的腺体外表现，又可见于小血管炎的神经系统受累。心血管疾病，可由干燥综合征并发的早发冠心病所致，也可能由小血管炎侵犯心肌引起。消化道受累，肠系膜血管的血栓或血管炎均可引发目前的表现。当然，风湿免疫科的发言后，还希望各专科给予进一步的分析。

不过，综上所述，小血管炎似乎贯穿了患者众多的系统损害。联想到患者辅助检查中补体 C4 极度低下（与 C3 下降程度不平行）、RF 阳性及 M 蛋白阳性，这三者的组合高度提示可能存在冷球蛋白血症，而冷球蛋白血症继发系统性血管炎是 pSS 的较严重的并发症。因此，我们有目的的进行了血冷球蛋白的检测，结果的确呈阳性。至此，我们明确了患者pSS 继发冷球蛋白血症、进而导致冷球蛋白血症性血管炎的诊断。

然而，患者还存在发热、多发淋巴结肿大，冷球蛋白血症性血管炎似乎难以充分解释，而患者弓形虫感染的证据也并不充分，PET 显示淋巴结代谢活性明显升高，同时 pSS 患者又是淋巴瘤的高发人群，这些都强烈提示我们应高度警惕淋巴瘤。pSS 患者罹患淋巴瘤的高危因素包括：冷球蛋白血症、皮肤血管炎、周围神经病变、低补体、白细胞减少、高球蛋白血症自行消失、M 蛋白阳性、腮腺持续肿大等。本患者具有多项高危因素。因此，虽然我院会诊淋巴结活检病理并未发现淋巴瘤的确凿证据，我们还是动员患者进行了再次的淋巴结活检。下面请各专科进行相应的讨论。

心内科徐瑞燚医师：cTnI 的升高对于心肌损害特异性较高，虽然肾功能不全及主动脉夹层等疾病也可引起 cTnI 水平升高，但结合本患者，心肌损害可能性大。病因方面，血管炎引起心肌损伤可能性大，结合文献复习，冷球蛋白血症可有心脏受累，主要累及冠脉、心肌及心包，冠脉受累常表现为不典型胸痛，cTnI 升高，CTA 检查可基本正常，核素显像时可见延迟强化。这些改变在激素及免疫抑制药治疗后大多数可逆，但是出现心脏受累本身提示冷球蛋白血症预后不良。主要需要鉴别诊断的是早发的冠状动脉粥样硬化性心脏病（CAD），免疫病患者确实是早发 CAD 的高危人群，但这些患者多有 CAD 的危险因素及长期激素治疗史，本患者之前激素治疗时间不长也无糖尿病等危险因素，故不支持，但是患者有行冠脉造影的指征，冠脉造影时可行冠脉血管超声，或可见到微血管瘤或冠脉痉挛等病变，则更加支持血管炎损害。若有必要可待患者基础疾病控制后完善检查。

感染科葛瑛医师：患者感染相关的有两个问题：①弓形虫感染：综合目前检验结果，弓形虫诊断不能成立，虽然有过可疑的抗弓形虫 IgM 阳性及病理中的相关提示，但多次复查没有血清转换，IgG 持续阴性。首先，从流行病学角度，弓形虫在我国的发病率较低，本院 9530 例筛查患者的结果仅 2% 弓形虫 IgG 阳性，其他流行病学调查也均提示我国流行率为 1%~10%，接触史方面，弓形虫需中间宿主，人的感染通常为经口进食未加热的食物而获得，本患者无生食肉类病史，也不支持。第二，从症状上讲，弓形虫感染可有急性和慢性两种，患者病程较慢性，若为感染应为慢性感染，但慢性弓形虫感染虽可有发热、淋巴结肿大，但是病程为良性，预后好，侵袭性不大，无法解释患者临床全貌。第三，血清学检查，弓形虫的感染的诊断标准需出现症状后 3 周内血清学 IgG 强阳性，本患者 IgG 持续阴性不支持，血清学检查的检验试剂盒也可有假阳性结果，有与 ANA 出现交叉反应的报道，本患者 ANA 阳性，不排除假阳性。病理方面，我院会诊外院病理切片未见病原体，也不支持。故本患者诊断不能成立，也无需治疗。②EBV 感染，患者血清中 EBV-DNA 高滴度阳性，并且激素治疗后滴度升高，现症感染比较明确，但是由于缺乏既往资料，无法确定感染发生时间。EBV 感染的加重可部分解释患者临床发热、淋巴结大症状，治疗方面，目前无特效抗病毒药物，普遍共识是若出现严重器官受累，如中枢神经系统受累，噬血细胞综合征等需积极治疗，可使用阿昔洛韦或更昔洛韦，甚至干扰素及静脉 Ig（IVIg）等，本患者可试用阿昔洛韦治疗，但应向患者充分交代治疗可能效果不佳。

皮肤科李峰医师： 患者的皮肤病理取材自皮肤紫癜部位，提示白细胞碎裂性血管炎，具体病理解读为表皮正常，有角化过度，局部水肿；真皮层炎症明显，血管肿胀破裂，形态消失，周围炎细胞浸润，血管壁色素沉着，提示血管炎及血管周围炎；小血管管腔栓塞，纤维素沉着，有核尘，即中性粒细胞炎症损害后细胞碎裂的产物；皮下脂肪可见间隔血管炎。综合这些表现，符合典型的白细胞碎裂性血管炎，这种病变常由循环免疫复合物沉着于血管等处引起继发补体反应产生。

消化内科李晓青医师： 患者胃镜示体窦交界处可有表浅溃疡，周围有水肿，该部位不是消化溃疡的典型部位，且患者的溃疡形状不规则，这种溃疡的出现提示系统性疾病可能。肠镜结果为结肠脾区充血水肿，局限性溃疡，并且受累有节段性，该受累区域是与肠道供血相关的，是肠系膜中动脉与肠系膜下动脉供血的分水岭区域，病变提示缺血性肠病可能性大。这些病变均可用血管炎来解释，但具体病变类型需结合消化内镜的病理，有时可见到小血管炎的表现。患者在病程中出现腹痛的位置改变并且出现反跳痛，影像学也支持低位肠梗阻的表现，符合其肠镜出现病变的位置，冷球蛋白血症出现胃肠道受累，预后较差，消化道受累更易出现肠缺血、坏死及穿孔等病变。应积极激素、免疫抑制剂治疗，可试用美罗华。

病理科杨堤医师： 患者颈部淋巴结病理切片可见淋巴结结构紊乱，小片大细胞浸润，比正常淋巴细胞大三倍，且核仁异常。免疫组化结果，B 细胞标志物 CD20 弥漫（+），CD30 散在（+），Bcl-6 部分（+），CD10（-），Mum-1 大细胞处（+），增生活跃，高度提示淋巴瘤，综上，诊断为弥漫大 B 细胞淋巴瘤（DLBCL）。本患者光镜下所见并不像其他弥漫大 B 细胞淋巴瘤（DLBCL）那样弥漫浸润，异常大细胞较少，故在诊断上存在一定挑战，因此加做了 B 细胞重排。B 细胞重排提示 B 细胞克隆性增殖，进一步支持了淋巴瘤的诊断。外院淋巴结节切片，可见单核 B 细胞增殖，组织细胞不多，未见滋养体，不支持感染的诊断。而且，病理并不是微生物感染诊断的金标准，不能取代培养。

血液内科冯俊医师： 干燥综合征患者是淋巴瘤高发人群，从发病机制讲，干燥综合征上皮细胞异常将人类白细胞抗原（HLA）抗原呈递至树突状细胞，树突状细胞进一步激活 T 细胞，T 细胞激活 B 细胞引起其多克隆增殖，继而出现单克隆增殖，进展至淋巴瘤。5%~10%的干燥综合征患者有淋巴瘤，出现淋巴瘤的平均病程为 5.8~7.4 年。出现淋巴瘤的危险因素包括冷球蛋白血症、补体 C4 降低、脾大、淋巴结肿大、皮肤紫癜、反复腮腺肿大等。大于 85%的此类淋巴瘤为非霍其金淋巴瘤，边缘带淋巴瘤包括黏膜相关淋巴组织淋巴瘤（MALT）及结内边缘区淋巴瘤（MZL）多见，侵袭性淋巴瘤以弥漫大 B 淋巴瘤为主。对于干燥综合征合并淋巴瘤的治疗美国国家综合癌症网络（NCCN）指南中，局部早期非胃淋巴瘤，可局部手术切除，若国际预后评分（IPI）低、无腺外表现可继续观察，若为晚期病变可根据滤泡淋巴瘤化疗方案进行化疗。IPI 结果对预后有提示意义。利妥昔单抗的应用也提高了这部分患者的生存率，应用利妥昔单抗后结外 MALT 的 3 年生存率为 97%，弥漫大 B 淋巴瘤 3 年的生存率为 100%。本例患者目前病理已回报为弥漫大 B 细胞淋巴瘤，IPI：根据发热、乳酸脱氢酶（LD）水平升高、Ⅲ期，至少评分 3 分，可根据 R-CHOP（利妥昔单抗、环磷酰胺、多柔比星、长春新碱、泼尼松）方案行化疗。

风湿免疫科蒋颖医师：经过多个科室的共同讨论，本患者的诊断已完全明确：原发性干燥综合征，进展为弥漫大 B 细胞淋巴瘤，继发冷球蛋白血症性血管炎。本病例展示了干燥综合征进展为淋巴瘤的经典过程。虽然第一次淋巴结病理未见明确淋巴瘤证据，但由于该患者具备多项淋巴瘤高危因素，促使临床医生高度警惕，进一步寻找证据，在各科室的密切配合下，最终得以明确诊断。本患者的诊断过程充分体现了我院作为综合医院在多学科合作方面的优势，感谢各科室为本患者所作出的努力！

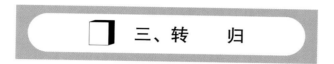

查房后考虑患者诊断非霍奇金淋巴瘤（弥漫大 B 细胞型，非生发中心来源，ⅣB 期），转入血液科。2014 年 11 月至 2015 年 1 月行 3 程 R-CHEP（利妥昔单抗、环磷酰胺、多柔比星、依托泊苷、泼尼松）方案化疗，过程顺利，症状缓解，病情稳定。

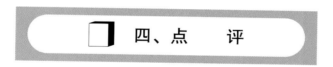

在临床实践中，对于疑难病例，应个体化分析患者特点，结合最佳临床证据，从而获得临床信心，不能单纯被某项辅助检查的结果所左右。当然，医生与患者充分沟通，获得患者的信任和配合也非常重要。

（郑西希　吴　迪）

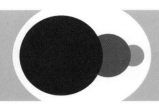

间断皮疹伴发热 3 年余，加重伴头痛 1 月

这是一例以皮疹、发热、头痛为主要临床表现的青年女性病例，病程中出现鼻窦炎，严重低钠血症，单纯颅高压等多系统受累表现，且炎症指标升高明显。诊治难度大，考验医生的临床基本功，通过详细的病史采集、体格检查及有针对性的实验室及影像学检查，逐一排除各种继发因素，最终得以明确诊断。

一、病 例 摘 要

患者，女性，29 岁。因"间断皮疹伴发热 3 年余，加重伴头痛 1 月"于 2014 年 11 月 4 日入院。

（一）现病史

患者 2011 年 10 月（孕 28 周时）无诱因出现双下肢肿痛，伴周身皮疹，主要分布于四肢及躯干，突出皮面，伴压痛，压之褪色，局部皮温升高；伴乏力、肌痛、头痛等。当地医院查超声示双下肢深静脉血栓，行下肢深静脉取栓术，术后予抗凝、口服泼尼松 10mg/d 共 1 个月，皮疹无明显缓解，随后出现发热，最高体温 39℃，为持续性高热，不伴畏寒、寒战、咳嗽、咳痰、头痛等。当地医院查血常规：WBC 11.6×10⁹/L, Hb 94g/L, PLT 551×10⁹/L，尿便常规、肝肾功能大致正常。ESR 83mm/h, hsCRP 12.7mg/dl。免疫球蛋白、补体（－），ANA（－）。琥红试验（＋）。血培养（－）。考虑"布氏杆菌病"，予多西环素 0.12g qd、利福平 0.6g qd 口服治疗 2 个月，体温正常，皮疹逐渐减轻，约半年后消退，未留瘢痕。2014 年 8 月下旬，患者再次出现发热，最高体温 40℃，性质同前，伴周身皮疹（双侧大鱼际、右上肢内侧、右大腿内侧、双侧胫前、双内踝、双足底、臀部），当地医院查血常规：WBC（19.69～31.53）×10⁹/L, Hb 101g/L, PLT（430～707）×10⁹/L。ESR 85mm/h, hsCRP 258mg/L。补体＋免疫球蛋白：IgG 22g/L，余正常范围。G 试验：141pg/ml。ASO 2430～4660IU/ml。PCT、布氏杆菌凝集试验（－），胸部 CT 未见明显异常。腹部超声：肝大（斜径 15cm），脂肪肝。皮肤软组织超声：左侧面部软组织、双手大鱼际低回声信号。四肢静脉超声未见明显异常。骨髓涂片：增生明显活跃，粒系以晚期细胞为主，红细胞以中晚幼细胞为主。血小板成堆可见。考虑"脂膜炎？皮肤血管炎？"，9 月 6 日加用甲泼尼龙 40mg/d 静脉输注，经验性广谱抗生素治疗 1 周，仍有发热，激素遂改为泼尼松早 30mg，晚 20mg，抗生素调整为莫西沙星+万古霉素。9 月 19 日起体温高峰下降，四肢肿胀逐渐消退，激素逐渐减量，皮疹颜色逐渐变为深红，范围缩小。10 月 20 日激素减量至泼尼松 20mg qd 再次出现发热，最高体温 39℃，性质同前，遂就诊于我院门诊，考虑"发热待查，结缔组织病？"收入免疫内科病房。

起病以来，患者精神、食欲、睡眠可，尿便正常，否认无光过敏、口腔溃疡、雷诺现象、关节痛、口眼干等，体重无明显变化。

（二）既往史

2014 年 11 月初外院胃镜提示霉菌性食管炎，予奥美拉唑、氟康唑治疗后好转。

（三）个人史及月经婚育史

2006 年有羊接触史，不嗜烟酒。月经规律，G3P2，2008 年孕 12 周时胎死宫内，2010 年足月顺产 1 女婴，2011 年 10 月早产 1 男婴（孕 30 周，患者无抽搐、血压正常、尿蛋白阴性），爱人及子女体健。

（四）入院查体

T 37.4℃，P 85 次/分，R21 次/分，BP 108/89mmHg，BMI 34.0kg/m^2。双侧大鱼际、右大腿内侧、双侧胫前、双内踝、双足底可见皮疹（图1，图2），部分突起于皮面，直径 0.5~1cm，伴压痛，压之可褪色。双侧扁桃体不大，全身浅表淋巴结未及，心律齐，双下肺呼吸音粗，未及杂音，腹部膨隆，无明显压痛、反跳痛，肝脾未及，双下肢轻度可凹性水肿。

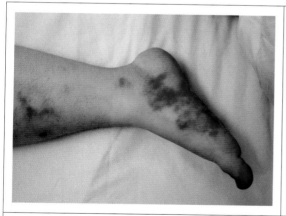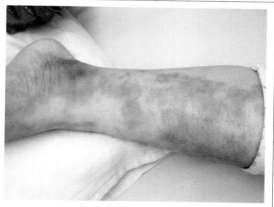

图 1　患者双下肢皮肤损害表现	图 2　患者双下肢皮肤损害表现

（五）诊治经过

入院后完善相关检查。

血常规：WBC $26.63 \times 10^9/L$，NEUT $22.29 \times 10^9/L$，Hb 88g/L，PLT $860 \times 10^9/L$，Ret% 1.63%；尿常规+沉渣：蛋白 TRACE，BLD 阴性，后复查尿 Pro（−）；24 小时尿蛋白：0.24g；粪便常规+潜血：OB（+）×4 次；肝肾功能：Alb 30g/L，GGT 263U/L，ALP 193U/L，Na^+ 128mmol/L，K^+ 3.1mmol/L，凝血：PT 13.7S，APTT 34.6S，Fbg 4.42g/L，D-Dimer 5.03mg/L FEU；ESR＞140，hsCRP307.22mg/L；铁蛋白、冷球蛋白（−）。感染方面：ASO 2266.7IU/ml，T. SPOT-TB、EBV-DNA、CMV-DNA、布氏杆菌凝集试验、HCV-Ab（−）；血培养（需氧、厌氧、结核）均阴性。免疫方面：补体+Ig：C3：1.910g/L↑，余正常；抗核抗体、抗 ENA 抗体、ANCA、自免肝抗体（−），LA：1.23，ACL、抗 β_2GP1 抗体、Coombs 试验+分型（−）。

血液系统：铁 4 项：Fe 14.7μg/dl，TRF 1.88g/L，TIBC 222μg/dl，IS 6.6%，TS 5.5%；血 β_2-MG：2.67mg/L，血清蛋白电泳、血清免疫固定电泳未见单克隆蛋白；活化蛋白 C 抵抗、蛋白 C、蛋白 S（−）；外周血涂片：红细胞大小不等，部分中心淡染区扩大，呈"缗钱状"排列，血小板增多；骨髓涂片：粒红比＝4:1，粒系晚幼粒细胞比例略高，部分粒细胞胞浆中可见粗大颗粒，红细胞部分中心淡染区扩大，呈"缗钱状"排列，可见个别吞噬细胞及吞噬血细胞现象，全片共见巨核细胞 931 个，分类计数 50 个，可见幼稚巨细胞 1 个，颗粒巨细胞 22 个，产板巨细胞 27 个，血小板成堆成片分布；骨髓活检：骨髓组织中造血组织与脂肪组织比例大致正常，造血组织中粒红细胞比例大致正常，巨核细胞可见。免疫组化：BF-1（−），CD20（−），CD3（−），CD79α（−），MPO（+）；BCR/ABL、JAK2-V617F 基因（血/骨髓）（−）。

神经系统方面：完善腰穿（11 月 6 日，11 月 17 日），压力分别为 260mmH$_2$O、200mmH$_2$O，脑脊液常规、生化、细胞学（−），脑脊液细菌、真菌、结核涂片培养、隐球菌抗原（−）；头增强 MRI+T$_2$ * +MRV：鼻窦炎，余未见异常；鼻窦 CT：全鼻窦炎症改变；神经内科会诊：目前无明确颅内静脉窦血栓证据；耳鼻喉科会诊：鼻窦炎引起头痛可能性小；眼科会诊：右眼激素性高眼压（22.2mmHg），眼底未见明显异常。

内分泌方面：外周血 Na^+ 124～132 mmol/L，尿 Na^+ 43mmol/L，24h 尿 Na^+168mmol，血渗透压 271mOsm/kgH$_2$O，尿渗透压 587mOsm/kg·H$_2$O；甲功 2+3 正常；内分泌科会诊：低钠血症不除外抗利尿激素分泌异常综合征（SIADH），因服用超生理剂量激素对 HPA 轴及其他垂体前叶评估均有影响，予口服盐粒胶囊对症。皮肤黏膜：皮肤活检病理（11 月 14 日）：表皮角化过度，真皮血管管壁增厚，纤维素样变性，血管周围少量淋巴细胞及组织细胞浸润，脂肪组织未见明显异常，考虑继发血管炎可能。基本外科再次行皮肤及皮下组织活检（12 月 3 日）：真皮及皮下可见血管炎及血管周围炎，局部皮下脂肪组织中见中性粒细胞浸润。

影像学：心电图、超声心动图未见明显异常；HRCT：右肺上叶及双肺下叶多发索条影，心包增厚；腹盆增强 CT：胆囊壁稍厚，腹膜后及系膜上多发小淋巴结；子宫双附件超声大致正常；双下肢深静脉超声未见明显异常；PET/CT：肝脏略大，脾脏代谢增高，SUV3.1，全身骨髓代谢增高，双侧颈部、双侧腋窝及双侧腹股沟见多发代谢轻度增高小淋巴结，双侧肠系膜上无代谢活性小淋巴结，双侧上颌窦炎。

入院后考虑发热、皮疹性质未明，感染不除外，泼尼松 20mg qd 维持同时，先后予以阿莫西林/克拉维酸、头孢哌酮/舒巴坦、利福平、米诺环素等抗生素治疗，体温无明显变化。同时予以洛索洛芬 60mg q6h，氨酚羟考酮 1CO q12h 镇痛退热，甘露醇、甘油果糖脱水降颅压，头痛部分缓解，皮损进一步扩大。

二、讨 论

风湿免疫科赵久良医师： 本例患者系青年女性，慢性病程，反复发作；突出表现为炎症反应明显，持续高热，有多系统受累表现，包括：①皮肤：主要表现为四肢分布为主的皮疹，为出血性，有压痛，逐渐融合成片；②神经系统，表现为持续头痛，腰穿提示颅内高压，脑脊液常规、生化、病原学无异常，头颅影像学未见实质改变；③内分泌系统：顽固低钠血症；④耳鼻喉：全鼻窦炎。临床上，当患者出现如下表现时需警惕血管炎，通常我们总结为 "SKLEN"：①典型的皮损（skin lesion），包括淤斑、结节、荨麻疹、溃疡及网状青斑；②肾脏受累（kidney involvement）：可表现为血尿、蛋白尿、肌酐水平升高；③肺部受累（lung involvement）：可表现为间质性改变、空洞、结节、肺泡出血；④眼耳鼻喉（ENT）：可出现鼻窦炎、肉芽肿形成；⑤神经系统（neurologic involvement）：包括多发单神经炎或中枢神经系统受累。临床方面，患者出现双下肢对称性皮肤损害、鼻窦炎、单纯颅高压，实验室检查方面，ESR、hsCRP 等炎症指标的升高，WBC、PLT 亦升高明显，WBC 22×10^9/L，PLT 860×10^9/L，并且常见细菌感染无法解释整体病情。通过上述分析，考虑该患者有血管炎的可能性。另外，通过积极的筛查，没有发现可导致 "模拟血管炎" 表现的疾病，包括出血性疾病、血栓形成、栓塞性疾病及特殊感染如感染性心内膜炎，以及恶性肿瘤，尤其是血液系统恶性肿瘤等，病理活检亦证实了血管炎的诊断。不支持点为，需注意的是该患者炎症指标升高特别明显，且患者皮损非血管炎皮肤受累典型表现，受损皮肤局部凹陷，具有一定的侵蚀性，大体角度看更倾向于恶性肿瘤皮肤受累表现，初步病理回报考虑为继发改变，仍需积极寻找背后的原因。综上，考虑患者系统性血管炎可能，但仍然存在如下疑问。

此次提请内科大查房，主要想解决以下几个问题：①布氏杆菌感染能否解释患者目前临床症状？是否存在特殊病原体感染继发血管炎？②WBC、PLT 计数明显升高，炎症能否出现类似表现？③患者表象背后是否存在恶性肿瘤，尤其是淋巴增生性疾病可能？④单纯颅高压的原因是什么？血管炎所致颅高压的具体机制如何？⑤皮肤血管炎和系统性血管炎在皮肤病理上有无差异？⑥皮肤血管炎能否出现类似炎症反应？

皮肤科张舒医师： 从患者皮肤病理上看，表皮完整，真皮浅层血管周围可见少量淋巴细胞和组织细胞浸润，血管壁有增厚及纤维素样变性，部分血管内可见透明血栓，部分脂肪细胞坏死，考虑与血栓有关，整体上看，患者皮肤病理符合血管炎表现，但炎症很轻，属于炎症后期改变，考虑继发性血管炎，常见继发因素方面，感染占 15%~20%，自身免疫病及炎症性肠病占 15%~20%，药物相关占 10%~15%，肿瘤相关占 2%~5%，就该患者皮肤病理特点看，可除外肿瘤继发血管炎的可能，建议继续完善相关检查，寻找其他皮肤血管炎继发因素，针对病因进行相关治疗。

神经内科牛靖雯医师： 该患者在神经系统方面的表现主要为头痛、颅高压，神经系统查体无阳性发现，头部 MRI 未见颅内占位及脑室改变，头 MRV 未见静脉有异常充盈缺损，考虑为特发性颅高压，引起特发性颅高压的疾病可见于系统性红斑狼疮、应用激素、肥胖等，就该患者来说，其体型偏胖，BMI 达 $34.0 \mathrm{kg/m^2}$，经激素及免疫抑制药治疗后头痛缓解，考虑系统性血管炎引起颅高压可能性大，关于血管炎引起颅高压的机制尚不明确，可能与蛛网膜颗粒受损相关。特发性颅高压的治疗方面，可对症予脱水降颅压治疗，就该患者来说，其无视乳头水肿表现，且经激素及免疫抑制药治疗后头痛症状已得到明显缓解，暂无需其他特殊干预治疗。

感染内科阮桂仁医师： 患者病史可分为两段，2011 年起病时，表现为发热、皮疹，实验室查琥红实验阳性，外院按布氏杆菌病治疗后好转。追问其接触史，患者除 2006 年有羊接触史外，2009 年曾与羊绒有接触，就流行病学来看，患者久居河北邢台，近几年河北地区布氏杆菌感染已非罕见，且部分病例并无牲畜接触史。综上，考虑患者 2011 年发病确与布氏杆菌感染有关。患者此次发病距离 2011 年布氏杆菌病已有两年之久，且布氏杆菌凝集试验阴性，考虑与布氏杆菌病无关。其他特殊感染方面，患者外院曾查 ASO 最高达 4660IU/ml，目前已降到 739.5IU/ml，就其动态衍化趋势看，考虑患者此次起病初期急性链球菌感染较为明确，但根据入院后实验室相关检查，链球菌感染证据不足，急性链球菌感染可引起很多继发表现如风湿热，风湿热可表现为皮疹，但风湿热现已少见，结合该患者病历特点来看，该患者有发热、炎症指标升高，符合风湿热的次要诊断标准，不支持点为：①风湿热多见于儿童、青少年，该患者已属成年；②风湿热常伴神经系统表现，该患者仅有头痛、颅压高，不太典型；③风湿热典型皮肤表现为环形红斑、皮下结节，该患者皮疹不太符合。总体上来看，该患者不符合风湿热的诊断标准。链球菌继发血管炎尚未见文献报道。综上，血管炎的诊断成立，但与链球菌感染有无关系有待进一步随诊考证，治疗上，建议予长效青霉素抗链球菌治疗，具体疗程根据随诊情况而定。

血液科朱铁楠医师： 患者血液系统方面的表现主要为 WBC、PLT 升高及中度贫血，结合病史及血液系统方面其他实验室检查，考虑为血管炎继发的血液系统表现，贫血方面，患者血清铁、转铁蛋白饱和度、铁饱和度偏低，另外该患者多种炎症指标升高但铁蛋白正常，考虑为慢性病贫血合并缺铁性贫血。血液系统肿瘤方面，以此种表现起病常见为血管免疫母细胞性 T 细胞淋巴瘤，结合患者病史，如果以一元论解释患者两段病程，病程长达 4 年，与淋巴瘤表现不符，如果单就第二段病史而论，有淋巴瘤可能性，但该患者各项血液系统疾病方面检查包括皮肤活检均无有关血液系统肿瘤的提示，故目前不考虑有血液系统肿瘤可能性。

病理科李霁医师： 患者皮肤病理获取满意，皮下组织及真皮深层可见炎症细胞浸润，动脉血管壁可见纤维素样坏死，周围可见中性粒细胞碎片，为坏死性破坏性血管炎表现，周围脂肪细胞无明显病变，无脂膜炎及筋膜炎表现，整个病理标本未见瘤细胞。深在坏死性血管炎高度提示由系统性疾病引起的血管炎。

免疫内科王迁医师： 系统性血管炎常表现为多系统受累，并且临床症状及体征无特异性表现，且自身抗体往往阴性，故临床诊断难度大。当患者出现多系统受累，炎症指标升高时，应想到血管炎的可能，病理活检看到血管壁炎症性改变为诊断血管炎的金标准，但大血管病变病理获取困难，还需结合影像学明确。除此以外，尚需除外其他继发因素所致血管炎，包括感染、肿瘤、栓塞、淀粉样变等。就该患者来说，临床表现结合病理科会诊医师的意见，系统性血管炎诊断明确。感染科医师提出是否与链球菌感染有关系，这方面相关文献报道较少，患者存在抗链 O 明显增高，广谱抗生素治疗后滴度似有降低趋势，潜在可能的机制为链球菌感染触发了机体较强的免疫反应。青霉素治疗副作用小，花费较低，故可遵照感染科意见，考虑尝试应用长效青霉素抗链球菌治疗，同时继续加强系统性血管炎治疗。在治疗过程中，需密切随诊，警惕病情变化。

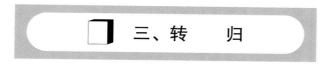

三、转　归

12 月 9 日免疫科专业组查房考虑系统性血管炎，予以地塞米松 5mg q12h 静脉入壶，环磷酰胺 0.2g qod 静脉推注，沙利度胺 50mg qn 治疗，体温正常，头痛缓解，复测颅压较前明显下降，陆续停用 NSAIDs 类药物及脱水降颅压药物，3 个月后随诊，激素减量至泼尼松 15mg qd，规律应用环磷酰胺 0.4g 每周一次（累计 6.6g），病情持续稳定，皮损消失，未再诉头痛等不适。

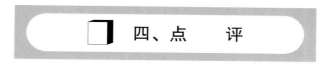

四、点　评

系统性血管炎是内科系统疾病诊治难度最大的病种之一，首先，详细采集病史，仔细收集临床的症状和体征，归纳总结临床特点，通过"SKLEN"等临床表现考虑到血管炎可能性；然后，再以抽丝剥茧的方式，逐一排除各种可能原因，包括"模拟血管炎"，感染、肿瘤、CTD 所致的继发血管炎，最终，结合病理证实为原发性系统性血管炎。

（张　雨　赵久良）

普内科

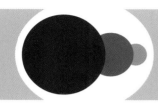

头晕、头痛 4 月，双眼视力下降、右下肢肿胀 2 月余

该患者是以头晕、头痛起病的，随着病程进展，出现双目视力下降，并导致失明。入院前逐渐出现右下肢肿胀。查体发现多发淋巴结肿大。头颅磁共振成像显示静脉窦血栓形成。由于有多系统受累，诊断考虑可能为结缔组织病或者肿瘤，最后通过多项检查，获得了诊断。

一、病例摘要

患者，女性，64 岁。因"头晕、头痛 4 月，双眼视力下降、右下肢肿胀 2 月余"，于 2014 年 11 月 14 日入院。

（一）现病史

患者 2014 年 7 月 13 日无明显诱因出现头晕，休息后缓解，进行性加重，当地医院对症治疗后无好转，并逐渐出现头痛、呈爆裂痛，VAS 9 分，伴恶心、呕吐少量胃内容物，逐渐复视、视物模糊。查头颅 MRI 示"双侧多发腔隙性脑梗死"；颈椎 MRI 示"颈 3~7 椎间盘膨出，右侧椎动脉较细"；眼科会诊考虑双眼视盘高度水肿，视盘周边出血灶，黄斑区水肿，双眼眼压正常，遂予改善脑循环、止晕治疗，头晕减轻，但仍有头痛、视物模糊。拒绝行腰穿，出院后口服中药治疗（具体不详）。2014 年 8 月出现全身疲乏，右下肢肿胀酸痛，不影响走路，视力下降进一步加重，Echo：左室舒张功能降低；下肢动静脉超声：右下肢腘静脉充盈缺损；眼科眼底荧光造影：双眼视乳头水肿。予抗凝、改善微循环治疗，后复查下肢静脉彩超示充盈缺损消失。但右下肢肿胀进行性加重，渐至右侧大腿；视物模糊无好转。10 月 15 日外院 PET/CT：气管前、主动脉弓旁、两腹股沟淋巴结肿大且代谢摄取高，考虑炎性改变。10 月 21 日就诊我院，查血常规示轻度贫血，生化大致正常，炎症、感染、甲功、免疫指标（－），凝血：Fbg1.48g/L↓，D-Dimer 16.15mg/LFEU↑，头颅 MRV：直窦、横窦及乙状窦多发变窄或充盈缺损（图 1）；双小腿 MRI：右侧小腿肌肉增粗、信号异常，皮下软组织肿胀（图 2）；双下肢淋巴显像大致正常。11 月 12 日我院眼科门诊行眼眶增强 MRI：左侧球后脂肪间隙、右侧上睑提肌上方异常强化信号；双眼下直肌饱满；左眼视神经受包绕（图 3）；眼科超声：双眼视神经乳头水肿。考虑"双眼病变高度怀疑淋巴瘤浸润"。口腔溃疡 4~5 次/年，无发热、皮疹，否认光过敏、雷诺现象。病程中，间断恶心、食欲差，精神可，睡眠较差，视力逐渐下降至失明、无光感，粪便干燥，2~3日1次，排尿控制力减弱，夜尿多达4~6次，每次量不多，体重较前增加1kg。

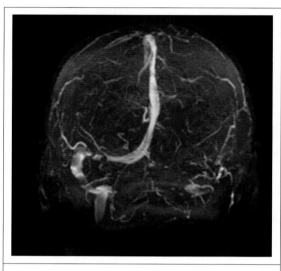

图1　头颅MRV：多发静脉窦变窄或充盈缺损

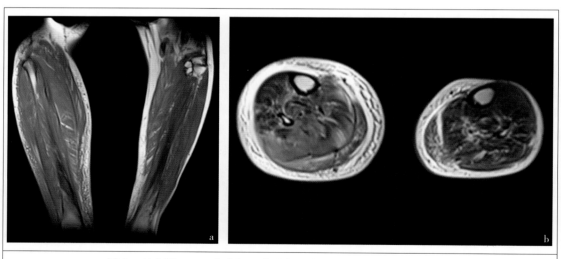

图2　双小腿MRI：右小腿肌肉增粗、信号异常，皮下软组织肿胀

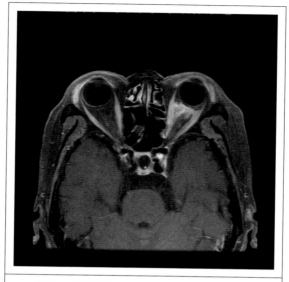

图 3 眼眶增强 MRI：左侧球后脂肪间隙、右侧上睑提肌上方异常强化信号；双眼下直肌饱满；左眼视神经受包绕

（二）既往史

高血压、右膝关节退行性变。

（三）家族史

母亲 60 岁时曾出现头痛，而后双目失明。

（四）入院查体

生命体征平稳，气管前触及融合肿大淋巴结，右腋下绿豆大小无痛性淋巴结，质韧，活动度一般，双侧锁骨上可及多发小淋巴结，右侧腹股沟可触及 1.5cm×1cm 大小淋巴结，质韧、活动度可。双目失明，心脏查体无特殊，左下肺呼吸音减低，左下腹及中上腹压痛、无反跳痛及肌紧张，右下肢重度可凹陷性水肿（图 4），皮温高于左侧。

（五）诊治经过

入院后积极完善相关检查。

常规：WBC 3.99×10^9/L，NEUT% 67.1%，Hb 92g/L，PLT 223×10^9/L；尿常规、24hUP（－）；便 OB（＋）×3 次，（－）×3 次。凝血 Fbg1.68g/L，D-Dimer21.86mg/LFEU。生化 Alb 38g/L，Cr 56μmol/L。

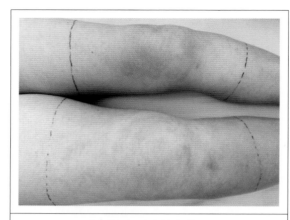

图4　右下肢肿胀明显

影像。超声：脂肪肝；肝周积液；胆囊壁毛糙、增厚；双侧腹股沟区多个淋巴结，血流信号放射分布；12月1日颈胸腹盆CT平扫：左侧球后肌锥内斑片状高密度影；双侧胸腔积液并双下肺膨胀不全；腹、盆腔积液；胆囊壁略增厚；侧肾筋膜增厚；肠系膜密度增高；腹盆壁皮下脂肪层内密度增高，水肿；两肺门及纵隔、主动脉旁及双侧腋窝内、双侧腹股沟多发肿大淋巴结；双侧颈动脉鞘旁、锁骨上窝肿大淋巴结；腹膜后多发小淋巴结；腰椎骨质增生；膀胱壁增厚，充盈不佳所致。

各系统相关检查。免疫：AECA（+）1∶20，免疫球蛋白3项+补体2项、ANA、抗ENA、ANCA、LA、抗ACL、抗 β_2GP1（−）。血液系统：血 β_2-MG 3.830mg/L↑，尿 β_2-MG 0.844mg/L↑，AT-Ⅲ、蛋白S、蛋白C、APC-R（−）。头颅、神经系统：腰穿（11月15日、11月19日）：脑脊液压力均>330mmH$_2$O，但第2次上升速度较前减慢；常规、生化、细胞学、隐球菌抗原（−），CEA 30.5ng/ml。12月2日头MRI增强+T$_2$∗：双侧额叶、侧脑室旁多发异常信号，慢性缺血性改变可能性大；部分空泡蝶鞍；双侧筛窦及上颌窦黏膜增厚。呼吸系统：12月12日胸穿引流胸腔积液900ml送检，常规：外观黄色混浊，比重1.026，细胞总数3116×10^6/L，白细胞总数660×10^6/L，单核细胞97%，黎氏试验（+）；生化：TP 39g/L，ADA 8.3U/L，Alb 30g/L，LD 143U/L，Glu 8.0mmol/L，TC 1.76mmol/L，TG 0.43mmol/L，Cl 101mmol/L，乳糜试验（−）；细菌涂片、培养、真菌涂片、荧光法抗酸染色（−）；肿瘤标志物：CEA 439.8ng/ml，AFP 2.5ng/ml，CA125 1483.0U/ml，CA15-3 27.8U/ml，CA19-9 1.5U/ml，CA242 0.534U/ml。肾脏系统：泌尿系BUS：双肾积水伴双输尿管上段扩张，膀胱壁毛糙、增厚；肾血管超声：双肾动脉阻力增高，静脉（−）。消化系统：胃镜：浅表性胃炎伴糜烂结节，病理（−）；结肠镜：结肠黑变病，内痔。肿瘤方面：11月12日至12月5日：CEA 208→284ng/ml，CA125 146→285U/ml，CA15-3 42→55U/ml，Cyfra21-1 4.48ng/ml，ProGRP 68.7pg/ml，脑脊液CEA 30.5ng/ml。11月25日右侧腹股沟淋巴结活检病理：淋巴结转移性低分化腺癌，结合免疫组化建议筛查消化道或呼吸道等。[11]C-Acetate PET/CT：双颈部Ⅱ～Ⅴ、双侧锁骨上、双侧腋下、腹膜后腹主动脉旁、髂血管旁、双侧腹股沟多发放射性摄取增高结节，0.6～2.1cm，SUV 1.8～4.5，左侧锁骨后间隙见放射性摄取增高异常团块影，2.9cm×2.4cm，SUV 9.9，最高 17.9，肺纹理增粗，左下肺膨胀不全，放射性摄取不均匀增高，SUV 2.3~3.4，双侧胸腔液体影，未见明确放射性分布，纵隔（2R、4R、5、6）见放射性摄取增高结节，大小 0.6~1.9cm，SUV 2.2~2.6，肠系膜密度增高，可见弥漫轻度放射性摄取，SUV 1.0，盆腔包裹性积液。

各科会诊：神经内科：予抗凝、脱水降颅压治疗，警惕脑膜癌。泌尿外科：CT 腰椎前方双侧肾动脉间团块影，不除外肿瘤继发腹膜后纤维化，尿量 500→200ml/次，夜尿增多，每晚 4~5 次→1~2 次，考虑为膀胱容量减少→总尿量减少所致，可行双侧 DJ 管置入术。眼科随诊：双眼视乳头水肿明显恢复，双眼压下降。肿瘤内科：根据病理考虑腺癌淋巴结转移明确，颈部淋巴结考虑恶性肿瘤远处转移可能，进一步评估全身情况，待原发病灶明确后制定下一步肿瘤治疗方案。

治疗：入院后予甘露醇 125ml q6h+甘油果糖 250ml q12h 静脉输液降颅压，低分子量肝素钠 6000U ih q12h 抗凝，呋塞米 40mg bid iv. 利尿，维持出入量平衡；11 月 20 日后因 Cr 一过性升高，停用甘露醇，后 Cr 逐步恢复正常。监测患者腿围、腹围稳定。

因患者肿瘤原发灶不明确，且恶性肿瘤是否能解释患者疾病全貌不明确，特提请 2014 年 12 月 17 日内科大查房讨论。

二、讨　论

核医学科霍力医师：患者右下肢肿胀，临床怀疑淋巴相关水肿，行淋巴显像：右侧肿胀大腿未见明确放射性分布（若为淋巴水肿，肿胀软组织中可见弥漫放射性分布），淋巴管通畅，但双侧不对称，腰干部为主，右侧显影较左侧淡，左侧淋巴结显影，注射显影剂 2h 后，后位右侧腰干显示不清，考虑右侧淋巴结结构破坏，肿瘤浸润相关。双下肢淋巴管显示尚可，肿胀软组织中未见放射性分布，高度提示患者非淋巴管阻塞导致水肿。

患者外院 2014 年 10 月 15 日 ^{18}F-FDG PET/CT：FDG 为葡萄糖类似物，为目前国际国内临床常规首选使用显像剂，可反应肿瘤组织的葡萄糖代谢异常。若低分化腺癌，代谢活性增高，会显示异常浓聚灶。除肿瘤外，慢性炎性反应如结核、真菌感染亦会出现异常浓聚，故解释需慎重。患者双侧腹股沟、颈部、整个腹腔、双肺野未见明确摄取异常增高病灶。纵隔及双肺门淋巴结，形状圆，边界清，正常慢性炎性淋巴结可能性大，非恶性。双侧锁骨上多发小淋巴结，无代谢增高。双侧腹股沟肿大淋巴结，右侧仅轻度摄取增高，考虑病理分型非常规结肠癌等转移，而可能为黏液腺癌或透明细胞癌等，此类肿瘤呈现为葡萄糖代谢不高的表现。入院后于完善 ^{11}C-Acetate PET/CT 显像，即乙酸盐显像，可反应肿瘤脂肪酸代谢异常，常在有氧代谢旺盛的肿瘤细胞中，即分化程度好的肿瘤细胞中出现高摄取。虽患者病理为低分化腺癌，但并非所有肿瘤细胞均利用葡萄糖代谢，黏液细胞癌或透明细胞癌，如肾透明细胞癌分化程度低，但能量底物非葡萄糖，而是脂肪酸。故 FDG 显像阴性的患者建议完善乙酸盐显像。结果：纵隔内代谢增高淋巴结，双侧腹股沟淋巴结为著，均完全清晰显影，考虑转移灶利用脂肪酸代谢。腋下淋巴结，代谢活性增高。余腹腔内未见明确代谢异常增高灶。此外，患者胸腔积液增长速度快，左下肺膨胀不全，肺不张，放射性均匀增高，合并炎症可能。肠系膜增厚，乙酸盐代谢活性增高，伴周围小淋巴结代谢轻度增高。右下肢静脉内有代谢活性，血管壁及血管走行区周边放射性明显增高，高度怀疑高位血栓，若无腹股沟淋巴结活检结果，根据患者两次 PET/CT 结果，倾向于分化较好或惰性淋巴瘤。但病理明确回报为腺癌，倾向为腹腔来源黏液癌或卵巢生殖系统来源肿瘤。胰腺低分化腺癌 1cm 以上 PET/CT 可显影、肾脏透明细胞癌及分化好的肝细胞肝癌、低分化腺癌乙酸盐代谢诊断率为 80% 以上，故该患者不考虑腹腔内肝脾、胰腺、肾脏实质来源肿瘤。考虑为空腔脏器或女性生殖系统来源肿瘤可能。因呼吸道来源肿瘤较少转移至腹股沟，仅小细胞肺癌可发生全身多发淋巴结转移，但其原发灶及转移淋巴结在 FDG 显像中均高。

病理科赵大春医师：对这样非原发部位的恶性肿瘤标本，如通过淋巴结活检或非特殊部位如腹膜后组织经 CT 或 B 超引导下穿刺的标本，发现恶性肿瘤的在世界上亦非少见，国内外综合文献报道中，单次或多次活检均未能确定组织学来源的肿瘤中，约 1/3 经临床诊治路径能明确来源并进行正确诊治；约 1/2 患者，预后较差，尤其是伴随多浆膜腔积液、DIC 等其他并发症时，尸检可明确来源；剩余 1/6 患者，即便行尸检，最终发现多灶恶性肿瘤（包含上皮及间叶来源肿瘤），原发灶仍不明确。欧洲病理中心报道，非器官切除发现的恶性肿瘤中（通过淋巴结、穿刺组织等发现），5%~7% 无法明确原发灶。我国大型医院报道，不能明确来源的恶性肿瘤的标本（淋巴结、穿刺组织），最常见 2 种类型：腺癌、未分化癌，最终确诊的最常见肿瘤来源为：胰腺、肺、肾脏、结直肠。临床上不同来源肿瘤淋巴结转移有区域性特点，如颈部淋巴结转移首先考虑肺、乳腺肿瘤；左颈部淋巴结转移需考虑胃肠道肿瘤初站转移；头颈部如耳后或下颌下、胸锁乳突肌前缘淋巴结，常为鼻咽部来源肿瘤；腹股沟淋巴结，最常见来源为结直肠及女性生殖系统。胸水找到瘤细胞，女性首先考虑乳腺来源可能性最大，男性为呼吸道来源可能性最大。我院病理科陈杰教授主编的《病理免疫组化手册》中提到，形态学上考虑为恶性肿瘤的，初步分为 4 类：淋巴瘤、黑色素瘤、癌、肉瘤。癌的主要表现为上皮抗原表达（+），而其他如间质、淋巴造血系统、恶性黑色素瘤抗原标记（-）。可通过高分子量及低分子量角蛋白抗原组合初步尝试分析肿瘤来源：当低分子量及高分子量角蛋白抗原表达均（+）时，女性生殖道、尿路上皮来源可能大；当单纯 CK7（+），而 CK20（-）时（该患者），结合 TTF-1、CEA 同时（+），首先考虑肺来源非小细胞肺癌，结合有激素受体抗原表达时，首先考虑卵巢间皮瘤或乳腺肿瘤。除此之外，腹股沟淋巴结靠近生殖道，生殖道来源肿瘤必须考虑在内。CK7（+）最常见于肺、涎腺、子宫内膜的肿瘤，乳腺、甲状腺、胰腺、肝胆管来源肿瘤，绝大多数 CK7 亦为阳性。该患者除 AE1/AE3、CK7、CEA（+）外，其他如生殖细胞来源、激素相关、卵巢、尿路、乳腺上皮、恶性黑色素瘤、间质来源的抗原表达均为（-），故该患者癌来源定位困难。当然，也可能由于患者肿瘤分化太差，抗原表达消失，另一方面，任何肿瘤都有的特性是转移灶与原发灶可有异质性，故难以推断其来源。就免疫组化检查本身来说，这项检查为抗原抗体染色，预先筛选某一种肿瘤特异的蛋白作为检测抗原，但没有任何一种免疫组化可保证确诊肿瘤类型的特异性为 100%，仅能就目前所有检测手段及商用抗体（已得到认证）进行组合，得出肿瘤来源倾向可能。从临床上分析，该患者转移淋巴结位于腹股沟，但不一定是转移的首站淋巴结，患者影像学提示上半身及纵隔均有肿大淋巴结，还伴有胸腔积液找到瘤细胞，故不能除外乳腺肿瘤；另一方面，新版 WHO 分类中妇科浆液性肿瘤不区分腹膜来源、卵巢表面上皮来源或输卵管表皮来源，这类肿瘤原发灶影像学难以观察到。因此建议请乳腺科及胸科、妇产科进一步会诊，帮助查找原发灶。

消化科姚方医师：患者血 CEA 高，但消化道肿瘤常伴随升高的指标如血 CA242、CA724 水平均正常。且入院后多次查便潜血阳性转阴性，胃镜、肠镜均未提示肿瘤。且患者若为结肠癌，已出现全身多发转移，胸腔积液中找到了瘤细胞，但肝脏未见转移征象，腹水化验无明显异常，故消化道来源肿瘤可能性非常小。

肿瘤内科刘捷颖医师：经肿瘤内科专业组 2 次查房讨论，意见如下：根据患者淋巴结活检病理结果及病理科医生分析，患者腺癌淋巴结转移诊断明确，原发灶从免疫组化分析，①AE1/AE3（+），考虑腺癌，CK7（+），CK20（-），首先考虑肺来源，支持点是胸水中也找到癌细胞，故首先不除外呼吸道来源肿瘤。但患者胸部影像未见明显异常为不支持点。②消化道来源肿瘤：患者血清学 CEA 显著升高，便潜血阳性，有来自结直肠肿瘤可能，但胃镜、结肠镜均为阴性，且患者 CK20（-），免疫组化不支持。③卵巢等妇科肿瘤方面：患者妇科 B 超、CT 均未见子宫及附件异常及病灶。综上所述，患者目前查找原发灶困难，建议下一步按原发灶不明的腺癌进行化疗，原因不明腺癌化疗方案选择方面：①若女性有腋窝淋巴结转移，可按乳腺癌方案化疗；②女性有腹股沟、盆腔淋巴结转移，即使找不到肠道肿瘤，仍按肠癌化疗；③该患者全身多处淋巴结转移，具体归类困难，应按来源不明肿瘤予紫杉醇+卡铂双药方案化疗。但患者一般情况较弱，并发症较多，考虑预后不佳。根据文献报道，此类肿瘤化疗有效率为 25%～45%，中位生存期 7～10 个月。故需向患者及家属详细交代病情。并发症方面：患者颅压升高，需除外脑膜转移可能，不支持点为脑脊液常规、细胞学均阴性；此外，根据文献报道，肺腺癌、胆囊腺癌、膀胱腺癌均有球后转移报道，虽然仅为个例，结合该患者，球后斑片状阴影，不除外肿瘤球后转移；输尿管积水及肾盂扩张原因主要考虑以下方面：①转移：患者腹盆腔持续存在积液，门诊穿刺示腹水以单核细胞为主，建议条件允许可重复腹水找瘤细胞以明确，转移可引起输尿管狭窄。此外患者腹膜后肿物，是否为肿大淋巴结压迫输尿管待确定。②腹膜后纤维化：1/3 的腹膜后纤维化继发于肿瘤，可待影像学进一步明确；下肢肿胀方面，同意影像科意见，为下肢血栓或瘤栓导致，可进一步完善 B 超确定其性质。因此综合以上，患者各系统并发症均考虑与肿瘤相关，即使病因不明，随着全身治疗，症状均可能得到改善，需进一步评估。

泌尿外科张学斌医师：肾积水分轻中重度，轻度肾积水时肾盏略变钝，中度肾积水时肾盏外凸形成杵状，肾盏形态消失为重度。肾积水的结局为肾实质变薄，GFR 下降，肾功能丧失。肾积水的原因分两大类：梗阻性及非梗阻性。肿瘤相关引起肾积水因素包括：肿瘤直接浸润或转移；副肿瘤综合征导致的输尿管运动障碍、腹膜后纤维化等。

结合本例患者腹部 CT，腰椎前可见团块影，为腹膜后纤维化或淋巴结转移待商榷。肾静脉造影提示双侧输尿管向中心移位，支持腹膜后纤维化（图 5）。但左肾积水自行减轻不易解释，可能为：①超声判断误差；②副肿瘤综合征：患者症状上有尿频尿急，影像学提示膀胱壁变厚，膀胱容量缩小，间质性膀胱炎，同时可出现输尿管平滑肌受累，蠕动障碍，为功能性，可随时间变化有反复性。治疗上可予 D-J 管置入。

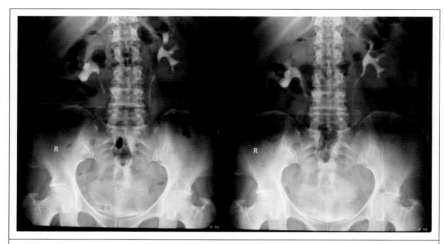

图5　静脉肾盂造影：双侧输尿管向脊柱移位

眼科马瑾医师：2014年10月21日患者初次于我院眼科门诊就诊，当时测双眼手动视力，眼压正常，双视神经乳头隆起高，呈蘑菇样，双侧对称，考虑颅压高引起。请示眼科主任后建议请血液科及神经科会诊，除外淋巴瘤或淋巴细胞白血病。当时拟予患者眼底造影，明确有无视网膜病灶，但患者拒绝。至11月14日入住我院时已失明，双眼无光感。失明的原因方面，脑膜转移癌可引起双眼症状，相关文献报道在肺腺癌中发病率占7%，虽患者两次脑脊液检查均未见瘤细胞，但文献报道2次脑脊液检查瘤细胞阳性敏感性仅50%，故建议再次完善脑脊液找瘤细胞检查。脑膜转移癌累及眼部，发病机制方面考虑为瘤细胞通过软脑膜间隙，入脑脊液或沿视神经血管生长，国外文献报道2例，国内暂无，可出现复视、视力丧失，但早期诊断困难。该患者病初有复视、视物不清等表现，眼眶增强MRI提示眼眶脂肪间隙有强化，考虑转移可能。颅内静脉窦血栓可引起颅内高压，但较少见引起失明，但该患者降颅压治疗后视乳头水肿明显消退，故颅内静脉窦血栓亦为参与失明原因。患者眼科方面预后不佳，一般失明10小时内急救恢复视力有效，因此，回顾病史，患者若在首次就诊时测颅压、于脑外科行颅内减压术或眼科行神经鞘管减压，或许可挽救视力，但目前已失明1个月，因此失去最佳治疗时机。后续治疗仍建议积极降颅压。

血液科庄俊玲医师：肿瘤为获得性易栓症常见重要原因，导致血栓高发；而瘤栓在腺癌类型更多见。结合患者肿瘤广泛转移，血管内栓子表现贴壁、范围广，较符合瘤栓特点。若为瘤栓，则抗凝效果差，缓解需依靠原发病治疗。

普通内科曾学军教授：患者病情复杂，通过医院各科室综合讨论，使大家收益良多，互相学习促进，如PET/CT 2种不同显影剂对发现不同肿瘤的示踪意义，眼科大夫提及若早期发现处理，患者视力或许愈后更佳，泌尿外科教授对患者泌尿系积水发病机制的全面剖析。该患者恶性肿瘤诊断明确。协和医院作为收治疑难罕见病较多的综合医院，在疾病诊断及病情处理上得到平衡，如肿瘤原发灶未能查清的情况下，及时予抗凝、降颅压处理，在治疗决策时机及对患者获益评价上做出决策。当患者出现视力下降就诊我院眼科门诊时，一线大夫接诊后及时发现病情，并请上级医师协诊，主动随访患者，医生对患者的关注可增加患者复诊概率。患者收住院时已失明，若给予地塞米松脱水，可适度缓解眼压，但同时会使全身淋巴结消退，给病因学诊断带来困难，也为治疗决策平衡之一。经过及时脱水降颅压等对症处理，虽视力暂未恢复，但双眼视乳头水肿明显消退改善。故在处理复杂病例时，非常需要多学科合作。也希望多科大查房能在全国普及开来，为患者进一步诊治提出意见，减少不必要的辗转。

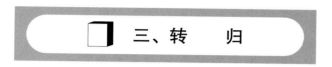

大查房后，结合患者病史及影像学、实验室检查均未能提示患者肿瘤原发灶，未能得到原发肿瘤病理，无法针对性化疗。与患者家属沟通后，其表示理解，要求出院保守治疗。予其院外继续脱水降颅压、抗凝、利尿等对症支持治疗。

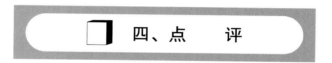

该患者多系统受累，有静脉窦血栓形成、肌肉肿胀、淋巴结肿大。开始考虑淋巴瘤可能大，但是病理却是腺癌。虽然做了多种组化染色，病理结果并未提示肿瘤的原发病灶。患者其他部位的表现均为副肿瘤综合征，这些表现均为罕见的表现，无法用肿瘤的转移和治疗来解释。现在各种不常见的副肿瘤综合征的临床表现越来越多，要注意与结缔组织病的鉴别，尽早明确诊断。

（赵南婕　王　玉）

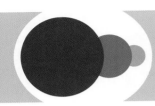

发现胆红素水平升高 1 年，皮肤黄染、牙龈出血 3 月

　　该患者为年轻男性，突出表现为肝功能受损，但与常见情况不同：黄疸以间接胆红素水平升高为主，却无溶血的证据；虽然有凝血因子缺乏，但是清蛋白及前清蛋白水平正常。入院后，发现患者还存在全心扩大的问题。如此复杂的症状，能否用一元论解释呢？患者是否存在先天性疾病呢？

一、病 例 摘 要

　　患者，男性，24 岁。主因"发现胆红素水平升高 1 年，皮肤黄染、牙龈出血 3 月"于 2013 年 11 月 5 日入我院。

（一）现病史

　　患者 2012 年年底体检发现"TBil 27μmol/L，转氨酶轻度升高，脾大"，因无症状，未诊治。2013 年 8 月出现皮肤、巩膜黄染，尿色加深，及间断牙龈出血、鼻出血，查"TBil 180～190mmol/L，DBil 不详，伴贫血、血小板减少、凝血功能异常"，予甲泼尼龙琥珀酸钠 40mg qd iv×3 天，无效。入当地医院血液科，血常规：WBC $7.63×10^9$/L，Hb 106g/L，MCV 108.8fl，MCH 37.4pg，PLT $42×10^9$/L；肝全：TBil 164.4μmol/L，DBil 80.3μmol/L，LD 149U/L，ALP 174.7U/L；凝血功能：PT 22.7s，APTT 39.6s，Fbg 1.61g/L，TT 17.2s；Coombs 试验（－）；骨髓涂片：增生明显活跃，M：E=1.1：1，粒系基本正常，红系增殖旺盛，易见红细胞分裂、成熟红细胞大小不一，可见泪滴样及多嗜性红细胞，巨核细胞 73 只，以颗粒型巨核细胞为主，成熟障碍。腹盆 CT 平扫+增强：慢性肝损害，脾大（平脐）。考虑 Evans 综合征，予 IVIG 20g qd×4 天，输注血浆、补充维生素 K_1 治疗，无效。为进一步诊治入我院。病来患者无口眼干、腮腺肿大、牙齿片状脱落、口腔溃疡、光过敏、关节痛、雷诺现象、肌痛及肌无力，近 3 个月全身出现散在红色斑丘疹，表面脱屑明显。否认发热、乏力、盗汗，饮食及睡眠可，尿液颜色加深，否认黑便，体重无下降。

（二）既往史

　　诊断银屑病 6 年余，治疗不规律，服用过激素、中药、偏方治疗（具体不详），曾将部分中药送至中国人民解放军第三〇七医院行毒物检查，结果阴性。

（三）个人史及家族史

父母非近亲结婚，一表妹患银屑病。

（四）入院查体

皮肤及巩膜黄染，睑结膜略苍白。全身遍布斑丘疹，大小不等，表面脱屑。浅表淋巴结未及肿大。心界不大，心脏未及杂音。双肺呼吸音粗，未及干湿啰音。腹软无压痛，因腹肌紧张，肝脾触诊不满意，双下肢不肿。

（五）诊治经过

入院后完善检查。

血液系统。血常规：WBC $2.79 \sim 4.54 \times 10^9/L$，Hb $88 \sim 92g/L$，MCV 100.8fl，MCH 35.8pg，PLT $30 \sim 45 \times 10^9/L$，Ret% $1.39\% \sim 1.7\%$；血涂片（2次）：红细胞大小不等，形态不规则，白细胞形态大致正常，血小板少见；红细胞大小不等，可见较多棘形红细胞，血小板少见，中幼粒细胞1%，晚幼粒细胞1%。铁四项+叶酸+维生素B_{12}：Fe 308.0μg/dl↑，IS 94.1%↑，TS 109.2%↑，Fer 730ng/ml↑，TIBC 327μg/dl，VB12 >1500pg/ml。骨髓涂片+铁染色：增生活跃，M：E=1.56：1，粒系各阶段比列正常，部分粒细胞胞浆颗粒粗大；红系中、晚幼红细胞比例增高，可见少许脱核障碍，红细胞大小不等；淋巴细胞及单核细胞比例形态正常；巨核系未见异常。铁染色：细胞外铁++，细胞内铁：O型63%，Ⅰ型13%，Ⅱ型21%，Ⅲ型2%，Ⅳ型1%，环形铁0%。骨髓活检：骨髓组织中造血组织减少，脂肪组织增多，造血组织中粒、红系均减少，以粒系减少显著，巨核细胞偶见。溶贫相关：Coombs试验：IgG（弱阳性）×1次，复查（－）。EPO：27.94mIU/ml（正常）。血浆游离血红蛋白：正常范围内。CD55/CD59：NEUT、RBC均100%。红细胞脆性试验：（－）。G-6-PD：正常范围内。凝血方面：1：1正浆纠正试验（即刻）：PT 22s→12.7s，APTT 55.3s→29.2s。纠正（孵育2h）：PT 21.8s→15.8s，APTT 55.2s→35.2s。FⅦ、FⅨ、FⅡ、FⅩ活性减低：分别为30.6%、59.2%、57.7%、49.6%。FⅧ活性增高：350.9%。

肝脾及胆红素代谢。肝全：ALT $36 \sim 81U/L$，AST $36 \sim 57U/L$，TBil/DBil188.5～271.0/32.1～46.1μmol/L，ALP $165 \sim 322U/L$，GGT $32 \sim 41U/L$，Alb $30 \sim 41g/L$，PA $148 \sim 188mg/L$。多次尿胆原：（－）。Amon：34.0μmol/L。

腹部B超：脾大，厚6.5cm，肋下下缘达脐水平。

腹部血管BUS：下腔静脉、肝静脉、门静脉、肠系膜上静脉及脾静脉未见异常。

上消化道造影：未见食管胃底静脉曲张。

血铜蓝蛋白：正常。

眼科会诊：未见K-F环。

中国人民解放军第三○七医院毒检报告：无重金属中毒证据。

肝脏MRI：肝实质不均匀信号减低。

心脏方面。心电图：正常。心肌酶3项：（－）。NT-proBNP：144pm/ml。超声心动图：全心增大，左室舒张末内径64mm，LVEF 68%，二、三尖瓣轻度关闭不全。心脏MRI+延迟灌注显像：未见异常。

炎症及自身免疫：ESR 37mm/h，hs-CRP 2.17mg/L；IgG↑23.14g/L，IgA↑4.73g/L，IgM↑2.4g/L，C3↓0.629g/L，C4↓0.074g/L；抗核抗体谱19项：抗SSA弱阳性；自身免疫性肝病相关抗体：（－）；LA（－），抗磷脂抗体谱（－）。

感染方面：HBsAg：（－），HAV-IgM、HEV-IgM：（－），CMV-IgM、EBV-IgM：（－）。血培养（需氧+厌氧）×3次：（－）。

其他。血糖谱：空腹：4.4~6.3mmol/L，三餐后：7.0~8.9mmol/L，睡前：7.8mmol/L。普通内科多科查房及血液科专业组查房后，建议完善Gilbert综合征及血色病相关基因筛查，并创造条件行肝活检术。Gilbert基因：Promoter-3263（-3279），T/G杂合突变；Promoter A（TA）6TAA，-24-39，6/7杂合突变。血色病HFE基因：Exon2 IVS ds+4T→C（T/C杂合，splicing，异常）。JAK-2基因尚未归。12月9日入介入科行经颈静脉肝活检术，未能成功取出肝组织，因活检部位出血而停止操作。已完善心肌及肝脏MRI-T_2*扫描，结果尚未归。治疗方面：主要以对症输注血浆支持。

目前情况：近期每日低热，Tmax37.5℃，体温高峰逐渐升高，12月27日至38.9℃，轻度畏寒、无寒战，无其他伴随症状。胸部CT无肺部感染证据，复查血常规WBC不高，ESR、hsCRP正常，多克隆高球蛋白血症，补体轻度减低。查体：皮肤及巩膜黄染较前明显，银屑病皮疹基本同入院，心脏未及杂音，双肺呼吸音清，未及干湿啰音，腹软，无压痛，肝肋下未及，巨脾，Ⅰ线10cm，Ⅱ 12cm，Ⅲ线0cm，肝脾区无叩痛，双下肢不肿。

二、讨 论

放射科冯逢医师： MRI-T_2*是近年来开始在临床中应用的检查，能评估铁蛋白在组织中的沉积。因血清铁蛋白水平升高并不能代表铁在不同脏器中的沉积。T_2*检查则根据不同组织的弛豫时间差异来计算铁沉积，是一种半定量分析，为血色病提供诊断依据。患者的T_2*结果显示肝脏有轻度铁沉积，但因第7段肝组织有弹簧夹，金属伪影造成部分肝脏信号缺失，影响结果判定，故监测结果仅供参考。脾脏未见铁沉积，这在溶血性贫血中更为多见。患者肝脏信号不均匀减低，与常见的血色病肝脏信号均匀减低不符。心肌T_2*未显示铁质沉积。

普通内科王玉医师： 患者青年男性，慢性病程，存在多方面问题：黄疸、凝血异常、血三系减低、脾大、心脏扩大，却难用一元论解释。患者黄疸以间接胆红素水平升高为主，但无明确溶血证据。凝血功能障碍经分析考虑由肝脏合成凝血因子减少造成，但清蛋白合成功能却未受影响，较难用常见的肝硬化来解释。血三系减低，骨髓增生活跃，考虑由脾亢造成。然而巨脾的继发原因目前尚不明确，是自身免疫病，还是血液系统疾病［如MPN及先天性红细胞造血不良性贫血（CDA）等］？此外，入院后还意外发现全心增大。因患者同时有肝脏、脾脏、心脏受累，结合血清铁蛋白水平升高，在血液科建议下，病房完善了血色病相关基因检查，也同时完善了Gilbert基因检查以明确间接胆红素水平升高的原因。结果显示，患者的确存在Gilbert基因突变（UGT1A1基因启动子突变）和血色病HFE基因杂合突变。有文献报告 Gilbert 及血色病可同时存在，且高间接胆红素血症对机体的氧化应激起到保护作用。对于本患者，两种疾病的诊断是否均成立？此外，仅凝血因子生成受影响而白蛋白合成功能正常的肝脏受累形式，是否提示还存在的其他基因异常？目前看来，肝脏病变是患者的诊断关键，是否还能再行肝活检术？需要肝脏外科，介入科医师协助判断。除诊断以外，患者现阶段是否需要祛铁治疗，以及苯巴比妥降胆红素治疗，需消化科、血液科、心内科等相关科室医师共同讨论。

心内科林雪医师： 患者超声心动图表现为四个腔室扩大，心脏饱满，但并未见心肌病变，收缩功能正常。因此，尽管血清铁蛋白明显升高，但心肌表现并不符合血色病。心脏饱满多见于容量负荷增加的疾病，如甲亢、贫血、肝硬化、动静脉瘘等，为继发性，并非心脏本身疾病所致。患者无甲亢，贫血时间不长，不考虑相应的心肌病变。因同时存在肝脏异常，故应首先考虑与肝脏病变相关的心脏改变，如肝硬化患者外周血容量增加致，可导致心脏各个腔室扩大。综上所述，患者心脏增大首先考虑继发于全身疾病，而非原发的心肌病变所致。

感染内科阮桂仁医师： 患者两个突出的临床特点是肝损害和巨脾。肝损害方面，外院直接胆红素：间接胆红素接近1：1，更接近肝细胞性黄疸，而入院后则以间接胆红素为主。患者在病程中发热不显著，体温高峰仅 37.5℃左右，炎症指标也无明显升高，hsCRP 正常，ESR 轻度升高，后者与贫血的相关性可能更大，而 Ig 升高，补体减低则更可能与肝脏病变相关，因此，目前支持全身炎症反应的证据并不充分。感染性疾病中，能导致肝脏病变及巨脾的有寄生虫、黑热病及血吸虫等，但患者无流行病学及临床症状证据支持。病毒性肝炎方面，病房做了筛查，均为阴性。虽然也存在表面抗原阴性的慢乙肝和抗体阴性的丙肝，需通过检测核酸水平以确定，但病例极少见，且本患者的临床支持证据亦不充分，不考虑。尽管肝功能异常及脾大，需考虑肝硬化、脾亢的可能性，但肝硬化很少能致巨脾，且若脾大显著，门脉高压症状理应相对突出，而本患者门脉高压的表现并不充分，多次血管超声未发现门脉增宽，故亦不能用肝脏病变来解释巨脾。综上所述，目前尚难以任何感染性疾病来解释患者病情全貌，还需寻找其他继发原因。

免疫内科吴迪医师： 患者青年男性，虽有多系统受累，但根据现有证据，很难用一种自身免疫病来解释全貌。因患者面部有"蝶形红斑"样皮疹，加上多脏器受累，的确需考虑 SLE 的可能性。但患者面部红斑累及鼻唇沟，并非 SLE 标志性的蝶形红斑，后者不累及鼻唇沟，故皮疹不支持 SLE；肝损方面，尽管 SLE 可以累及肝脏，但仅仅表现为间接胆红素水平升高者基本无病例报道；血液系统改变方面，贫血并非自身免疫性溶血性贫血，骨髓中巨核系正常，故也无免疫性血小板减低的证据，因此，血象异常更倾向于脾亢造成；实验室检查方面，补体低并非 SLE 的特异表现，还可以出现在其他一些消耗补体的疾病中。而患者 ANA（-），仅有 ANA19 项中抗 SSA 弱阳性，双扩散及免疫印迹法测得抗 SSA 阴性，故也无有力的实验室依据支持狼疮。综上所述，对本患者而言，SLE 的诊断是不成立的。其他自身免疫病方面，因患者有巨脾，可能想到类风湿关节炎（RA）合并 Felty 综合征，但这多见于病程长、RF 阳性的类风湿关节炎患者，与本患者不符。另外，尽管黄疸、肝脏受损需考虑原发性胆汁性肝硬化（PBC）可能，但患者青年男性，间接胆红素水平升高为主，且巨脾不能完全用肝硬化解释，也不符合。因此，从自身免疫病角度看，尚不能用任何一种自身免疫病解释患者病情全貌。

介入科杨宁医师： 因肝脏病理对诊断具有重要意义，若病情需要，在家属同意的情况下，可尝试纠正凝血功能后行剑突下经皮肝穿刺活检术，该部位便于压迫止血。

肝脏外科徐海峰医师： 患者间接胆红素水平升高为内科黄疸，目前肝损原因较难解释，诊断不明，如需行肝活检来明确诊断，外科可为内科提供诊断技术支持。腹腔镜风险相对小，如能将 PT 纠正至 16~17s 之内，则可行手术。切脾需慎重，可能会带来术后暴发性感染等严重后果，且对原发病诊断提供的帮助有限。

消化内科吴东医师： Gilbert 综合征在中国人群中常见，发病率为 5%~8%，但通常情况下，TBil<105μmol/L。基因异常并非诊断的充分条件，且单纯用 Gilbert 并不能解释患者病情全貌。巨脾很难用肝脏疾病解释，即使是肝硬化、门脉高压，大部分患者的脾脏也仅轻度增大，何况本患者肝硬化表现并不充分，故脾大原因还需要考虑自身免疫病、血液系统疾病等全身性疾病。肝脏方面，患者主要变现为间接胆红素水平升高，凝血异常突出，清蛋白合成功能轻度减低，不是典型的肝功能受损表现。但部分患者清蛋白减低可以与凝血因子减低不平行，可能与凝血因子半衰期较短有关。因患者维生素 K 相关的凝血因子缺乏突出，需考虑是否存在维生素 K 羧基转移酶突变。病程中患者服用多种药物，不能除外药物性肝损害。综合患者特点，考虑为多种因素打击所致的肝脏损伤，但未致肝硬化。治疗方面，不支持用苯巴比妥降胆红素治疗，该方案仅对 Crigler-Najjar 效果明确。赞成祛铁治疗，对减轻肝脏损伤有意义。

血液内科张薇医师： 患者青年男性，起病隐匿，从脾脏增大的程度来看，推测其病程可能远超过 1 年，本次有病情的急性加重，并伴有多脏器功能损害。既往银屑病病史，曾服用大量中药。血液系统方面，全血细胞下降，贫血为轻度，偏大细胞性，骨髓涂片则提示三系增生活跃。但对整张骨髓片进行仔细观察，并未找到病态造血表现。凝血功能异常更倾向于肝脏合成凝血因子减少。此外，患者还有黄疸、巨脾、心脏扩大等多条线索。从血液科角度，我们选择从患者的实验室检查异常之一，铁过载入手进行分析。患者结合血清铁、铁蛋白及转铁蛋白饱和度均明显升高，铁过载毋庸置疑，因同时存在肝脏病变，心脏扩大，需考虑血色病可能。广义的血色病是指沉积于肝脏、胰腺、心脏及其他实质器官，并对这些器官的结构和功能造成损害的疾病状态。既往我们通过质谱法对肝活检标本进行铁干重测定以评价肝脏铁沉积水平，但现在随着影像学技术的发展，MRI（T_2*）已经成为评价铁在组织中沉积的最可靠的无创手段。诊断标准为（括号内为患者的测量数值）：肝 T_2* 迟阈时间<6.3ms（5.2），铁沉积：>1500μg/g（4900），心肌 T_2* 弛豫时间<20ms（35.9）。由此可看出，患者肝脏确实存在铁沉积，而心肌尚无沉积证据。血色病分为遗传性血色病和继发性血色病。遗传性血色病是常染色体隐性遗传性疾病，在北欧人群中最多见，发病率约为 1：200，主要由 HFE（血色病）基因突变造成（I型遗传性血色病），当然还有非 HFE 基因突变所致血色病，包括幼年型血色病，TfR2 相关血色病和 FPN 相关血色病，均相对少见。I 型血色病主要是 C282Y 纯合子变异（90%以上）和 C282Y/H63D 杂合子变异（3%~5%），这一型血色病多在 40~50 岁时出现临床症状，有肝脏、心脏、内分泌腺等实质细胞铁沉积的相关表现。幼年型血色病出现症状的时间可相对早，20~30 岁，由 Hepcidin 相关基因突变造成。Hepcidin 减少后肠道大量吸收铁，主要影响代谢高的脏器，如皮肤、心脏，而肝脏是相对比较靠后受累的。患者虽有 HFE 基因突变，但这个突变是 IVS ds+4T→C 突

变，位于内含子，不对蛋白合成造成影响。有研究显示该突变在患者及正常人中出现频率并无显著差异（38% vs 24%），仅当该基因突变与其他特定基因突变一起出现时才与血色病有相关性，故不能依靠它诊断遗传性血色病。继发性血色病方面，最为常见的病因是溶血性贫血〔包括红细胞自身缺陷、骨髓异常性综合征/骨髓增殖性疾病（MDS/MPN）及先天性红细胞造血不良性贫血（CDA）〕，其他还有慢性肝病、迟发型皮肤型卟啉病、长期输血等。本患者有一些溶血的线索，包括贫血、间接胆红素水平升高、脾大及骨髓中红系增生相对活跃，但因有脾亢、Gilbert 综合征的存在，使溶血证据显得不够充分，但目前的确不能除外先天性溶血性贫血。因患者为北方人，应首先考虑遗传性球形红细胞增多症，但红细胞渗透脆性实验阴性，建议可重复检查以除外。其他溶血性贫血方面，目前已完善较为全面的检查，无支持证据，但建议尝试联系外院行 PK 酶（红细胞内酶缺陷中得一种）检查，这是北方人溶血性贫血的另一主要原因。三系减低，巨脾还需考虑 MDS/MPN 可能，MDS 目前无依据，MPN 方面，追 JAK-2 基因结果。CDA 属于红细胞核有丝分裂异常，红细胞不能成熟，为先天性疾病，患者自幼即有贫血，存在与贫血程度相关的波动性黄疸。但通常这类患者骨髓涂片中红系病态造血非常突出，几乎镜下满视野都是单核、双核、多核红细胞。而本患者贫血轻，骨髓红系病态造血表现不突出，故可能性也小。治疗方面，建议患者进行祛铁治疗。若 JAK-2 基因阴性，除外 MPN 可考虑切脾，以治疗三系减低，同时在行脾切除术的同时行肝活检术以明确诊断。关于脾切除最佳时机的把握，目前尚无定论，但若患者三系减低逐渐加重，反而会失去切脾机会，故需与患者家属慎重沟通。

普通内科曾学军医师：患者病情复杂，但先天性溶血、铁过载+药物性肝损伤还不能很好的解释患者的心脏增大以及近期胆红素水平的进行性升高。祛铁治疗可进行，但仍需密切随诊病情变化，定期复查炎症指标及自身抗体，警惕全身炎症反应状态导致的多脏器损伤，若存在此类证据，需权衡利弊考虑激素治疗。

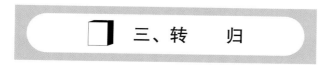

三、转　归

经过于患者及家属的充分沟通，患者选择近期开始祛铁治疗（外院）。但用药一次后，患者因自己情绪问题拒绝进一步治疗出院。近期临床症状及实验室检查结果较出院时无显著差别。已嘱患者定期随诊，病情变化及时门诊就诊。

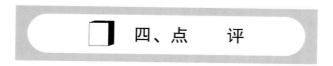

四、点　评

通过详尽的检查和评估，患者病情难以用 Gilbert 综合征、血色病、感染性疾病和自身免疫病。解释患者的不典型表现还是应该考虑为常见疾病的少见表现，而不是上述罕见疾病。患者是多种因素致病的，最重要的是多年服用中药对肝脏造成的损害，应重视患者的合并症和服药史。

（王　为　王　玉）

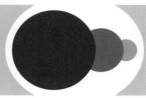

皮肤变黑9年，反复腹水7年，右下肢肿胀4月余

这是一例以皮肤变黑、反复腹水、右下肢肿胀为主要表现的青年男性病例，伴有门静脉、右下肢静脉血栓、双侧肾上腺钙化、严重低清蛋白血症、凝血功能异常、免疫指标阳性。低清蛋白血症方面，除外了摄入不足、肝功能异常、失蛋白肠病、肾脏疾病等原因，考虑为遗传性疾病，先天性无清蛋白血症。多发静脉血栓、血小板减少、抗磷脂抗体阳性符合抗磷脂抗体综合征；患者双侧肾上腺钙化、皮肤变黑，诊断为Addison病，病因考虑为APS引起肾上腺血栓可能。予以华法林抗凝治疗，患者症状稳定。

一、病例摘要

患者，男，34岁。因"皮肤变黑9年，反复腹水7年，右下肢肿胀4月余"于2014年3月20日入院。

（一）现病史

2005年11月起患者亲友觉其面部、牙龈、腋窝、乳晕、关节等皮肤褶皱处变黑，自觉食欲稍差、乏力。2006年2月外院查Alb明显降低；ESR增快、PPD（-）、胸部CT未见明显异常；ACTH 953pg/ml，F 8am 4.6pg/dl，4pm 3.4pg/dl，0nm 4.2pg/dl。肾上腺CT：双肾上腺区占位病变，脾梗死、脾大。垂体MRI未见明显异常。考虑"Addison病、结核病可能性大"，予泼尼松7.5mg qd po替代治疗，异烟肼0.4g qd+利福平0.45g qd抗结核治疗。半年后泼尼松加至10mg qd，服用共2年自行停用激素及抗结核药，期间患者皮肤颜色变浅、食欲及乏力好转。2007年患者出现腹胀、腹围加大、食欲下降，外院检查示大量腹水，输液、利尿治疗后腹水减少，此后患者无不适。2010年外院曾查"PLT 135×10⁹/L，Alb 12.5g/L"，未予特殊治疗。2012年6月患者再次出现腹胀、腹围增大、腹部及双下肢可凹性水肿，检查示"Alb降低、PLT减少；凝血异常；大量腹水、右侧少量胸腔积液、脾大、门静脉栓塞（门静脉主干3.6cm）；双肾上腺内钙化灶"，考虑为"门脉高压性腹水"，予"补充白蛋白及输血浆后腹水消失"。2013年11月底患者右侧小腿红肿明显，伴活动后呼吸困难，2014年1月外院"BUS示右下肢各段静脉血栓形成（陈旧性）、门静脉血栓（陈旧性）"，建议上级医院就诊。2014年2月18日我院查血常规PLT 90×10⁹/L；凝血PT

13.6s, APTT 95.1s, Fbg 4.25g/L, D-Dimer 1.65mg/L FEU, LA（＋）2.14s；生化 TP 53g/L, Alb 9g/L, PA 330mg/L；ESR 40mm/h, hsCRP 2.54mg/L；CTPA：双侧多发肺动脉可见充盈缺损，以线状及附壁血栓为主，右下肺动脉闭塞，内见再通表现，右下肺各基底段肺动脉明显纤细，右肺中叶肺动脉、左下肺动脉起始部狭窄，远端扩张；支气管动脉可见迂曲扩张；考虑慢性肺栓塞可能性大，肺动脉高压可能。予华法林 1.5mg qd 抗凝，为进一步诊治收入院。

患者近 2 年粪便偏稀、排便次数较多，2~3 次/日，每次便量不多、无黑便；间断中上腹绞痛，与进食、体位均无关，2~3 次/月，VAS 4~5 分，持续数小时至 1 天，或服诺氟沙星、多潘立酮可好转，疼痛时常伴排便次数进一步增多。近 3 年来躯干部皮肤出现多发皮肤小结节及皮下质软肿物，无不适症状，未重视。无皮疹、光过敏、关节肿痛、雷诺现象、口眼干、口腔或外阴溃疡、脱发等表现。起病以来一般情况好，小便正常，大便如上，体重较起病前无明显变化（病中有腹水时最重达 100kg 以上）。

（二）既往史

否认明确慢性病史，否认结核、肝炎等传染病史及接触史，否认食物药物过敏史。有输血浆史。

（三）个人史及家族史

吸烟 10 余年×10 支/天。父母、姐姐、子女均肥胖，父亲因"肺癌"于 2000 年去世，母亲患高血压病。

（四）入院查体

T 37.1℃，R 19 次/分，HR 80 次/min，BP 126/67mmHg，SpO$_2$ 98%，BMI 31.05 kg/m^2。全身皮肤偏黑，尤以面部、关节摩擦处、牙龈、腋窝为重，躯干部皮肤可见多个小球样隆起结节，无压痛，质软；躯干部皮肤可触及数个直径 5~7cm 皮下质软结节，边界清，活动可，无压痛。双颌下可触及 1~2 枚淋巴结，约 1.0cm×1.5cm 大小，质稍韧，活动度可，无压痛。心肺听诊无殊。腹膨隆，腹围 112cm，无腹壁静脉曲张，全腹无压痛、反跳痛及肌紧张。肝脾触诊不佳，移动性浊音（－），肠鸣音 5 次/分钟。右侧小腿明显可凹性水肿，皮肤稍红、皮温稍高。

（五）诊治经过

入院后完善相关检查及评估。

血常规：WBC（2.53~4.01）×10^9/L，NEUT（1.41~2.8）×10^9/L，Hb 152g/L，PLT（71~100）×10^9/L；肝肾脂全：TP 52g/L，Alb 8~9g/L（免疫比浊法 2g/L），PA 347mg/L，ALT 29U/L，Cr 68μmol/L，UA 549μmol/L；TC 7.60mmol/L，TG 2.65mmol/L，LDL-C 5.18mmol/L，ApoB 1.57g/L，FFA 72μmol/L。凝血常规：PT 21.3s，APTT 63.7~100s，Fbg 3.89g/L，D-Dimer 1.19mg/L；APTT（1：1）纠正试验 APTT 81.4s，APTT（纠正）58.1s。尿常规＋沉渣（－）；24h 尿蛋白 0.05g。便 OB（＋）；便苏丹Ⅲ染色（－）；D-木糖吸

收试验 1.7g。血渗透压 298mOsm/kg·H_2O。尿渗透压 529mOsm/kg·H_2O。PPD（－），T.SPOT-TB 0 SFC/10^6MC。肿瘤标志物：AFP 33.8ng/ml，CA125 40.3U/ml，余正常。

免疫方面：ESR 21mm/h，hsCRP 1.97mg/L；IgG 20.82g/L↑，IgM 3.09g/L↑，IgA 2.69g/L；蛋白电泳 Alb% 14.4%～15.5%↓，A/G 0.2，余升高；C3、C4 正常；抗核抗体谱（19 项）：ANA-IF（＋）S1∶1280，余（－）。自身抗体（9 项）：ANA-IF（＋）S1∶1280；抗核抗体谱（3 项）：ANA-IF（＋）S1∶1280，抗 ds-DNA（－）。抗 ENA 抗体（4 项+7 项）、ANCA（－）。LA 2.05s；ACL＞120PLIgG-U/ml，β_2GP1＞200RU/ml。复测 ACL 72PLIgG-U/ml，β_2GP1 101RU/ml。

内分泌方面：甲功 TSH3 6.504μIU/ml↑，T3 2.740ng/ml↑，T4 17.30μg/dl↑，FT3 3.30pg/ml，FT4 1.300ng/dl。A-TPO 81.26IU/ml↑，A-Tg 1054.00IU/ml↑。TRAb＜1IU/L。PTH 85.0pg/ml。游离钙：1.13mmol/L。ACTH 396.0pg/ml↑。血 F 21.13μg/dl。24h UFC 64.94μg/24h。（立位）RAS：ALD 2.10ng/dl↓，PRA2 0.01ng/ml/h↓，AT-II2 89.86pg/ml。抗肾上腺抗体（AAA）阴性。尿电解质：K 22.6mmol/L，Na^+ 176mmol/L，Cl^- 188mmol/L。肾上腺 CT：双侧肾上腺形态欠规则伴钙化影；鞍区 CT：未见明显异常。

影像学检查。下肢深静脉彩超：右侧股浅静脉下段、腘静脉血栓形成。超声心动图：心脏结构与功能未见明显异常。胸部 CT：双肺下叶点片影及索条影，未见肿大淋巴结，双侧局部胸膜粘连。腹盆增强 CT+小肠重建：回肠末端肠壁略厚，强化欠均匀；脾大；双侧肾上腺多发钙化；腹腔内少量积液；门脉异常改变；肠系膜区脂肪间隙模糊；皮下水肿（图1）。腹部增强 CT+门静脉三维重建：考虑门静脉海绵样变性可能；胆囊窝迂曲血管团；脾静脉细、充盈欠均匀，陈旧血栓不除外，侧支开放；脾大；胆囊显示不清；双侧肾上腺多发钙化；腹腔内少量积液；双侧臀部皮下多发软组织钙化；皮下水肿。腹盆 CTA 未见明显异常。胃镜：距门齿约 32cm 以下，可见曲张静脉，呈蛇形，灰蓝色，最大直径约 0.3cm，未见红色征，胃底未见曲张静脉，胃角、胃窦黏膜呈褐色花斑样（含铁血红素沉积样？），余黏膜红白相间，略显水肿十二指肠球部、球后及降部黏膜轻度肿胀，未见明显淋巴管扩张样改变。

活检病理：（十二指肠降部）小肠黏膜显慢性炎，固有层水肿；（胃窦）胃黏膜显慢性炎。钡灌肠造影：结肠气钡双对比造影未见明显异常。（世纪坛医院）肠失蛋白显像：未见蛋白丢失征象。

治疗方面：入院后予低分子量肝素钠 6000U q12h ih，后序贯华法林 3mg qd 抗凝治疗，监测 INR 2.3～2.6。患者无明显不适，右侧小腿略有可凹性水肿，较入院明显减轻。

低清蛋白血症临床并不少见，但罕见 Alb＜10g/L，且患者全身水肿情况与其低清蛋白血症程度明显不平行，考虑患者为先天性无清蛋白血症可能，为罕见病，目前世界报道约 50 例。患者 APS 诊断明确，多次查 ANA 高滴度阳性，而无多系统受累表现，是否需加用激素治疗；患者 Addison 病，双侧肾上腺钙化，而无结核感染证据，其病因为何，是否需抗结核治疗。为学习先天性无白蛋白血症，并探讨患者后续治疗方案，特提请于 2014 年 5 月 7 日内科大查房。

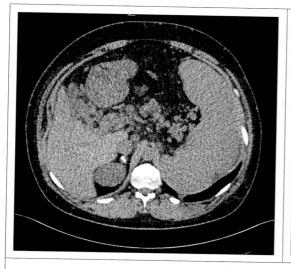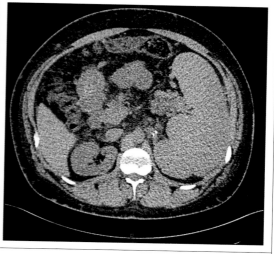

图 1 腹盆增强 CT 双侧肾上腺钙化

二、讨 论

普通内科黄晓明医师：本例患者为青年男性，病程 10 年，起病时表现为无意间发现皮肤变黑、伴乏力、食欲差，确诊 Addison 病，激素替代治疗有效。病初即发现存在低白蛋白血症，后因腹水，发现门静脉血栓，近期因右下肢肿胀、右下肢血栓就诊于我院。患者有明确门静脉、右下肢深静脉血栓，实验室检查 APTT 80~100s，LA 升高，β_2GPI、ACL 均阳性，患者 APS 诊断明确。

患者起病时有皮肤变黑、乏力，检查示 ACTH 明显升高，血皮质醇下降，肾上腺病变，血沉增快，当地考虑肾上腺结核、Addison 病，抗结核及激素治疗后乏力及皮肤变黑明显好转。在我国 Addison 最常见病因为肾上腺结核，但是西方国家 Addison 最常见病因为结缔组织病，文献报道 APS 引起 Addison 亦不少见，甚至可以为 APS 的首发表现，机制为肾上腺静脉血栓事件导致肾上腺出血、坏死，最终表现为肾上腺钙化。目前难以区分患者肾上腺钙化为肾上腺结核还是 APS 导致肾上腺血管受累，还需内分泌科及感染科医师行进一步分析。

此外，临床上诊断 APS 需区分其为原发性或继发性，此患者本次就诊直接原因为多发静脉血栓，患者并不关心低清蛋白血症，但是，此低 Alb 明显吸引临床医师的注意力。临床上低清蛋白血症并不少见，而低白蛋白血症患者均有明显水肿，此患者多次查血清蛋白 8~9g/L，却并无明显水肿表现。患者腹围大，使我们猜想此可能为大量腹水，但事实上为腹壁大量脂肪沉积。患者肝功能无明显异常，PA 正常，24HUP 0.05g，近 2 年有大便次数增多 3 次/日，使我们猜测其可能患有失蛋白肠病，进而，患者多次查 ANA（S）1:1280 阳性，进一步推理患者极可能为 SLE 消化道受累所致失蛋白肠病。后患者于世纪坛医院行失蛋白肠病显像，直至延迟 24 小时，腹腔内亦未见放射性物质浓聚。目前检查不支持患者有失蛋白肠病。

患者清蛋白究竟去了何方，查阅文献，有一种疾病先天性无清蛋白血症（congenital analbulimia，CAA）与患者情况较为相符，主要为编码清蛋白基因突变，特点即为清蛋白极低，临床表现却相当轻微，部分患者仅有轻度水肿、脂蛋白升高、脂肪分布异常，常规检测方法 Alb<10g/L，血脂明显升高，肝功能正常，没有肾脏、胃肠道清蛋白丢失证据。清蛋白基因有 14 个外显子，均可发生突变，基因检测可以确诊。在 www. albumin. org 中目前已约有 50 例患者注册。此为常染色体隐性遗传，多数患者有家族史，杂合子携带者清蛋白水平可正常或偏低。但是，本患者家族中母亲、姐姐、女儿血清蛋白水平均正常。CAA 目前报道较少，合并其他临床疾病报道更少。文献报道中有 1 例儿童患者基因诊断 CAA 明确，5 岁时补充清蛋白治疗，当日查尿中清蛋白水平明显升高，平日查尿蛋白仍为阳性，主要为 β2GM，最后，肾穿刺活检明确诊断为微小病变性肾小球肾炎，激素治疗后好转，后随诊至 11 岁时尿蛋白仍为阴性。而本患者合并临床疾病较多，其是否有 SLE、APS、Addison、肾上腺结核，有待各科医师进一步探讨。

感染科葛瑛医师：患者 2006 年因无意间发现皮肤变黑，当地医院查血 ACTH 高，血 F 低，肾上腺钙化，诊断 Addison 病。Addison 病在我国最常见病因为肾上腺结核，文献报道概率为 60%～90%，多数起病隐匿，当肾上腺破坏>50% 出现临床症状，大部分患者有皮肤变黑，此外，还有乏力、体重下降等表现，随肾上腺破坏加重，进一步出现肾上腺皮质功能不全、盐皮质激素分泌不足表现。患者来自中国区县，肾上腺钙化明显，有 Addison 病，从概率上讲，需首先考虑肾上腺结核可能。但是，此患者一般状况良好，无发热、盗汗等结核感染相关临床表现，肺尖无病变，肺门、纵隔淋巴结无钙化，PPD 及 T. SPOT-TB 均阴性，患者肾上腺破坏不明显，与结核不符，且结核难以解释患者全身表现。患者脂肪分布异常、腹胀、血栓等事件显然难以用结核解释，需进一步寻找背后疾病。目前，临床上仍难以完全除外结核，希望充分听取各科医师意见，尽量用一元论来解释患者全身疾病。

内分泌科李伟医师：此病人内分泌系统相关病例特点为以皮肤颜色变黑、乏力、食欲差起病，生理剂量糖皮质激素替代治疗有效，但是，患者近 4 年停药后无肾上腺皮质功能不全表现，与普通 Addison 病患者不同。患者 2006 年血 ACTH 达 953pg/ml，血皮质醇降低；近期复查 ACTH 396pg/ml，同时，血皮质醇及 24 小时尿游离皮质醇水平均正常，血 Na、血糖均处于正常低限。目前肾上腺 CT 见多发钙化，无肾上腺肿大；胸部 CT 无陈旧性结核表现；患者甲功示亚临床甲减。

肾上腺皮质功能低减可分为原发性及继发性，原发性肾上腺皮质功能低减多可见明显皮肤色素沉着，继发性多继发于垂体、下丘脑病变，影响糖皮质激素分泌，低血糖症状较为突出，电解质紊乱较轻，皮肤多苍白，同时可伴有其他内分泌轴功能下降，如甲减等。化验可见低血压、低血钠、血嗜酸性粒细胞增多等等。一般测 8am 皮质醇，若血 F<1μg/dl 可以诊断，无应激时，血 F>20μg/dl 可以除外。原发性肾上腺皮质功能减退者，血 ACTH 升高，而继发性则明显减低。RAS 监测，原发性肾上腺功能低减时，可见肾素活性升高，醛固酮水平减低。皮质醇兴奋试验可以辅助诊断，250μg ACTH 静脉注射，测 0min、30min、60min 血皮质醇浓度变化，正常，兴奋后升高>20μg/dl；原发性兴奋后无反应，继发性出现延迟上升。胰岛素低血糖兴奋试验亦可辅助诊断。

原发性肾上腺皮质功能减低在发达国家约 80% 为免疫性疾病引起，但在我国，多为肾上腺结核所致，其他少见病因如真菌感染、肾上腺皮质增生出血等。功能诊断上，患者临床表现及实验室检查均可诊断原发性肾上腺功能减退。但是，患者肾上腺功能并未见进行性减退，近 4 年停 GC 后肾上腺功能部分恢复，可应付日常生活，表现为部分肾上腺皮质功能低减，临床上较为少见。建议在保证安全情况下，可行胰岛素低血糖兴奋试验，明确肾上腺储备功能，随诊过程中应定期检测血皮质醇水平，应嘱咐患者若遇应激事件，需及时补充皮质醇。

病因方面，肾上腺结核多有肾上腺外病灶，并伴有干酪样坏死肾上腺肿大表现，本患者均无。自身免疫性肾上腺炎肾上腺多萎缩少见钙化，且多伴有其他免疫性疾病，如自身免疫性甲状腺炎。而此患者亦有自身免疫性甲状腺炎，考虑 CTD 可能。此患者同时有 APS，有多发血栓形成，可以用出血梗死来解释患者肾上腺钙化，Pubmed 检索目前有 20 余例 APS 合并 Addison 报道。文献中有部分、单侧、双侧肾上腺梗死等表现。有病例病初肾上腺肿大，随访 5 年后见双侧肾上腺萎缩。可见肾上腺形态改变随病程变化。此患者目前肾上腺不大，可能与其病程长有关。复习文献，可知 APS 为 Addison 的少见病因，Addison 可以为 APS 的首发表现，文献中，大部分患者肾上腺功能无恢复，有 1 例患者可见肾上腺功能部分恢复。可能与肾上腺血供丰富有关。

消化科郭涛医师：蛋白丢失性肠病逐渐为各科室所认识，其为一大类疾病谱，任何导致肠道黏膜屏障功能受损、通透性增加、渗出增多、淋巴回流障碍等的疾病均可导致蛋白丢失性肠病。消化科常见的炎性肠病，免疫科常见的 SLE 及小肠淋巴管扩张症等均可导致蛋白丢失性肠病。诊断上首先需除外摄入不足、肝功能异常、肾脏丢失等后可考虑失蛋白肠病。肾脏丢失蛋白为选择性丢失清蛋白等小蛋白，而肠道失蛋白为非选择性，大小蛋白均减少，除低清蛋白血症外，还有低脂蛋白、低球蛋白。若合并肠道淋巴管扩张，还可有淋巴细胞减少。实验室检查目前有铬 51 核素标记蛋白现象，患者已行此检查，未见异常；及便 α_1 胰蛋白酶检测，目前我院尚未常规开展。此患者主要表现为低清蛋白，而 IgG、脂蛋白、转铁蛋白均无减低，放射性核素标记肠失蛋白显像阴性，不能诊断蛋白丢失性肠病。很幸运发现文献报道 CAA 与患者临床表现相符，但此患者幼时无清蛋白水平检测，若患者幼时即有低清蛋白，基本可诊断 CAA。患者目前清蛋白极低，但无明显水肿，血 α_1、α_2 球蛋白、脂蛋白等其他蛋白代偿性升高维持血浆胶体渗透压，代偿良好，在除外其他疾病后，此患者可考虑诊断 CAA。此外，患者存在门脉海绵样变，此可见于先天性门脉闭锁或狭窄或后天血栓、瘤栓等。门脉周围海绵样血管形成，为门脉血流障碍，周围代偿性侧支循环，影像上形成海绵样改变。治疗上与普通门脉高压相同。

免疫科张上珠医师：此患者有多发静脉血栓，有 LA、ACL、β_2GP1 阳性，明确诊断 APS，免疫科及感染科医师已分析，患者 Addison 可能为 APS 导致肾上腺静脉血栓形成，引起肾上腺梗死、出血后出现钙化。但患者起病初检查资料不全，不能明确是否当时即有 APS。此外，患者有明确 APS、多次 ANA 高滴度阳性，需考虑是否合并其他免疫系统疾病，但反复追问患者病史，无 CTD 相关皮肤、关节等症状，低清蛋白血症亦非肠道丢失，目前仅可说患者 CTD 不除外。患者 APS 经抗凝治疗，下肢水肿等症状明显减轻，无新发血栓，可继续抗凝治疗。建议密切随诊观察，若患者血栓加重，甚至出现其他免疫相关表现，可加以激素及免疫抑制剂治疗。

检验科夏良裕医师：患者目前主要存在两大问题，一为易栓症，一为低清蛋白血症。在我工作十余年间，首次遇到如此低水平清蛋白。当清蛋白检测如此低时，我们首先怀疑清蛋白测定是否准确。目前临床上最常用清蛋白检测经典方法为染色法，溴甲酚绿及溴甲酚紫染色法，多次检测患者 Alb8~9g/L，但是，当 Alb<15g/L 时，超出其检测线性范围，所得结果不准确。其检测原理为清蛋白为兼性分子，在 pH<pI 时带正电，与带负电的染色剂结合，产生光学变化；电泳法是应用蛋白分子大小及电荷量不等，在电场中移动速率不同而分离，分离后测定相对含量（图 2，图 3）。免疫法是应用抗原抗体反应，产生浊度变化，利用透射光或散射光变化测定清蛋白含量。由于价格及便捷性，免疫法应用较少，但是，其在蛋白较低时检测结合可靠。多次免疫比浊法检测患者血 Alb 2g/L 左右。在白蛋白较低的患者中，可以用染色法进行初筛，电泳法进行验证，免疫法进行证实。

不少医师问患者"白蛋白去哪了"，低白蛋白需考虑肝功能、蛋白丢失及分布，基因缺陷甚为罕见。消化科医师提到便 α_1 抗胰蛋白酶检测，我们对患者血 α_1 抗胰蛋白酶进行了检测，其浓度为 2.1g/L，较正常值（2g/L）略高，从而证实患者无肠道丢失。

除了清蛋白去哪之外，还有一个问题是清蛋白没有去哪，而是根本没有来。清蛋白基因位于 4q13，3，16961 核苷酸，14 个外显子，文献报道清蛋白基因突变比较分散，多见于外显子基因突变，亦有内含子部分发生突变。目前，患者清蛋白基因已完成 14 个外显子基因测序，均未见突变，正在进行内含子测序。此外，患者其他检查结果亦有些特征：β 球蛋白、γ 球蛋白、血脂、脂蛋白等均有升高，可代偿性维持血浆胶体渗透压，并可部分替代清蛋白功能。与清蛋白结合的甲状腺素水平升高，游离钙百分比升高。简单总结，文献报告近一半 CAA 患者无明显症状，部分患者出现不同程度水肿、易劳累，下半身肥胖，脂肪瘤等；实验室检查血清蛋白极度降低，球蛋白升高，高脂血症，甲状腺相关激素升高。本患者临床表现及实验室检查均支持 CAA 的诊断，由基因检测结果最终进行确认。此外，本患者家族中亲属清蛋白水平均正常，与文献报道不甚相符，仍不确定是否为突变基因在携带者中无表达，有待基因检测结果。

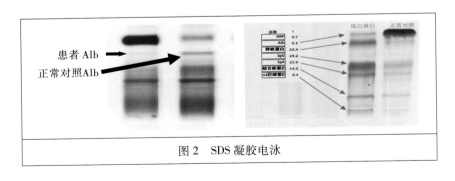

图 2　SDS 凝胶电泳

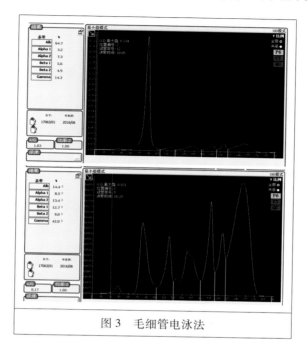

图 3　毛细管电泳法

普通内科曾学军教授： CAA 非常罕见，发病率约 1/1 000 000，也可能是由于多数患者婴幼儿时死亡，未能得以诊断，仅有代偿良好者能够生存，而其临床症状轻微，就诊者少。查房过程中，我想到为何内分泌甲状腺激素、肾上腺激素应用不同的蛋白转运，如果真都用白蛋白转运，万一缺乏，人就真的只能死亡了。人体设计非常奇妙，目前医学上仍有太多尚未知晓的问题，我们应培养终生学习的能力，从病人身上学到知识，用于更好地为病人服务。临床上遇到不明白的事情，不用着急，随访再随访，也许就会有新的发现。此患者一般状况良好，为何体内有诸多抗体形成，其对患者已经产生了伤害还是即将产生伤害，目前仍不太清楚，我们需要长期随访。患者目前所见临床表现均为高凝状态，包括低白蛋白血症也参与高凝状态，抗凝为基本治疗。目前患者 Addison 病，肾上腺尚存在一定代偿，ACTH 存在增长空间，越晚予以激素替代治疗，对患者避免外源性激素所致不良反应越有利。

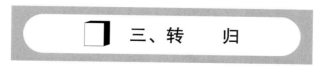

三、转　归

患者继续华法林抗凝治疗，定期门诊随诊，定期监测 INR 1.6~2.1，右下肢水肿消失，余无明显不适。

四、点　评

APS 引起肾上腺钙化、导致 Addison 病在我国并不常见，如遇肾上腺钙化、Addison 病，而无明确结核感染证据，需考虑包括 APS 在内的结缔组织病等其他病因。APS 可分为原发性及继发性，对于原发性 APS 仅需单纯抗凝治疗。CAA 为一种常染色体隐性遗传病，发病率约1/1 000 000，为 4q11-13 清蛋白基因突变导致血清蛋白水平极低，用染色法检查<10g/L，免疫比浊法检测清蛋白水平可更低，患病率无性别差异，患者围生期死亡率高，若为成人，代偿良好，病情相对较轻，水肿等表现不重，可认为是一种良性疾病。患者其他蛋白可部分代偿清蛋白功能，多有高脂血症、脂肪代谢异常。患者清蛋白低，高凝状态，血管内皮损伤修复差，脂代谢异常，血栓事件及心血管疾病发病率高。但是目前尚无 CAA 合并 APS 的病例报道。如遇清蛋白浓度极低而临床表现轻微者，除外蛋白摄入、合成、丢失后，需考虑 CAA 可能；清蛋白基因突变检测可明确诊断。

（张冬梅　黄晓明）

附：患者血清蛋白检测结果（4 种方法、4 个不同厂家、9 种机型）

日期	结果 g/L	方法	仪器	备注
2014/3/21	8	毛细管电泳	Sebia capillary2	15%，TP = 52
2014/4/18	7	毛细管电泳	Sebia capillary2	14.4%，TP = 50
2014/5/6	3	SDS 凝胶电泳	Sebia	6%，TP = 52
2014/4/18	1.89	免疫散射比浊法	Siemens BN Ⅱ	0.0189~0.3019
2014/4/18	2.00	免疫散射比浊法	Siemens BN Ⅱ	测 CSF 清蛋白方式 0.0189~0.6038
2014/4/18	1.77	免疫透射比浊法	Beckman AU2700	线性范围 0~0.5
2014/2/18	9	溴甲酚绿（BCG）	Beckman AU5800	线性范围 15~60
2014/3/21	8	溴甲酚绿（BCG）	Beckman AU5400	线性范围 15~60
2014/3/24	9	溴甲酚绿（BCG）	Beckman AU5400	线性范围 15~60
2014/3/31	9	溴甲酚绿（BCG）	Beckman AU5400	线性范围 15~60
2014/4/8	8	溴甲酚绿（BCG）	Beckman AU5400	线性范围 15~60
2014/4/18	8	溴甲酚绿（BCG）	Beckman AU5400	线性范围 15~60
2014/5/6	8	溴甲酚绿（BCG）	Roche c702	线性范围 2~60
2014/4/6	<10	溴甲酚紫（BCP）	Beckman DxC800	线性范围 10~70
2014/4/13	<10	溴甲酚紫（BCP）	Beckman DxC800	线性范围 10~70
2014/5/6	1.4	溴甲酚紫（BCP）	Siemens EXL	线性范围 6~80

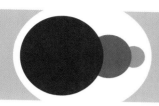

面部肿胀、发热、张口受限2年，上睑下垂1年

这是一个诊断不清的疑难病例。年轻的女性，历时2年，间断发热伴单侧面部肿胀、张口受限、眼睑下垂，严重影响日常生活，辗转多地多家医院，多次活检，诊断不清，花费高，病情仍在进展，有颅内受累风险，明确诊断对其治疗、预后、能否正常生活及整个家庭来讲均很重要。患者单侧面部、眼睑、咀嚼肌受累，伴发热，涉及口腔科、眼科、感染科、神经科、免疫科、血液科等多个学科，故提请内科大查房。

一、病例摘要

患者，女，32岁。因"面部肿胀、发热、张口受限2年，上睑下垂1年"于2014年07月24日入院。

（一）现病史

2012年7月无明显诱因逐渐出现右侧面部隐痛、红肿伴发热，Tmax 39℃，伴张口受限，头痛及右眼发红疼痛、分泌物增多。2012年9月外院查血常规：WBC $11.5×10^9/L$，NEUT $7.8×10^9/L$，Hb 89g/L，PLT $365×10^9/L$；肝肾功能：LD 227U/L，余正常。外院曾考虑感染，于右耳前、右颌下行切开引流术，可引出脓液（具体不详），并先后予亚胺培南西司他丁钠、哌拉西林钠他唑巴坦钠、头孢曲松钠、头孢他啶、头孢匹罗、头孢克肟、莫西沙星等抗感染治疗+激素治疗1个月（具体不详），体温降至正常，右眼红缓解、分泌物减少，眼痛、头痛、面部红肿、张口受限无明显缓解。2012年底再次发热、面部肿胀同前，Tmax 40℃，外院行右颊部肿块活检，病理（复旦大学附属肿瘤医院会诊）：增生的纤维脂肪结缔组织、横纹肌组织中见淋巴细胞、浆细胞呈灶性及散在浸润，局部伴淋巴细胞滤泡形成，免疫组化：淋巴细胞L26、PAX5、CD3、CD43部分（+），CD30个别散在细胞（+），CD21滤泡树突网（+），Ki67（+）<10%，符合炎症性改变。予左氧氟沙星、哌拉西林钠他唑巴坦钠抗感染，地塞米松抗炎治疗无缓解。2013年2月外院查血尿常规、肝肾功能大致同前，LD 173U/L；CRP 102mg/L；甲功、$β_2$-MG、RF、铁蛋白、免疫球蛋白+补体正常；AMA、ACL、G试验、血培养、T. SPOT-TB（-）；肿瘤标志物：CA125 98.41U/ml，CEA、AFP、CA19-9、CA72-4、CA15-3、Cyfra21-1、SccAg NSE正常；PET/CT：右颞

部及下颌软组织肿胀，腹膜后、右侧盆腔、右腹股沟多发淋巴结代谢增高，结合病史考虑炎性可能性大。予万古霉素、磷霉素、利奈唑胺、亚胺培南西司他丁钠抗感染治疗，发热、面部肿胀症状无缓解，逐渐出现右上睑下垂，右眼球活动受限至固定。2013 年 9 月外院加用泼尼松 20mg qd，体温降至正常，面部红肿有所减轻，但张口度仍逐渐缩小至 0.2cm。2013 年 10 月于常州市中医院行"右颞下间隙切开、探查、引流＋颞颌关节松解术＋右下颌支部分切除术"，术后张口度增加至 1.0cm；因细菌培养（送检物不详）提示 G+杆菌，先后应用哌拉西林他唑巴坦、奥硝唑、头孢地嗪、青霉素、氟康唑抗感染，及地塞米松 5mg →泼尼松 20mg qd 抗炎治疗，输注免疫球蛋白共 50g，体温控制可。后持续服用泼尼松 20mg qd，体温正常，面部红肿未进一步加重，张口度逐渐缩小至 0.2cm。2014 年 7 月外院查全身骨显像：双侧颅骨颞部、T_{11} 异常放射性浓聚灶；头平扫＋增强 MRI：右侧眼眶内、颞肌、咬肌、鼻咽部右侧壁不规则等 T_1、等及略长 T_2 信号，边界不清，炎性病变可能性大；双侧乳突炎，轻度鼻窦炎。2014 年 7 月至我院门诊就诊，当时有低热、咳嗽、咳痰等上呼吸道感染症状，查 ESR 89mm/h；hsCRP 148.9mg/L；ASO 正常；ANA 3 项（-）；抗 ENA：（-）；ANCA（-）。眼科超声：右眼后巩膜、眶内、部分直肌炎性病变不除外；眼科检查提示右继发性青光眼（右眼眼压 31.6mmHg）、右椎光症。为进一步诊治收入我院普通内科。

病程中偶有口腔溃疡，无光过敏、脱发、外阴溃疡、关节痛、口眼干、雷诺现象，无明显乏力、盗汗。目前进细碎食物及半流食，食欲好，精神、睡眠好，二便基本正常，体重无明显变化。

（二）既往史

左肾结石病史。2009 年车祸右腕骨折史。否认结核、肝炎等传染病史及接触史，否认食物及药物过敏史。

（三）个人史、月经婚育史、家族史

机械工人，接触"切削水"。已婚，G2P1，引产 1 次。爷爷因鼻癌去世。

（四）入院查体

生命体征平稳。浅表淋巴结未触及肿大。右侧面部肿胀，皮肤发红，上眼睑肿胀、轻度下垂，右眼球左右运动不及边，上下固定，左侧眼球运动正常，右侧瞳孔直径 3mm，左侧瞳孔直径 4mm，后复查双侧瞳孔等大等圆，双侧对光反射灵敏，粗测视力双眼正常，视野无明显异常。右侧颞部、颧部、咬肌部位软组织肿胀，皮温升高，无触痛，双侧颞下颌关节无压痛，张口受限，张口度约 0.2cm。心肺腹查体未见明显异常，肝脾不大。下肢不肿。神经系统查体未见明显异常，生理反射存在，病理反射未引出。

（五）诊治经过

患者入院当日漏服激素，眼睑肿胀明显加重、睁眼困难，继续服用泼尼松 20mg qd 后好转。完善常规检查。

血常规：WBC 8.94×10^9/L，NEUT 59.6%，Hb 87g/L，MCV 77.2fl，PLT 450×10^9/L，Ret 1.94%。

尿常规+沉渣：（-）；24hUP 0.11g。

肝肾全：Alb 33g/L，UA 360μmol/L，PA 150mg/L

凝血：Fbg 4.13g/L，余正常。

铁 4 项：SI 20.0μg/dl，TIBC 217μg/dl，铁蛋白 74ng/ml。

叶酸+维生素 B_{12} 正常。

ESR 58mm/h，hsCRP 31.32mg/L。肿瘤标志物 CA125 正常。

甲功 1+3：正常。

感染方面：G 试验、T. SPOT-TB 均（-）；PPD 试验（++）；TB 细胞亚群：B 细胞比例及计数降低，NK 细胞比例及计数降低；CD4+T、CD8+T 细胞比例及计数升高，CD4+T/CD8+T 比例正常。

免疫方面：免疫球蛋白+补体：C3 1.486g/L，余正常；肌酶谱正常；血清 IgG 亚类：IgG1 8420mg/L，IgG2 3590mg/L，IgG3 212mg/L，IgG4 725mg/L；sACE 正常；血清蛋白电泳及血免疫固定电泳（-）。

影像学方面。超声心动图：正常。胸部 HRCT：双肺多发纤维索条；所见肝顶小灶钙化。头面部增强 CT：右侧眼球外凸，球后软组织增厚，脂肪低密度影消失，肌锥内外间隙模糊，眼外肌及视神经增粗；右侧面颊软组织肿胀伴被包绕右侧下颌支部分骨质吸收（慢性感染?），肌肉间隙消失，炎症可能；右侧腮腺增大，其内多发异常强化（图 1、图 2）。肌电图+重复频率刺激：未见神经源性或肌源性损害，RNS 未见异常。7 月 29 日行腰穿：脑脊液清凉透明，压力 130mmH$_2$O，常规、生化、病原学、细胞学、TORCH、Hu-Yo-Ri 均（-）。

神经科会诊：①面部症状、眼球活动障碍考虑局部组织病变所致可能性大，不除外颅神经受累。病因方面，炎症、肉芽肿性病变、慢性特殊感染、肿瘤（淋巴瘤）等均需考虑，建议局部组织活检明确诊断。②必要时复查头 MRI 增强。

感染科会诊：①病因不明，建议完善活检，行六胺银、抗酸及奴卡等特殊菌染色以除外非结核分枝杆菌、奴卡菌、放线菌、真菌等感染可能；但病史及临床经过不支持感染。②建议积极活检明确诊断，除外肿瘤。

耳鼻喉科会诊：右面部肿胀待查、右卡他性中耳炎，右耳前区压痛区不考虑脓肿，上呼吸道未见相关病变。

口腔科会诊：右颞下窝肿物、右眶内肿物性质待定，有活检指征，但建议先考虑 CT 引导下穿刺活检，如不能穿刺可择期转科手术。

眼科会诊：右眶内占位，右眼球固定，右视网膜动脉细。建议行活检手术。8 月 4 日行右眶前肿物活检，病理：纤维血管及脂肪组织轻度慢性炎，刚果红、高锰酸钾刚果红染色（-）；病原学：细菌、真菌、抗酸染色、奴卡菌涂片+培养、放线菌培养、结核/非结核分枝杆菌核酸（-）。8 月 21 日行 CT 引导下右面部肿物穿刺活检术，病理结果：横纹肌及纤维结缔组织，部分横纹肌溶解，纤维组织增生伴玻璃样变，刚果红、高锰酸钾刚果红、抗酸染色、六胺银染色均（-），细菌、真菌、抗酸染色、奴卡菌涂片+培养、放线菌培养均

(-)。

治疗方面，入院后继服泼尼松 20mg qd，患者体温持续正常，面部症状有所波动，间断右耳前轻微肿痛。监测 ESR 逐渐降至正常，hsCRP 水平波动在 20～40mg/L 左右，8 月 29 日复查 hsCRP 44mg/L。经 8 月 27 日普内科专业组查房，考虑结缔组织病可能，淋巴瘤不除外，建议请眼科随诊，免疫内科会诊有无眶周肌炎可能。

眼科随诊：可考虑大剂量激素治疗（1.0～1.2mg/kg），加用羟苯磺酸钙、迈之灵、维生素 B_1 等治疗黄斑水肿。

免疫内科会诊：眶周肌炎有可能因炎症波及动眼神经造成眼球固定等情况，但造成骨质破坏者比较少见，需警惕其他疾病尤其是恶性肿瘤如淋巴瘤可能。可根据眼科意见加用足量激素。

神经内科随诊：患者目前眼面部情况考虑与局部组织病变有关，颅神经受累可能性小，建议眼科、口腔科、耳鼻喉科协助诊治。8 月 29 日起予泼尼松 60mg qd 口服，患者眼睑肿胀、眼球活动、面部红肿、耳根部疼痛较前好转，无发热等其他不适，张口度无改善。9 月 5 日复查血常规：PLT $318×10^9$/L，WBC $9.48×10^9$/L，Hb 94g/L。血生化：K^+ 3.7mmol/L，Alb 34g/L，ALT 13U/L。ESR：11mm/h，hsCRP 4.48mg/L。

患者发热，伴面部及眶内病变，诊断不清，治疗存在困难，特提请于 2014 年 9 月 10 日进行内科大查房。

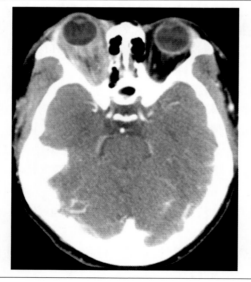

图 1　右眼球突出，眶周、球后脂肪密度明显升高，眼肌强化

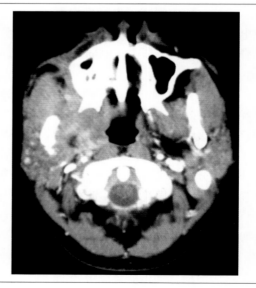

图 2　右侧咀嚼肌、颞肌肿胀明显，明显强化，脂肪间隙消失

二、讨 论

放射科高鑫医师：患者头面部 CT 可见右眼向前突出明显，眶周、球后脂肪密度明显升高，各条眼外肌走行基本正常。右侧咀嚼肌、颞肌脂肪间隙消失，肌肉肿胀明显。右侧颌骨下颌支与左侧不对称，缺失一块，但边缘整齐，结合病史考虑与 2013 年 10 月的手术有关，不似疾病骨骼受累表现。增强 CT 可见右眼眶周肌肉软组织不同程度的强化，以右眼泪腺、眼环下缘下直肌部分强化最为明显。右侧腮腺可见点状强化及血管影，远端指向病变区域，咀嚼肌强化不均匀，脂肪间隙强化不清晰。患者入院前曾在天坛医院行头部增强 MRI 检查，正常眶后应为等 T_1 等 T_2 改变，此患者眶后为不均匀的长 T_2 信号，右侧咀嚼肌短 T_1 脂肪信号消失，代之以等 T_1 信号，T_2 相显示不清。增强可见眶后肌肉软组织明显强化，咀嚼肌明显强化，与 CT 一致。胸部 HRCT 可见散在索条影，陈旧病变可能性大，与本次病程关系可能不大。从影像学表现上看，患者病变主要集中在右侧眶后、眶周、颌面部，考虑病变为炎症性病变可能，此外肉芽肿性病变亦可有此种表现，肿瘤方面实体瘤目前不考虑，非实体瘤如淋巴瘤方面，还需病理检查进一步明确。

普内科黄程锦医师：总结病例特点：患者青年女性，慢性病程。局部主要为右侧面部及逐渐累及到右侧眼部的病变，表现为张口、咀嚼肌、翼内外肌局部肌肉软组织的受累，以及右侧眼睑下垂、眼球固定、后巩膜炎及黄斑水肿表现。全身症状主要表现为与局部症状基本平行的间断发热，炎症指标升高，间断曾有呼吸道感染。局部曾有两次手术病史，病初抗感染+激素治疗有效，后应用激素治疗后临床症状可改善。患者目前诊断考虑局部炎症性疾病可能性大，结合患者病程和对激素治疗反应，考虑诊断：

1. 结缔组织病 ①局限部位肌炎：如眶周肌炎可能，支持点在于肌肉软组织病变，局部炎症明显，病理有横纹肌溶解表现，但不支持之处在于该病多为全身炎症反应的一部分，很少仅累及局部；②特殊血管炎：亦可能累及局部，患者病理图片上似可见血管壁有炎细胞浸润为支持之处，但无其他器官受累如肾脏、肺、皮肤等表现，考虑可能性小；③脂膜炎：患者有软组织肿胀表现，可能为非典型的脂膜炎，但患者肌肉受累突出，无皮肤、腹壁等常见部位受累，非典型的脂膜炎。总体来说，患者无明显多系统受累的证据，结缔组织病诊断的直接证据不充分。

2. 淋巴瘤 患者为单侧局限性病变，多次病理有炎性细胞浸润表现，外院病理曾见淋巴细胞、浆细胞浸润，有淋巴滤泡形成，PET-CT 可见局部 SUV 值升高最高 6.3，对激素治疗有一定效果，上述特点均需警惕淋巴瘤可能。但患者无明显淋巴结、肝脾肿大表现，且多次病理无明确证据证实淋巴瘤，目前难以诊断。

3. 特殊感染 患者病程中曾经有局部引流出"脓液"的情况，需警惕感染尤其是某些特殊感染的可能。但多次病原学方面的检查均无明确提示，曾有 G+球菌的培养结果，但培养物不详，且不能解释病情全貌。患者病程较长，一直呈局限受累表现，近一年未用抗生素、持续应用激素的情况下，病情无进展播散趋势，从临床上看感染性疾病可能性不大。

4. 结节病等肉芽肿性疾病 患者为局部病变，眼周围受累等表现符合肉芽肿性疾病，但患者肺部无特异病变，sACE（-），病理结果无相关提示，目前无证据。

5. 炎性假瘤　支持点在于局部软组织尤其是眼部的受累，但患者除了眼部之外尚有面部多处受累，较为广泛，难以用炎性假瘤解释。

6. 梅-罗综合征（Melkersson-Rosenthal syndrome）　以反复发作的周围性面瘫、面部肿胀及唇舌水肿、皱襞舌三联征为主要表现，发病与遗传性因素相关，病理为非特异的炎症表现。患者虽有右侧面部肿胀表现，但无明显面瘫及唇舌水肿表现，且该病很难解释单侧局部眼部病变。综上，此次提请内科大查房，主要目的是：①明确诊断：患者目前诊断不是很清楚，是否为结缔组织病或淋巴瘤？患者目前突出问题是眼肌受累和眼球固定明显，有后巩膜炎，曾有葡萄膜炎，进一步会怎样发展，是否会影响视神经和视力？这些都是目前面临的问题。②治疗方面，目前全身应用糖皮质激素治疗有效，能否在此基础上加用环磷酰胺等免疫抑制剂？同时，口腔局部张口受限的问题影响生活质量，会不会进一步导致咀嚼肌失用性萎缩，应如何解决，是否需要局部处理，以及进一步如何行功能锻炼，也需要明确。

感染内科葛瑛医师：患者入院期间曾两次请感染科会诊，一次是刚入院时，当时应用20mg泼尼松治疗，右眼睑水肿下垂、眼球固定等较为明显，第二次是此次查房前，已加用60mg泼尼松治疗，上述症状较前均好转。病例疑难，参加我科专业组查房意见：从患者临床表现上来说，病史较长，无明显诱因，既往体健，无慢性基础病、糖尿病及家族史，且病程中应用多种抗生素均无明显效果，各种组织、血培养、血清学、病原学方面也没有感染相关的证据，且感染性病灶局部压痛会很明显，患者近10个月未应用抗生素治疗，近期应用激素治疗，症状无加重，综合上述分析，目前不支持感染性疾病的诊断，考虑为非感染性炎症性疾病可能性大。

神经内科张君怡医师：该患者请神经内科会诊的主要目的是明确有无颅神经受累表现。患者有右眼肿胀、眼睑下垂、右眼球各向活动受限，右侧面部肿胀引起的右侧鼻唇沟略浅，双侧出汗是对称的，右侧面部针刺觉可疑过敏的表现。从神经系统疾病定位诊断来看，主要考虑神经病变、神经肌肉接头病变和肌肉病变。①神经病变：主要考虑有无Ⅲ、Ⅳ、Ⅵ颅神经病变，包括有无颅内病灶或海绵窦颅神经出颅路径有无问题。患者虽有眼球受限的表现，但无瞳孔问题，无海绵窦受累表现，腰穿无异常，目前颅神经受累的可能性较小。②神经肌肉接头病变：患者肌电图正常，RNS（-），无波动性病程表现，考虑可能性小。③肌肉病变：患者影像学上提示眼外肌局部肌肉异常，支持局部肌肉病变可能。综上所述，患者病变为局部肌肉病变可能性大，颅神经病变可能性小。

免疫内科赵久良医师：患者青年女性，病史2年，以面部肿胀、眼球固定、眶内组织病变及咀嚼肌受累为主要表现，辅助检查提示炎症指标升高，多次病理均提示炎症浸润性病变，未发现淋巴瘤及肿瘤证据，对激素治疗反应好。从患者临床情况来看，为炎症性疾病，可符合眶周肌炎或炎性假瘤的局部表现，但还是应该除外一些全身性的疾病造成的局部表现。该患者局部病变生物学行为有恶性倾向，需警惕淋巴瘤可能。此外，需考虑结缔组织病累及眶周可能，CTD累及眶周较为多见的是肉芽肿性多血管炎、IgG4相关性疾病等，但患者目前ANCA、IgG4均（-），暂不考虑。治疗方面，眼科针对眼肌的局部炎症以考虑加用足量激素治疗，我科同意目前治疗，必要时可加用免疫抑制剂如环磷酰胺治疗，注意警惕淋巴瘤可能。

口腔科石钿印医师：从目前患者诊断上看，为炎症性疾病，怀疑有炎性假瘤可能，但不能除外淋巴瘤。患者 PET-CT 曾见局部 SUV 值升高 6.5，可见于炎症性疾病及恶性肿瘤。目前治疗方面，考虑患者张口受限原因为咀嚼肌群肿胀或局部纤维增生可能。如为炎症性疾病导致的肌群软组织肿胀，患者受累肌肉较广，手术难以解决问题。如为纤维增生造成的改变，可考虑局部行颞颌关节松解。此外，患者影像学上表现局部骨质破坏可能与手术相关。若再作活检，可考虑颞下窝部位 CT 引导下介入穿刺深一些的组织，口腔科局部活检可能取不到这么深的组织。

眼科张美芬医师：从患者眼科问题来看，目前主要表现为上睑下垂、眼球固定、右上方巩膜壁变薄、发蓝，可能为炎症引起，视力、视功能尚可，眼科超声提示右眼四条直肌有肥厚表现。患者眼部肌肉病变可解释眼球固定的表现，同时肥厚的软组织炎性肌炎亦可以累及巩膜造成黄斑水肿、视神经上皮水肿的表现，但不影响视力，主要还是四条支配眼球运动的肌肉的影响。诊断方面考虑炎性病变可能大，淋巴瘤可能性小，虽然早期淋巴瘤不能除外。目前对激素反应好，可继续目前治疗，定期复查眼科超声，注意眼肌肥厚程度变化，如体征好转，可酌情加用免疫抑制剂。药物选择上，遵循免疫科意见，可考虑加用环磷酰胺或环孢素。

病理科任新瑜医师：该患者有两次病理标本。第一次为眶内肿物活检，可见纤维结缔组织、脂肪组织，其中有两条血管，周围有可疑的散在淋巴细胞，为非确定的淋巴细胞，有可能是周围纤维组织的细胞核，也许有一个淋巴细胞，炎症较轻，不足以诊断血管炎。患者病理上未见明显炎细胞表现可能与治疗相关。另外亦存在组织水肿，周围组织疏松、云絮状、薄云状，非典型淀粉样变均匀一致的粉染物，病理形态上非淀粉样变典型的血管壁周围均匀一致红染的表现，刚果红、高锰酸钾刚果红染色均为阴性，不支持淀粉样变诊断。当然，判定刚果红与高锰酸钾刚果红染色阳性结果具有一定的主观性，需结合临床表现、有无 M 蛋白等方面综合考虑，该患者从临床上和其他辅助检查上亦无明显淀粉样变特点。第二次为右颌面部肿物活检，可见致密纤维组织、横纹肌组织与云絮样纤维结缔组织相邻排列，染色较浅，可能与局部组织水肿有关，之间的空隙可能为水肿液，淀粉样变方面的特殊染色亦为阴性。此外，边缘的横纹肌有溶解坏死消失的表现，横纹肌内有炎性细胞，但无大量淋巴细胞浓集的类似淋巴瘤表现，小血管壁亦无明显病理改变，六胺银、抗酸染色等均阴性。综上，病理表现提示两种可能：①可能未取到真正明显的病变部位；②可能与治疗相关，炎症已减轻，故无特殊提示，而什么原因引起的水肿不清楚。

血液内科王书杰医师：患者主要以右侧面部和眼部受累为主要表现，取两次病变部位病理均无淋巴瘤方面明确证据。2012 年初患者最初起病的病史很重要，当时引流出脓液，为炎症；患者从 2013 年 9 月至今持续应用激素治疗，控制尚可，血沉正常，也不符合淋巴瘤的发展特点，故目前不考虑淋巴瘤诊断。进一步还应请口腔科、眼科继续随诊处理局部问题。

心内科严晓伟医师：询问王书杰医师，有些患者需要多次淋巴结活检甚至去世前才能诊断淋巴瘤，目前患者不能诊断为淋巴瘤，多次病理均为阴性，有没有可能是淋巴瘤"在路上"（on the way）的状态？

血液内科王书杰医师：一般此类缓慢发展的淋巴瘤，之前均会有长期慢性病毒感染的基础，比较明确的是慢性 EB 病毒感染与淋巴瘤之间的关系。但患者病变原发于头面部，也不似淋巴瘤典型表现。可完善 EB 病毒感染方面指标，完善骨穿+骨髓活检等进一步除外。

心内科严晓伟医师：询问免疫内科医生，目前患者局部炎症性病变明确，无感染证据，已加用足量激素，下一步免疫抑制剂是否需要应用，可以有哪些选择？

免疫内科刘金晶医师：患者诊断考虑眶周肌炎可能性大，血液科认为目前淋巴瘤暂不考虑，环磷酰胺、环孢素等免疫抑制药均可考虑，如无明确血管炎症据，可考虑应用甲氨蝶呤或环孢素，也可备选环磷酰胺。

普通内科曾学军医师：患者问题主要出在颌面部，右眼眼睑下垂、眼球运动问题突出，想请教眼科张美芬老师对进一步治疗获益方面有什么指导意见，以及有无神经受累的问题？此外，加用免疫抑制药对于患者激素减量有帮助，从抑制纤维增生的角度，似乎加用环磷酰胺较好，维持治疗可选择甲氨蝶呤。

眼科张美芬医师：加用足量激素后，询问病情患者自述整体有好转，进一步加强全身治疗对眶周病变、眼球固定等亦会有所帮助。同意曾学军老师意见，可以加用免疫抑制药治疗，对激素的减量有帮助，并且即便对 on the way 的淋巴瘤也有帮助。治疗目标上，视力并非主要问题，眼球运动的改善为目标，后巩膜炎、黄斑水肿以及 B 超下眼肌厚度为监测指标。神经受累不能除外，因为有眼睑下垂表现，最初的查体有右侧瞳孔稍小的表现。

血液内科王书杰医师：除全身用药外，口腔科、眼科方面能否有局部治疗手段，改善患者症状？

口腔科石钿印医师：如局部病变为周围肌群病变，处理起来可能较为困难，效果差，如主要为颞颌关节周围纤维增生改变，可考虑局部注射地塞米松，亦可考虑手术治疗。但二者区分起来比较困难，后续患者可以至康复理疗科行进一步康复训练。

眼科张美芬医师：在患者炎症趋于稳定之前，不建议先应用局部介入治疗如手术等，也许眼睛局部改善后，颞下颌局部病变也可改善，故可待控制全身炎症之后，再考虑局部处理，眼科方面可有球周注射激素的治疗。目前以口服激素+免疫抑制药治疗为主。

普通内科方卫纲医师：该患者在之前科内讨论时曾有两个印象，一是病史中曾有右侧球后占位情况，二是影像学见到右侧上颌支骨质缺损破坏表现。从今天讨论中放射科医师发言来看，患者球后可见眼肌炎症表现及其他软组织炎症表现，但患者无明显占位性病变如炎性假瘤的证据，此外患者右下颌支有部分切除病史，残余部分未见明显骨破坏。从这两方面看，之前有怀疑过的淋巴瘤，目前在这两方面病史上也缺乏相关提示。患者主要的问题是非占位性炎症性病变，感染性病变及肿瘤尤其是淋巴瘤目前均无证据。非感染性炎症方面，患者炎症受累部位包括眶周、眼肌、咬肌肌群，可考虑肌炎，但并非典型的多发性肌炎表现。治疗上目前可选择激素+免疫抑制药治疗。从这个病例中，我们有两个收获：一是各方面信息准确性的重要，二是临床上遇到类似的疑难病例要多加强相关科室的沟通协作。

三、转 归 随 诊

查房后完善骨穿+骨髓活检无淋巴瘤提示，血 EB-DNA 阴性。加用 CTX 0.4g 每周一次静脉输注，患者耐受良好，出院后继续泼尼松 60mg qd 口服、CTX 0.4g 每周一次静脉输液，患者面部肿胀消失，眼睑肿胀下垂、眼球活动障碍较前明显好转，张口度逐渐改善至 1.0cm，激素逐渐减量，继续门诊随诊中。

四、点 评

本患者最突出的一个特点是单侧面部病变，咀嚼肌、眼肌及周围软组织受累，慢性病程，病变逐渐扩展及进展，但范围仍相对局限，伴全身炎症反应，发热及炎症指标升高。经过多科对病情仔细地分析、讨论后，诊断倾向于眶周肌炎，多发性肌炎的一种特殊类型，但无典型肌炎近端肌、肢带肌受累的表现，因此需要鉴别慢性特殊感染、炎性假瘤、血管炎如肉芽肿性多血管炎（韦格纳肉芽肿）、结节病、淋巴瘤等，上述疾病经鉴别，目前均考虑可能性不大。面对这样的疑难病例，以下两方面很重要：①明确局部解剖，明确病理生理过程很重要。②多科的密切协作和反复沟通。在这个过程中，经过抽丝剥茧地分析和排除，事物的真相越来越清晰地呈现出来，面对疾病，各个临床和影像、检验科室的同事是同一个战壕里的战友。③疾病的发展、呈现是一个过程，我们对疾病的认识、解读也存在一个逐渐清晰的过程。有一部分肌炎伴发肿瘤存在，甚至在肿瘤被发现之前出现，此患者是否有"on the way"的淋巴瘤存在，仍需拭目以待，所以长期的随诊、密切观察、及时调整诊断及治疗是非常重要的。在这个长期的过程中，医生和患者也是一起行走在探究疾病和与之做斗争路上的战友。

（白　炜　黄程锦）

肾内科

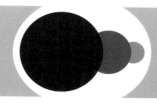

间断发热伴肉眼血尿2月，双下肢水肿1月余

这是一例因肾炎就诊，最终诊断为罕见的原发于骨髓的B细胞淋巴瘤的疑难病例，针对淋巴瘤化疗后病情有好转。

一、病例摘要

患者，男性，58岁。因"间断发热伴肉眼血尿2月，双下肢水肿1月余"于2014年8月15日入院。

（一）现病史

患者2014年6月初无明显诱因出现发热，多于午后达峰，T>38℃，伴咳嗽、咳白色泡沫痰，同时出现肉眼血尿、尿量较前减少，2014年6月5日于当地医院检查示"血压升高、血尿、蛋白尿、肌酐升高"（自述），予抗生素（不详）治疗后体温降至正常，余症状无缓解，并逐渐出现双下肢水肿、活动后喘憋。2014年6月15日就诊当地医院，入院后再次出现发热，每日午后Tmax38℃左右，不伴畏寒、寒战，有咳嗽、咳黄痰，查血常规：WBC 7.35→10.65×10⁹/L，NEUT% 76.4→78.9%，Hb 99→80g/L，PLT 170→183×10⁹/L；尿常规+沉渣：Pro（+++），Bil（++）。生化：Alb19g/L，Cr（E）170μmol/L。感染指标：乙肝5项：HBsAg、HBcAg、HBeAb均（+）。炎症指标：ESR 51mm/h，CRP 10.6mg/L。胸腹CT：两侧胸腔积液，右下肺膨胀不全，心包积液，右肺上叶肺大疱，腹腔积液。2014年6月27日于外院行肾活检，免疫荧光：10个肾小球，IgG（+）、IgA（-）、IgM（+++）、补体C1q（-）、补体C3（++）、FRA（-），沿毛细血管壁呈条带状沉积；光镜可见9个肾小球，系膜细胞和内皮细胞弥漫性增生，中性粒细胞浸润；肾小管上皮空泡及颗粒变性，灶状（约40%）上皮细胞刷状缘脱落，小灶状（约5%）萎缩；肾间质灶性水肿，小灶状淋巴、单核细胞浸润伴纤维化；小动脉管壁增厚；电镜：肾小球系膜细胞和内皮细胞增生，未见电子致密物，上皮细胞足突节段性融合；肾小管、肾间质无特殊改变，符合毛细血管内增生性肾小球肾炎。予头孢哌酮钠舒巴坦钠、左氧氟沙星抗感染（具体不详）后体温控制欠佳；建议患者使用激素治疗，患者拒绝，遂予托伐普坦、托拉塞米（具体不详）利尿治疗，患者双下肢水肿、胸闷等情况改善不明显，遂自动出院。之后仍间断低热，自行服用中药，双下肢水肿逐渐加重，并出现夜间不能平卧。2014年8月3日自觉喘憋明显，后逐渐出现意识不清，就诊当地急诊查"血常规 Hb85g/L；生化：K6.5mmol/L，Cr（E）290μmol/L，NT-proBNP 35000pg/ml，心肌酶正常"，诊断"急性心力衰竭"，经数次血滤治疗后意识好转，未再发热，水肿、胸闷、喘憋等症状缓解，2015 月 8 月 11 日复查 Cr（E）191.3μmol/L。为进一步诊治收入我院肾内科。

病来患者精神、睡眠、食欲差，偶有恶心、呕吐，尿量 500~800ml/d，粪便正常。

（二）既往史

自幼患有"腰椎结核"，40 余年前行腰椎手术，未规律抗结核治疗。体检发现"乙肝小三阳"20 余年，肝功正常。

（三）入院查体

T 37.1℃，P 92 次/分，BP 170/88mmHg，R 20 次/分，贫血貌，颈静脉充盈，肝颈静脉回流征阳性，右下肺呼吸音低，左肺底可及少量湿啰音，双下肢重度可凹陷性水肿。

（四）诊治经过

入院后完善检查。

【常规方面】血常规+网织红细胞：WBC 3.89×10⁹/L、NEUT% 57.3%、Hb 72g/L、PLT 226×10⁹/L、Ret% 1.73%；尿常规+沉渣：Pro 0.3g/L，BLD 200Cells/μl、RBC 284.9/μl、异常形态 RBC% 70%；生化：Alb28g/L、SCr190μmol/L、BUN 14.04mmol/L；24hUP 2.36~3.17g。

【感染方面】PCT、G 试验（-）；TB-Ab 弱阳性；T-SPOT. TB；痰六胺银染色、奴卡菌涂片、墨汁染色均（-）。TB 细胞亚群 8 项：CD4+细胞 494 个/μl，CD8+T 细胞有明显异常激活；乙肝 5 项：HBsAg（+），HBcAb（+），HBeAb（+）；HBV-DNA 52 IU/ml；CMV B19/EBV-IgM 均（-）；CMV-DNA、EBV-DNA（-）。

【肿瘤指标】AFP、CEA、PSA-T、PSA-F、CA15-3、SCCAg、TPS 均正常。

【免疫指标】ANA、抗 ENA4+7 项、ANCA、抗 GBM 均（-）。血冷球蛋白（-）。

【血液方面】血清蛋白电泳：M 蛋白% 2.1%，M 蛋白 1.10g/L；血、尿免疫固定电泳：IgMκ（+）；血清游离轻链：κ807.5mg/L，λ23.7mg/L，κ/λ34.1 ↑；24h 尿 KAP 定量 86mg。血涂片：未见明显异常。骨髓涂片：红系中、晚幼比例增高，红细胞轻度缗钱状排列，淋巴细胞比例减低（6%）；骨髓活检：骨髓组织中造血组织与脂肪组织比例大致正常，造血组织中粒红系比例大致正常，小片状小 B 淋巴组织浸润，考虑为惰性 B 细胞淋巴瘤（边缘带淋巴瘤）累及骨髓（图 1）；免疫组化：CD138（散在+），CD5（散在+），CD15（散在+），CD20（+），CD3（散在），MPO（+），*BCL-2*（+），CD21（-），Cyclin D1（-），Ki-67（index 20%），PC（-）。骨髓组织 IGH 重排：IgK（+），IgH（-），IgL（-），TCR 重排均（-）。

【影像学检查】胸腹 CT：心影明显增大，符合心功能不全改变，双肺纹理增多，双肺透亮度减低，考虑肺水肿可能，双肺多发肺大疱，两肺门及纵隔多发稍大淋巴结，双侧胸腔积液，右侧较多；腹膜后小淋巴结，腹部皮下水肿。超声心动图：左室肥厚，全心增大，二尖瓣中度关闭不全，三尖瓣轻度关闭不全，升主动脉及主动脉根部增宽，主动脉瓣及二尖瓣退行性变，主动脉瓣轻度关闭不全，肺动脉增宽，少量心包积液，LVEF 59%。泌尿系 B 超：双肾皮质回声增强。双下肢深静脉、双肾静脉 B 超未见明显血栓。PET/CT：全身骨代谢普遍均匀稍高，外周骨髓代谢亦增高，脾大且代谢增高（SUV1.8），符合淋巴瘤表现。

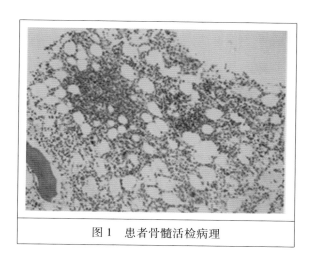

图 1　患者骨髓活检病理

　　肾脏病理符合毛细血管内增生性肾小球肾炎，而骨髓活检提示为惰性小 B 细胞淋巴瘤，PET/CT 亦符合淋巴瘤累及骨髓表现。患者肾脏病变与血液系统疾病是否相关，是否可用一元论解释疾病全貌，抑或存在共同发病因素尚不明确。提请 2014 年 12 月 3 日内科大查房。

二、讨　论

　　肾内科马杰主治医师：患者中年男性，慢性病程，慢性肾功能不全，既往有乙肝病史。肾脏病理提示毛细血管内增生性肾小球肾炎（图 2），血液 IgMκ 型 M 蛋白阳性。毛细血管内增生性肾炎多见于感染性疾病，一般会伴补体降低，该患者病程初期有呼吸道感染，但是随着感染控制，患者肾功能并没有好转，需考虑是否有感染之外的原因引起肾炎。入院后通过血游离轻链的检测，发现患者存在 IgMκ 型 M 蛋白，需要明确 M 蛋白的来源。中年男性，需除外多发性骨髓瘤、淋巴增殖性疾病等。通过骨髓活检高度提示骨髓组织 B 细胞来源淋巴瘤。淋巴瘤可合并多种肾脏损害，直接浸润较为常见，也可由于合并 M 蛋白出现继发淀粉样变、冷球蛋白血症引起的肾脏损害，部分患者也可出现膜增生性肾小球肾炎、膜性肾病等与免疫介导相关的肾炎，表现为毛细血管内增生性肾小球肾炎并不多见。该患者肾脏病理为毛细血管内增生性肾小球肾炎，血液检测未发现冷球蛋白，肾脏也没有淀粉样变表现，小管损伤不明显，建议患者复查肾脏活检，患者拒绝。该患者淋巴瘤与肾脏损害之间是否可用一元论解释，淋巴瘤是原发于骨髓还是转移至骨髓，请病理科、血液科、核医学科医师进一步分析。

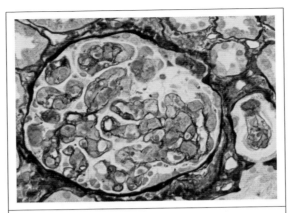

图 2   患者肾脏活检病理

病理科钟定荣医师：患者外周无淋巴瘤证据，骨髓活检组织较少，诊断淋巴瘤难度比较大。患者骨髓活检可见骨髓腔造血组织内造血成分均有，存在异常小淋巴细胞聚集。骨髓中片状 B 细胞分布为异常表现，免疫组化 CD20 为 B 细胞标记，明显阳性；*BCL-6* 为生发中心标记，散在阳性；CD3 为 T 细胞标记，散在阳性，为反应性表达；CD5 为髓系标记，散在阳性，明显较 CD20 少。CD21 为淋巴滤泡标记，表达阴性，提示并非良性病变。CD45 为较成熟粒细胞标记，MPO 相对原始粒细胞，均为散在阳性，提示意义不大。进一步行基因重排提示 B 细胞单克隆条带，T 细胞重排阴性，结合免疫组化考虑为小 B 细胞性淋巴瘤，该患者 Ki-67 20%，提示为惰性淋巴瘤。惰性小 B 细胞淋巴瘤包括边缘带淋巴瘤，黏膜相关淋巴瘤与此为同一大类，无特异性免疫组化标记，为除外性诊断。此外还包括套细胞淋巴瘤，小 B 细胞亚型，Cyclin D1 为其标记。小 B 细胞性白血病：患者骨髓涂片不符。淋巴浆细胞样淋巴瘤：B 细胞、浆细胞表达常对等存在，该患浆细胞表达 CD138 散在阳性，不符。排除其他小 B 细胞淋巴瘤后，考虑该患者为边缘带淋巴瘤。

核医学科霍力医师：该患者 PET/CT 提示中央骨髓摄取值稍增高，且外周骨髓摄取值较中央更高，本身无法确定是否为骨髓受累表现，然其 Ki-67 指数较低 SUV 值可增高不明显，结合骨髓活检结果考虑为淋巴瘤累及骨髓。右侧腋窝淋巴结摄取增高，形态无明显肿大，SUV 值增高不明显，假阳性可能性大，意义不大。心脏摄取增高，左室明显，然室壁摄取不高，淋巴瘤累及心脏多见右心房受累，该患者心脏无明显占位，考虑上述病变与心功能不全相关。左肺透光度增大，左肺下叶胸膜下摄取增高磨玻璃影，SUV 增高不明显，非典型淋巴瘤，然淋巴瘤肺部受累表现多种多样，不能除外为淋巴瘤受累可能。脾脏较肝脏 SUV 值高，为淋巴瘤受累或反应性改变。淋巴瘤细胞浸润肾脏常可致肾脏增大，SUV 值升高，该患并无该表现。皮肤腰背部摄取增高，考虑带状疱疹所致。

血液科王书杰医师：通过病理医师的详细介绍，患者骨髓活检病理诊断淋巴瘤明确，分型存疑，原发于骨髓淋巴瘤少见。患者无明显外周淋巴结肿大，淋巴瘤相关症状，PET/CT 未见肾脏明显占位、高摄取，极易漏诊。淋巴瘤与肾脏疾病关系密切，可导致各种类型肾小球病变。机制各不相同，部分与 M 蛋白相关。Ⅱ 型冷球蛋白血症有潜在 B 细胞增殖性疾病，如巨球蛋白血症、惰性非霍奇金淋巴瘤（小 B 细胞淋巴瘤为其中一种），往往于骨髓中发现单克隆性细胞<10%，一般无明显症状，肾外表现可有血管性紫癜、关节炎、外周神经病等。肾脏病变可表现为膜增生性肾小球肾炎，免疫荧光可见单克隆 IgM，多克隆 IgG 及补体。临床可表现为慢性肾小球肾炎，肾病综合征，急性肾功能不全等。患者不能除外冷球蛋白可能。治疗方面：B 细胞性淋巴瘤，建议予 R-CHOP 方案化疗。该患者接受 CHOP 化疗后病情稳定，目前评估预后较早，因经济原因不能用利妥昔单抗，仍推荐患者接受 R-CHOP 方案化疗。

肾内科于阳医师： 冷球蛋白检测可呈间断阳性，且其相关肾脏损害虽多以膜增多见，未必均表现为膜增，应重复血清冷球蛋白检测。

肾内科陈丽萌医师： 淋巴瘤与肾小球病变关系可概况为三大类：①直接与淋巴瘤或 M 蛋白血症相关：如淋巴瘤肾脏浸润、淀粉样变、轻链沉积病等。②免疫介导损伤：包括膜增生性肾小球肾炎、膜性肾病等。③获得性 Fanconi 综合征，为肾小管对轻链摄取代谢异常相关。该患者诊断目前仍存在疑点，冷球蛋白检测存在假阴性可能；该患者外院肾活检免疫荧光、电镜结果有矛盾，免疫荧光可见肾小球有 IgM、IgG、补体 C3 等沉积，但电镜下未见免疫复合物沉积，相互矛盾，必要时可重复肾穿。患者毛细血管内增生性肾小球肾炎与冷球蛋白血症相关或与 M 蛋白血症相关尚难以明确。

普通内科曾学军医师： 倾向于以一元论解释患者疾病全貌，副肿瘤综合征为肿瘤性疾病分泌特殊物质、免疫介导等导致其他系统受累，若膜增生性肾小球肾炎常合并有肿瘤性疾病，毛细血管内增生性肾小球肾炎或许亦可合并肿瘤发生，不否认与对两者联系认识不足相关。

免疫内科张奉春医师： 冷球阴性的冷球蛋白血症诊断需谨慎，如无肌病皮肌炎、M 蛋白阴性的 POEMS 综合征等，需有该疾病典型其他表现，然该患者并无冷球蛋白其他肾外表现、肾脏病理亦不符，难以诊断冷球蛋白肾损害。认为患者行 CHOP 化疗后病情有所好转，仍考虑以淋巴瘤相关肾损害一元论解释更为恰当。

肾内科李明喜教授： 患者肾脏表现为毛细血管内增生性肾小球肾炎。典型冷球蛋白血症肾脏损害表现为膜增生性肾小球肾炎，电镜下可见不定型的纤维样或微管样结构物质沉积，与该患者病理表现不符。且该患血清中冷球蛋白检测阴性，诊断冷球蛋白肾损害证据不足。综上讨论，患者肾脏病变不能除外与 B 细胞性淋巴瘤相关，CHOP 化疗后肾脏病变有好转趋势，考虑以一元论解释，可继续观察化疗反应。目前患者诊断尚存有疑问，必要时可重复肾穿进一步完善肾组织光镜、电镜、免疫病理等检查。

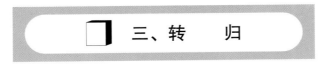

三、转归

患者未使用利妥昔单抗化疗，采用 CHOP 化疗后肾功能未再恶化，病情稳定。

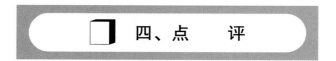

四、点　评

　　该患者淋巴瘤伴肾损害，肾脏科医生通过血液及尿液单克隆蛋白检测及骨髓活检明确了真正的病因，多科协作在这位患者诊治中得到了充分体现。

（张可可　马　杰）

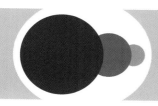

间断双下肢水肿 15 年

这是一例病变涉及泌尿系统、内分泌系统和骨骼系统的青年男性病例，分别的表现为长期持续的蛋白尿，全垂体前叶功能减退，骨代谢异常和先天性股骨头发育不良。综合考虑患者的临床表现，将肾脏、内分泌和骨骼病变难以用目前已知的一元论解释；大查房考虑本患者可能是一种极罕见的单基因遗传病或是基因微缺失/微重复综合征。在明确基因诊断并能够对因治疗前，治疗先予以对症，即内分泌替代治疗、肾脏病变和股骨病变的对症治疗等。

一、病例摘要

患者，男性，38 岁。主因"间断双下肢水肿 15 年"，于 2013 年 11 月 22 日收住北京协和医院。

（一）现病史

1998 年始无明显诱因出现双足对称可凹性水肿，渐发展为全身水肿；当地医院查尿蛋白（+++），肾功能正常，间断中药治疗，水肿反复出现。2003 年查 24h UP 2.4g，使用雷公藤、来氟米特治疗 2 个月、苯丁酸氮芥治疗 1 个月（具体剂量不详），水肿无明显好转。2004 年，使用泼尼松 10mg，2 次/天，水肿渐减轻，尿蛋白转阴；3 个月后泼尼松渐减至 1.25mg，2 次/天，再次出现双足水肿，随后自行停药。2005 年 5 月，再次因水肿于外院静脉输注糖皮质激素治疗 1 个月（具体用药不详），自诉尿蛋白转阴，双足水肿明显好转。此后间断因双下肢水肿辗转于多家医院，查尿蛋白阳性，肾功能正常，血白蛋白降低（具体不详），诊断为"肾病综合征"，因顾忌激素不良反应，未进一步治疗。2013 年 11 月就诊于本院肾内科门诊，查 24h UP 8.46g；血生化示白蛋白 32g/L，血钙 2.76mmol/L，尿酸 436μmol/L。内分泌门诊查甲状腺功能示：TSH 6.28 mIU/L↑，FT4 8.90 pmol/L↓，FT3 4.13 pmol/L，A-Tg 1509.00 IU/ml；性腺激素水平：FSH 0.00 U/L↓，LH 0.00 U/L↓，E2 68.44 pmol/L，TSTO 4.35nmol/L↓，PRL 113.8μg/L↑，GH<0.01 nmol/L↓，IGF-1<25.0 ng/ml↓；ACTH 3.52 pmol/L↓，血 F 0.79 μg/dl↓，UFC 0.00 nmol/24 h↓。鞍区平扫+增强 MRI：垂体柄发育不良，垂体后叶异位。

（二）既往史、个人史、家族史

患者系第 2 胎第 2 产，足先露经阴道产，出生体重 5.0kg，身长不详，出牙、走路、坐起时间与同龄人相仿，身高增长速度始与同龄人相仿，1998 年（23 岁）骨龄 13 岁，25 岁左右停止生长。4、5 岁时出现下蹲困难，渐出现双髋双膝痛，8 岁诊断为"股骨头坏死"，相继行"左股骨血管移植术+右髋滑膜切除术"，术后双下肢不等长，膝外翻。2005 年查垂体前叶激素（生长激素、甲状腺轴、性腺轴、肾上腺轴）水平低减，泌乳素水平升高，磁共振成像（MRI）示"垂体发育不良，空蝶鞍综合征"（2007 年于外院行垂体 MRI 示"鞍区内占位性病变，考虑鞍内囊肿"？），诊断为"垂体前叶功能减退"，曾使用雄激素、溴隐亭治疗数月。当时查甲状旁腺素升高，血钙、磷正常，超声提示双肾结石，诊断为甲状旁腺功能亢进。5 岁时有一次脑外伤史。家族中否认遗传疾病及类似病史，患者身高明显高于父母及同胞兄弟。

（三）入院查体

血压 132/80mmHg，身高 187 cm，体重 100kg，体重指数（BMI）28.60kg/m²，上部量 87cm，下部量 100cm，指间距 185cm。估计肾小球滤过率（eGFR）108.92ml/min。手指尺偏畸形，鸡胸，肋缘外翻，脊柱侧凸，双下肢不等长，双膝外翻，无胡须、腋毛生长，阴毛 I 期，睾丸偏小。心肺腹体征（－），双下肢轻度水肿。

（四）诊治经过

入院查血常规正常；生化示 AU 32 g/L，Cr 103 μmol/L，尿素氮 7.39 mmol/L，UA 461 μmol/L，TC 5.86 mmol/L，TG 2.82 mmol/L，LDL 3.79 mmol/L，Na^+ 140 mmol/L，K^+ 4.6 mmol/L，Cl^- 109 mmol/L；ACY 22.3 μmol/L↑；肿瘤标志物（－）。尿常规示 BLD 25 个/μl，Pro 0.3g/L；24h 尿蛋白 7.94g↑，尿 $β_2$-MG 1.010mg/L↑，尿氨基酸定性（－），U-NAG 14.6U/L↑，尿 NAG/肌酐 2.20U/mmol↑。

凝血功能及免疫功能：PT 14.3 s↑，INR 1.25↑，APTT 40.7 s↑，APTT-R 1.51↑，正浆（1:1，1:0.5）均可纠正。凝血因子活性检测示 FX 52.4%↓，FⅡ 78.7%↓，FⅧ:C、FⅨ、FⅦ、FⅤ 正常。血尿免疫固定电泳（－），系统性血管炎相关自身抗体谱（－），血清 IgG 亚类（－），LA（－），尿轻链 KAP 2.30 mg/dl↑，LAM 10.50 mg/dl↑。

内分泌相关检查：甲状腺功能示 FT4 9.80 pmol/L，FT3 2.40 pmol/L，TSH 2.686 mU/L。性腺轴功能示 FSH 0.8 U/L，LH 0.00 U/L，E_2 35.50 pmol/L，TSTO 5.08nmol/L，PRL 52 μg/L。

骨代谢相关指标：血清钙（清蛋白校正后）3.02 mmol/L↑，血清磷 0.81 mmol/L，ALP 98 U/L，PTH 193.0 ng/L↑，游离钙（pH7.4 校正后）1.37 mmol/L↑，25 羟维生素 D3 5.1 ng/ml，1,25-二羟维生素 D3 48.25 pg/ml，血清 I 型胶原羧基端肽 β 降解产物（β-CTX）0.9 ng/ml↑，24h 尿钙 2.39 mmol，24h 尿磷 20.13 mmol。

超声检查：超声心动图示左房增大。腹部超声示轻度脂肪肝，脾大。泌尿系超声示双肾多发结石。颈部超声检查示甲状腺未见明显异常；右甲状旁腺区实性占位。

影像学：头颅正侧位片未见异常。胸腰椎正侧位片示脊柱侧弯，骨质密度减低。双手正位片示双手骨质密度减低，双侧第 1 近节指骨可见骨皮质破坏，左 3~5 指骨变形。双下肢全长负重相示双下肢各骨骨质密度减低；双侧股骨头坏死；左膝关节及左踝关节改变，双侧胫腓骨略向内侧弯曲。胸腹盆 CT 平扫示双肾内点状致密影；腹膜后多发淋巴结。甲状旁腺显像示右甲状旁腺中叶放射性浓聚。头颅 MRI+磁共振血管造影（MRA）未见明显异常。骨密度提示骨量减少。

内分泌科会诊后考虑全垂体前叶功能低减，遂给予泼尼松 5 mg 每天一次，左甲状腺素钠 12.5 μg 每天一次替代治疗。

（五）大查房时患者状况（2013 年 12 月 11 日）

患者目前一般情况可，未诉明显不适。精神、食欲、睡眠好，尿便正常，体重无明显改变。

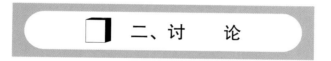

二、讨　论

肾内科陈罡医师：患者为青年男性，慢性病程，临床上主要有以下几方面表现：①肾脏疾病：大量蛋白尿，尿红细胞较少，血白蛋白>30g/L，病程中治疗不规律，曾使用激素治疗，效果较好（水肿减退，尿蛋白转阴）。病程长达 15 年，但肾功能尚可，存在近端肾小管受损。血电解质正常、pH 正常，说明肾间质功能正常；临床无多尿表现，尿比重正常，亦说明肾小管稀释浓缩功能正常。肾脏疾病定位在肾小球，肾小管间质受损较轻。关于病因，进行了继发因素筛查，排除了感染、肿瘤、免疫相关肾脏受累，考虑可能为原发性慢性肾小球肾炎。②垂体疾病：患者有垂体前叶激素（生长激素轴、性腺激素轴、甲状腺轴、肾上腺轴）水平减低，PRL 升高，影像学表现垂体小，后叶异位，垂体柄中断，提示垂体柄阻断综合征（pituitary stalk interruption syndrome，PSIS）。③骨代谢异常：患者自幼出现佝偻病体征（鸡胸、肋缘外翻），8 岁时诊断“股骨头坏死”，23 岁时骨龄仅有 13 岁，本次入院后检查发现甲状旁腺功能亢进，血 PTH、血钙升高，血磷正常，超声提示双肾多发结石，骨密度提示骨量减少，甲状旁腺超声及显像示甲状旁腺结节；而 2005 年检测指标示血钙、磷正常，血 PTH 升高。④心血管系统：胸片示主动脉迂曲，患者指间距与身高接近，曾考虑马方综合征可能，但超声心动图检查心脏和大血管无异常发现。⑤凝血功能异常：入院后几次检查，均有 PT 和 APTT 延长，筛查凝血因子发现 FⅡ、FX 缺乏，因凝血功能异常未能纠正，未予肾穿刺活检。

上述多系统病变是否具有相关性？能否用一元论解释多个系统受累？考虑有几种可能：①甲状腺功能减退相关性肾损害：患者病程中伴甲状腺功能减退，且 A-Tg 阳性，曾考虑自身免疫性甲状腺疾病（autoimmune thyroid disease，AITD）相关肾病综合征，病理机制为甲状腺球蛋白和甲状腺微粒体抗原在肾小球基膜外沉积导致原位免疫复合物形成，也可能存在循环免疫复合物机制，最常见的肾病病理类型为膜性肾病，诊断需行肾穿明确。②生长激素轴异常导致的蛋白尿：患者的低生长激素水平难以解释目前的身高，且患者幼年时生长速度与同龄人相仿，甚至偏高，怀疑其是否存在生长激素水平正常或升高阶段，之后才出现生长激素水平减低。生长激素升高会使肾血流量增多，肾小球滤过率增多，近曲小管功能亢进，而高血流量、高滤过、高压力会损伤内皮，导致系膜、系膜基质增生，从而造成肾小球损伤。给动物模型注射生长激素，可模拟高滤过、高灌注肾血流状态，进而导致肾小球肥大，这可以解释蛋白尿的原因。而生长激素水平低减导致蛋白尿仅检索到一篇文献，该病例幼年出现生长激素减退，后期使用生长激素替代治疗，青少年时期发现肾损害，病理类型为局灶节段性肾小球硬化（focal segmental glomerular sclerosis，FSGS），其肾损害是否与生长激素低减有关，尚不得而知。③性腺轴异常导致肾病综合征：可见于 Denys-Drash 综合征和 Frasier 综合征，是 WT1 基因突变，常染色体显性遗传，其中 Denys-Drash 综合征可分为完全型和不完全型，出生后数月或 2 岁前发展为肾病综合征，激素、免疫抑制剂治疗无效，4 岁前迅速进展至终末期肾病（end-stage renal disease，ESRD），多伴生殖器假两性畸形和肾母细胞瘤。Frasier 综合征，发病年龄较 Denys-Drash 晚，存在蛋白尿或肾病综合征，病理以 FSGS 为主，缓慢进展，30 岁左右发展为 ESRD，也多伴有生殖器假两性畸形、性腺胚细胞瘤。该患者临床表现与上述两个综合征不符。④性腺轴、甲状腺轴合并肾小管功能异常 Barbet-Biedl 综合征：该综合征为常染色体隐性遗传，患者一般有青春期性发育不良，肾小管间质病变，部分患者可合并甲状腺轴异常，常进展至肾功能衰竭，进展较前两种综合征缓慢。然该类患者一般特征性表现，如矮小、肥胖、视网膜色素变性和多指畸形，在本患者均未体现，且本患者有大量蛋白尿，小管间质病变级别轻，为不支持点。⑤佝偻病+肾结石+肾小管功能异常 Dent 综合征：该综合征为 X 连锁隐性遗传，存在小管间质病变，近端小管重吸收功能下降明显，可出现蛋白尿，但通常不超过 2 g，以小分子蛋白成分为主，这类患者尿钙排泄增多明显，多数患者出现佝偻病和肾多发结石。肾功能随年龄增长逐步降低直至肾功能衰竭。本例患者存在大量蛋白尿，近端肾小管受累级别轻，尿钙不高，因此不支持 Dent 综合征。

如果本患者多系统受累用一元论解释不通，只能考虑用多元论解释。

内分泌科伍学焱医师：患者有全垂体前叶功能减退，垂体前叶功能重建尤为重要。患者大量蛋白尿可能与甲状腺功能低下有关，因为甲状腺功能低下可引起黏膜水肿，肾脏滤过膜也会受损，从而影响通透性，即 AITD 相关肾病综合征，为此甲状腺功能替代治疗可能会降低尿蛋白。甲状腺激素可先从小剂量补充，糖皮质激素应优先补充或与甲状腺激素同时补充。生长激素补充不是为了终身高而是为了提高生活质量，儿童和成年人具体治疗方案及标准不同，可先从重组人生长激素 0.5 U 开始给予，逐渐过渡到 1U，大约 1 个月就会有明显的变化。性激素补充也能够改善患者生活质量，甚至恢复生育能力。对患者而言，垂体功能重建的前景非常好，大约半年到一年时间，患者各方面便会有显著改善。

垂体前叶功能低减的病因，一方面考虑与患者出生时的产伤（机械性损伤）有很大的相关性，另一方面则可能与先天性遗传因素有关。至于本患者在生长激素缺乏的情况下为什么会有较高的身高，可能是因为骨骺闭合晚，骨骼长期缓慢生长，一直生长到 25 岁左右，也可能与中途用过短暂的性激素有关。

内分泌科胡明明医师：患者以垂体前叶功能减退为内分泌异常主要表现，影像学表现为经典的垂体柄阻断三联征：垂体小，垂体柄中断，后叶高信号异位。PSIS 是具有鞍区 MRI 特征性改变（垂体柄中断或变细或不连续、后叶高信号异位、小垂体），以垂体功能减退为主要表现的临床综合征，垂体后叶功能一般正常，这是因为垂体前叶、后叶的胚胎学发生和血液供应不同。垂体前叶发生在原始口腔外胚层，是内分泌器官，接受下丘脑释放激素和抑制因子控制，血供来自垂体门脉系统；垂体后叶由间脑神经外胚层向下生长形成，下丘脑视上核和室旁核分泌的抗利尿激素和催产素经垂体柄内的下丘脑垂体束输送至垂体后叶储存并释放入血液循环，血供来自颈内动脉小分支。后叶神经轴突损伤后回缩至正中隆起后方，以致其功能可以不依赖垂体柄的完整性，目前国外尚无合并中枢性尿崩症的案例报道，国内有几例合并中枢性尿崩症的报道。

早期认为 PSIS 与围产期事件导致的下丘脑-垂体区域损伤相关，后来一些研究发现部分 PSIS 患者有家族遗传倾向，PSIS 患者常合并小头畸形、小阴茎、隐睾等颅外发育畸形表现，均提示可能存在先天性因素。近期认识到 PSIS 可能是先天性垂体功能减退的一种特殊表现类型，先天性垂体前叶功能减退可以是任何激素轴孤立的功能减退，目前报道的 PSIS 均具有生长激素缺乏（GHD），或单一生长激素缺乏（IGHD）或联合性垂体激素缺乏（CPHD），两者基因表型不同，该患者为全垂体前叶功能减退，即 CPHD。

CPHD 与垂体发育转录因子突变有关，或与染色体微缺失有关：①基因突变：目前报道突变率约 5%（包括 HESX1、LHX4、OTX2 及 SOX3 突变），近期报道 PROKR2、TGF、SHH 等突变，其中后 2 个基因与前脑无裂畸形有关，此类患者可表现为单门齿；②染色体微缺失：目前报道染色体 7q21.31 微缺失与之相关。

临床上还可做兴奋功能试验进一步明确 PSIS 诊断，功能试验可定位缺陷的部位是垂体还是下丘脑，若促甲状腺素释放激素（TRH）刺激能兴奋说明病变在下丘脑，若不能兴奋说明病变在垂体，PSIS 因功能阻断而导致垂体功能减退，因此能够兴奋。

至于患者身高问题，如果生长激素缺乏不严重，且性激素缺乏较重，则骨骺闭合晚，骨骼生长时间延长，可以解释患者身材较高，但这种骨骼往往质量不好，有 PSIS 患者身高大于 170 cm 的报道。

关于替代治疗，各轴替代顺序不同，应首先替代糖皮质激素，然后依次为甲状腺激素、生长激素、性腺激素（儿童和成人用药不同，因为儿童还要考虑对骨龄的影响）。该患者目前已给予泼尼松、左甲状腺素钠、十一酸睾酮注射液替代治疗，重组人生长激素（rhGH）尚未使用，因为不知道股骨头坏死是在活动期还是非活动期，目前看还是稳定的，所以可以用适合成人水平的 rhGH 替代治疗。

患者同时存在高泌乳素血症，可以用 PSIS 解释，但有文献报道 PSIS 也可合并泌乳素腺瘤，本患者不符合，可再查几次 PRL，对高泌乳素血症，暂不处理。

骨代谢异常到底是原发性甲状旁腺功能亢进还是三发性甲状旁腺功能亢进，目前尚不能完全明确，比较常见的引起三发性甲状旁腺功能亢进的继发因素为慢性肾功能不全或营养性维生素 D 缺乏，患者有佝偻病体征，提示存在维生素 D 缺乏，若考虑原发性甲状旁腺功能亢进还需筛查多发性内分泌腺瘤病（multiple endocrine neoplasia，MEN）。该患者目前甲状旁腺结节自主功能活跃，且定性定位明确，可请外科会诊评估手术指征。

骨科李晔医师：通过详细查体，患者有明确的双髋关节病变，主要表现在外旋及屈曲受限，但从骨科诊疗常规看，这种股骨头坏死不需急诊或限期手术，患者目前股骨头坏死的症状并不突出，应该属于择期手术的范畴，可于骨科门诊定期随诊。另外，关于股骨头坏死的分期，由于缺乏之前的影像学资料，难以分期，只能结合患者目前的症状及炎症指标评估。患者脊柱侧凸畸形，不是很严重，也无需纠正，定期随诊即可。

股骨头坏死的病因，患者有很明确的产伤史，因此不能排除机械性损伤所致；其他一些少见原因，如微血管血栓或脂肪栓塞，对本患者暂不考虑。

血液科蔡华聪医师：通过凝血化验单，可以看出该患者主要存在 PT 和 APTT 延长，要明确原因，需要做两个检查：即刻和 2 h 纠正试验。如果即刻和 2 h 纠正试验均能纠正应该考虑凝血因子缺乏；若即刻能纠正，2 h 纠正试验不能纠正应该考虑凝血因子抑制物的作用；若即刻和 2 h 纠正试验均不能纠正提示可能存在循环抗凝物作用，如狼疮抗凝物。

患者凝血因子 FⅡ、FX 均下降，其中 FX 下降幅度具有临床意义。临床诊断不仅要看实验室检查，还要结合病史，通过询问了解到患者 20 年前，曾有反复鼻出血病史，但鼻出血的特异性不高，以往检查凝血功能曾正常，近期穿刺部位有些淤斑，无内脏及皮肤黏膜出血表现，否认家族阳性史，且凝血因子下降幅度不大，综上考虑凝血功能异常更倾向于获得性，而非先天性。

凝血因子缺乏的原因，一般首先考虑肝功能不全，但在这种情况下常有多种凝血因子缺乏，而少有单一凝血因子缺乏。在某些特殊情况下会有 FX 缺乏，如呼吸道感染、存在狼疮抗凝物、急性髓系白血病及恶性肿瘤等，可能会有一过性或短暂的 FX 缺乏，但本患者无上述表现，实验室检查也不支持。淀粉样变可同时有蛋白尿及凝血因子缺乏，但实验室检查及患者病程及治疗效果均不支持淀粉样变。目前看内分泌、肾脏的基础病变似乎与凝血无太大相关。如果行肾穿、手术等有创操作，需要纠正凝血，可用新鲜冷冻血浆或凝血酶原复合物替代治疗，治疗靶目标为纠正至 10%~15% 正常水平，但患者已超过此水平。从理论上说，如果仅是单纯 FX 缺乏，以患者目前的凝血因子水平行有创操作没有问题；患者在凝血因子现水平下的出血单纯用 FX 缺乏解释是不够的，是否有其他原因，如局部血管因素，可行有关检查，但目前能做的恐怕只有出血时间。

儿科邱正庆医师：该患者共有三个系统受累，分别是骨骼、内分泌和泌尿系统。最早出现的是双股骨头发育异常，表现为在学龄前期即有下蹲困难，双髋双膝关节疼痛，虽然外院诊断为"双侧股骨头坏死"，但像这类没有其他明确病因的对称性股骨头病变首先应该考虑先天性股骨头发育不良，后者通常为骨骼系统发育异常的表现之一。先天性骨骼系统发育异常除了股骨头发育不良，通常还有脊柱畸形，长骨干骺端增粗等表现；且大多数患者矮小，而本患者身高高于家族预期值，考虑可能与同时存在内分泌疾病有关。

综合考虑患者的临床表现，将骨骼、内分泌和肾脏病变用目前已知的一元论解释几乎不可能。从遗传学角度分析，患者骨骼改变最有特殊意义，最能提示此病与基因突变密切相关；而临床医生相对熟悉的骨骼发育不良性疾病通常不会合并垂体功能减低和蛋白尿，本患者很可能是一种极罕见的单基因遗传病或是目前尚未报道过的基因微缺失/微重复综合征。建议首先选择检测手段较简单和便宜的比较基因组杂交，明确是否有微缺失/微重复存在，如果阴性，可以进一步进行全基因组外显子检测，建议选择有资质和经验的公司，此项检测结果的解读远比试验技术本身重要。另外，即使病因是基因突变，治疗仍然采用对症，即内分泌替代治疗、肾脏病变和股骨病变的对症治疗等。

北京协和医学院基础医学研究所张学教授：染色体微缺失/微重复一般涉及多个基因，临床上常常有明显的发育或智力异常，而该患者发育异常似乎可用 PSIS 解释，如果将 PSIS 归咎于遗传性染色体异常，正如以上内分泌科医师所言，目前有基因突变及 7 号染色体微删除导致 PSIS 的报道，但本患者其他系统的异常表现，如凝血障碍无法用常见的引起 PSIS 的染色体或基因异常解释。建议将复杂问题简单化，将 PSIS 所能解释的临床症状剔除，再考虑剩余的临床表现是否可用其他疾病解释；若不能，同意儿科邱正庆医师意见，可能为某个遗传综合征，建议行染色体筛查。

肾内科叶文玲医师：感谢各位的精彩发言，这次查房收获颇丰，使我们明确了下一步诊疗方案：①肾穿刺活检：肾穿刺病理对于明确病变类型的作用无可替代，且血液科蔡华聪医师也明确提出，就该患者而言，凝血是可以纠正的，继续纠正出凝血异常创造条件进行肾穿刺活检；②遗传学检查：刚才讨论结果仍倾向于该患者存在遗传问题，因此希望在治疗的同时尽所能明确基因诊断。

三、转　归

大查房后进一步完善肾穿病理：免疫荧光为 3 个小球，IgM（++），弥漫的系膜区颗粒样沉积；光镜病理提示节段性系膜细胞增生，可见少量球性硬化，无节段性硬化，小管间质灶性损害，血管病变较明显，小动脉弹性纤维增生明显。病理诊断：局灶节段性肾小球硬化症，合并肾小动脉硬化。抽取患者及亲属血样行遗传学检查，尚未能明确致病基因。治疗方面以垂体前叶激素替代治疗为主，按照内分泌科会诊意见泼尼松 5 mg 每天一次，左甲状腺素钠 25 μg 每天一次，十一酸睾酮 250 mg 每周一次（2013 年 12 月 16 日始），rhGH 1U 每天一次（2013 年 12 月 16 日始）。肾脏疾病方面加用雷公藤 20mg 每日 3 次控制蛋白尿。

门诊随访期间继续垂体前叶激素替代治疗，雷公藤逐渐减量，2014 年 6 月随诊，雷公藤减量至 10mg 每日 3 次，患者一般情况可，无特殊不适，查体血压 130/80mmHg，双下肢无明显水肿。测 24hUP 0.87g，血 Alb 35g/L，血 SCr 102μmol/L。

四、点　评

蛋白尿是肾内科常见症状，在临床工作中具有相对固定的诊断思路，然而本病例合并两种罕见的内分泌和骨骼系统病变，综合分析难以用目前已知的一元论解释。通过总结，在临床思维方面我们也有新的收获：①虽然不能将一元论绝对化，但它仍是重要的诊断原则，当目前已知现象不能完美解释病情，而患者又存在诸多先天性因素的蛛丝马迹时，我们应考虑进行遗传学检测；②对于不常见的肾外表现，应积极请相关科室协助诊治，可避免走弯路，并在多方探索中得到新的诊治启示；③无论病例疑难还是简单，密切随访都非常重要；尽管进一步的遗传学检测未必能给出尽如人意的解答，但"求索"本身正是医学发展的动力。

（王文博　陈　罡）

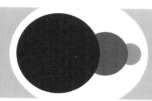

双下肢水肿 1 个月，加重伴抽搐 1 天

这是一例以肾病综合征起病，同时伴随血液系统和神经系统等多系统损害的青少年女性病例，结合抗体检查和肾脏病理明确诊断为系统性红斑狼疮。有别于一般狼疮患者的特点在于该患者短时间内多发动静脉栓塞事件的发生，结合抗磷脂抗体谱结果，考虑诊断为灾难性抗磷脂综合征不除外，通过充分抗凝、针对原发病的激素冲击、人免疫球蛋白和环磷酰胺使用，以及血浆置换等积极治疗，患者未再有新发血栓事件。

一、病例摘要

患者，女性，15 岁。主因"双下肢水肿 1 个月，加重伴抽搐 1 天"，于 2013 年 12 月 6 日收住北京协和医院。

（一）现病史

2013 年 11 月初患者无诱因出现双下肢水肿，外院查血 WBC 9.6×10^9/L，LY 0.83×10^9/L，Hb 63g/L，PCT 73×10^9/L，Alb 21g/L，SCr 52μmol/L；尿 BLD（++++），24 h UP 9.5g；补体 C3 0.43g/L↓（0.79~1.52 g/L），C4 0.046g/L↓（0.16~0.38 g/L）；ANA（+）1∶1000，抗 ds DNA（+）312U/ml，抗 ENA、抗补体 C1q 抗体（-）；狼疮抗凝因子 IgG、Ig（+），梅毒血清反应（+）1∶8；梅毒螺旋体抗体（-）；抗人球蛋白试验（+）；肾穿刺活检病理示Ⅲ型狼疮性肾炎。诊断：系统性红斑狼疮（SLE）。自 2013 年 11 月 8 日开始使用甲泼尼龙 48mg/d 治疗，2013 年 11 月 11 日患者出现右侧腰腹痛，当时 SCr 44μmol/L，PLT 83×10^9/L，激素加量为甲泼尼龙 80mg/d；此后肌酐逐渐升至 134μmol/L，血小板逐渐降至 26×10^9/L。2013 年 11 月 15 日 CT 血管成像示右肾静脉、下腔静脉血栓形成。静脉给予人免疫球蛋白、低分子量肝素，血小板增至 187×10^9/L，肌酐降至 76μmol/L。2013 年 11 月 25 日患者再次出现腰腹痛，左侧为著，腹部 CT 示左肾静脉血栓。考虑不除外肝素相关性血小板减少症（HIT），2013 年 11 月 29 日停用低分子量肝素，予阿加曲班抗凝静脉点滴。2013 年 12 月 5 日出现右侧颜面及右上肢抽搐，伴意识丧失，于本院急诊就诊，予脱水、镇静治疗后缓解。测脑脊液压力 295mmH₂O，脑脊液常规、生化（-）；头颅磁共振示颅内静脉窦血栓不除外。2013 年 12 月 6 日收入本院重症医学科。

（二）既往史、个人史、家族史

无特殊。

（三）入院查体

血压 140/60mmHg。神清语利，库欣面容，双肺呼吸音清，未闻及干湿性啰音，心率 87 次/分，律齐，各瓣膜区未闻及病理性杂音，腹平软，全腹无压痛、反跳痛及肌紧张，双下肢轻度可凹性水肿。

（四）诊治经过

入院后查血 Cr 123μmol/L，ANA（＋）均质型 1∶640，胞浆型 1∶80，抗 dsDNA、抗 ENA（－），ACL IgG、抗 β_2GP1 IgG、快速梅毒血清学试验（－）。SLE 诊断明确，抗磷脂综合征（antiphospholipid syndrome，APS）不除外，2013 年 12 月 7 日开始激素冲击治疗，甲泼尼龙 1g/d×3d，继而减量为 60mg/d；静脉用人免疫球蛋白 20g×3d，阿加曲班静脉泵入抗凝。2013 年 12 月 10 日左侧腰痛加重，伴尿量减少，迅速发展至无尿；肌酐迅速升至 578μmol/L，予透析支持，继续阿加曲班抗凝，按需血液透析。2013 年 12 月 16 日转入肾内科，腹盆 CTA 示双侧肾静脉、下腔静脉血栓，右下肺动脉栓塞。考虑灾难性抗磷脂综合征（catastrophic antiphospholipid syndrome，CAPS）可能性大，于 2013 年 12 月 17 日至 21 日、2013 年 12 月 23 日分别行血浆置换共 6 次，同期送检抗磷脂抗体示总抗 β_2GP1 抗体强阳性。患者腰腹痛改善，血小板逐渐回升至正常范围，经肝素抗凝过渡至华法林抗凝，维持国际标准化比值（INR）2.0～3.0。静脉使用甲泼尼龙 60mg/d，2 周后减量为 40mg/d（静脉）×2 周，此后规律减量，每 3 周减量 4mg；分别于 2013 年 12 月 17 日及 2013 年 12 月 22 日予静脉环磷酰胺 200mg，共累积 400mg；12 月 27 日至 29 日再次静脉给予人免疫球蛋白 10g/d×3d。患者淋巴细胞持续偏低，波动于（0.12～2.5）×10⁹/L，CMV DNA 2000 拷贝/ml，2013 年 12 月 27 日开始加用更昔洛韦×3 周，CMV DNA 转阴，淋巴细胞恢复至 0.6×10⁹/L；2014 年 1 月 13 日加用口服环磷酰胺 50mg/d，1 周后复查淋巴细胞降至 0.4×10⁹/L，停用环磷酰胺（共累积 0.4g），此后复查淋巴细胞波动于（0.3～0.5）×10⁹/L，暂未再加用环磷酰胺，复查 CMV DNA（－），骨髓涂片示骨髓增生活跃。针对肾衰竭，由按需血液透析逐渐过渡至规律腹膜透析，患者尿量逐渐增加至 400～600ml/d。复查双肾静脉超声，双肾静脉血栓已再通。针对颅内病变，入院后予甘露醇脱水、降颅压，2014 年 1 月 3 日腰穿示颅内压 245mmH₂O，脑脊液常规、生化（－），考虑颅内压升高不明显，且应用脱水药可能影响残余肾功能，未再应用脱水降颅压药物。复查眼底：未见视乳头水肿。

（五）大查房时患者状况（查房日期：2014 年 2 月 26 日）

规律腹膜透析，病情平稳，血压波动于 130～140/90～100mmHg，心律齐，心率 80～100 次/分，心前区未及杂音；双肺呼吸音清，未及明显干湿啰音；腹平软，剑下轻压痛，无反跳痛；肢体及颜面不肿。

二、讨论

肾内科陈罡医师： 患者青少年女性，急性病程，以水肿起病，后期病情急性加重。从肾脏病的角度出发，患者存在水肿、大量蛋白尿和低白蛋白血症，符合肾病综合征。除此之外，患者病程中还表现出多系统损害的特点，包括：①血液系统，表现为贫血和血小板减少；②神经系统，表现为抽搐，腰穿提示颅高压。在免疫指标方面，患者抗核抗体阳性，补体下降，快速梅毒血清学试验假阳性，以及总抗磷脂抗体阳性，肾穿病理明确提示Ⅲ型狼疮性肾炎。根据以上，患者诊断SLE明确。

该患者病情加重期间，核心的临床问题是：短时间内多发血管栓塞，包括的部位有双侧肾静脉、下腔静脉血栓、右下肺动脉栓塞，以及可疑的颅内静脉窦。部位多发，动静脉均受累。结合抗磷脂抗体强阳性（外院监测和我院末次监测间隔12周），APS诊断明确。SLE基础上出现APS，考虑为继发性APS。

严格说来，患者尚不能明确诊断CAPS，后者的诊断标准较为严格，确诊需满足：①栓塞事件发生在3个或3个以上的脏器或组织；②栓塞事件同时发生或在一周内发生；③组织病理证实小血管栓塞；④实验室检查发现抗磷脂抗体。该患者符合诊断标准中的第1和第4条，但无法证实不同部位的栓塞事件在一周内发生；而肾穿病理取材于血管栓塞发生前，当时未发现小血管栓塞的表现，在血管栓塞发生后，鉴于抗凝的必要性，没有适合组织活检的部位和时机。综上，我们只能考虑患者CAPS不除外。

从肾脏病角度出发，当患者出现急性肾损伤、血小板减少和神经系统病变时，CAPS需与血栓性血小板减少性紫癜/溶血性尿毒症（TTP/HUS）相鉴别。后两者的特点是微血管病性溶血、血小板减少和脏器缺血表现。发热和神经系统表现更多见于TTP，而HUS的肾脏表现更突出。血涂片发现破碎红细胞是TTP/HUS的典型表现，而该现象在CAPS中少见。ADAMTS-13活度的下降多见于TTP，补体途径的异常多见于HUS，而抗磷脂抗体则为诊断CAPS的关键点。该患者抗磷脂抗体阳性，结合多部位较大血管栓塞的特点，不考虑TTP/HUS。

在APS的治疗中，抗凝是至关重要的。在患者肝素抗凝过程中，一度出现血小板下降，此时需鉴别APS病情未控制还是出现HIT。在Ⅱ型HIT中，肝素与血小板表面的血小板因子4结合，形成免疫复合物，进而诱发栓塞和血小板下降，与APS的致病过程存在相似之处；而有文献报道，在未使用肝素的抗磷脂抗体阳性患者中，有10%同时发现抗肝素/血小板因子4抗体，更是增加了两者的鉴别难度。但不管是APS未控制还是HIT，从机制上分析，治疗上均应加强抗凝，必要时可使用非肝素类的抗凝剂。该患者历经阿加曲班的使用阶段，后续在血小板恢复过程中再度启用肝素，最终过渡为华法林抗凝，而在再次使用肝素期间，血小板未进一步下降，因此考虑该患者肝素抗凝初期的血小板下降源于APS未控制而非HIT。

该患者CAPS不除外，其一线治疗除了需积极抗凝外，还可考虑激素冲击，二线治疗包括血浆置换和IVIG使用，其他可能的治疗选择包括溶栓、取栓和利妥昔单抗使用。对于继发于 SLE 的 CAPS，治疗过程中免疫抑制药的使用也是必要的。该患者历经激素冲击、IVIG、充分抗凝，以及血浆置换后，病情趋于稳定，但后续联合使用环磷酰胺的过程中，出现白细胞和淋巴细胞下降，进一步的免疫抑制治疗存在一定的顾虑。

查房目的：①肝素使用出现血小板下降时，HIT 和 APS 的鉴别手段？②狼疮患者在激素使用期间出现抽搐，客观检查不除外静脉窦血栓，如何鉴别狼疮脑病，可逆性后部白质脑病还是静脉窦血栓导致？③CAPS 患者出现多部位栓塞形成时，除充分抗凝外，外科治疗的手段和时机？④后续免疫抑制治疗的选择和力度？

血液科庄俊玲医师： 本患者病情复杂，SLE、APS 诊断明确。血液科方面的问题主要是血小板降低的原因。如果不追寻后续情况，从一开始鉴别 HIT 或 APS 是非常困难的。

HIT 发生机制有二：肝素直接与血小板结合，引起血小板聚积消耗；肝素还可与血小板表面的血小板因子 4 结合，形成免疫复合物，导致血小板聚集、激活和血栓形成。

HIT 很少出现严重血小板降低，停用肝素后血小板数量可迅速恢复。诊断依据 4T 评分，包括 Thrombocytopenia，即血小板减少 >50%，最低值 $\geq 20 \times 10^9/L$；Timing，即血小板减少出现于应用肝素后 5~14d；Thrombosis，即血栓形成；以及除外其他原因导致的血小板减少。HIT 在外科患者中的发生率约 5%，多见于骨科、心外科手术后；而内科患者的发生率仅为 0.5%。因此，本患者发生 HIT 的可能性是比较低的。

本例患者抗凝过程中不断新发血栓形成，是 HIT 还是原发病抗凝不充分？鉴别 HIT 与 CAPS/APS 的困难之处有如下 5 点：两者均可在抗凝治疗过程中出现；多以静脉血栓为主；均伴有血小板减少，且机制相近；血透及血浆置换对两者均有效；均可能并发弥漫性血管内凝血。本患者 APS 诊断明确，HIT 在内科患者发生率低且罕有动脉血栓；更重要的是，当再次尝试肝素并未诱发血小板下降。因此，本例血小板减少的原因仍主要考虑 APS 所致。

但患者病情中仍存在疑点。为什么首次应用肝素过程中血小板先恢复正常随后下降？为什么更换阿加曲班后血栓加重？个人认为这与原发病进展迅速相关，血液中存在大量自身抗体，单纯抗凝不足以逆转病情。此外，患者在外院应用阿加曲班抗凝治疗欠充分，每天两次静脉点滴难以达到有效的抗凝作用，对这类患者，阿加曲班应持续静脉泵入，并在应用过程中监测部分活化凝血活酶时间（activated partial thromboplastin time，APTT）。

再次强调，不管 APS 还是 HIT，血小板下降都不是抗凝禁忌证，血小板越低越要坚持抗凝，才能抑制血栓形成，这个风险需要临床医生和患者一起承担。

神经内科谭颖医师： 该患者神经系统的临床表现和特点主要有以下几方面：定位诊断方面，患者在肾静脉血栓诊治过程中出现头痛、抽搐、颅内压升高等一系列表现，可定位于广泛大脑皮层、皮层下白质，以及脑脊液循环系统；定性诊断方面，患者为青年女性，急性起病，表现为双侧对称性比较高的皮层及皮层下损害，结合基础病，考虑为后循环可逆脑病综合征。其影像学表现为双侧大脑半球，对称性，双侧枕叶、顶叶皮层下白质受累，更有文献报道可累及到基底节区和脑干、小脑。后循环可逆脑病综合征是基于影像学的诊断，是一组以头痛、意识障碍、视力下降、症状性癫痫为主临床表现的临床综合征，可伴随颅内高压；高危因素包括高血压、肾功能不全、围产期和免疫抑制药使用，因此多见于内分泌科、肾内科、免疫科、妇产科和急诊科。该病与其他疾病的鉴别主要依赖头颅 MRI ADC 系列，呈血管源性水肿改变，提示颅内压调节功能失代偿导致的间质水肿。后循环可逆脑病综合征预后比较好，治疗上需去除诱因，包括高血压、肾病、水钠潴留等。部分患者在应用环磷酰胺等细胞毒类药物后可出现突发的意识障碍，头颅MRI提示上述病变，对于这类患者，类似的或引发症状的细胞毒性药物应尽量避免。此例患者发生症状性癫痫前，没有使用环磷酰胺类细胞毒性药物，因此药物因素不占主导。综合来说，后循环可逆脑病综合征临床高度怀疑，但确诊依赖影像学连续观察，经去除诱因，影像学改变完全可逆。

本患者颅内压升高非常明显，第一次颅内压为295mmH$_2$O，1个月后复查仍升高明显，存在视乳头水肿，需考虑颅内静脉窦血栓形成。本患者影像学提示左侧横窦、乙状窦显影不充分，临床存在高凝倾向。颅内静脉窦血栓发生率虽然低，但导致颅内高压非常明显，且会导致静脉性梗死和静脉性脑出血，其高危因素包括避孕药、肿瘤、高凝状态等。急性期治疗主要是抗凝，低分子肝素优于肝素，但若患者颅内高压严重，或合并脑出血，随时可能需要开颅减压，肝素可能是更优选择。颅内出血或者血小板减低，都不是停用抗凝药物的指征；如果临床非常不适合抗凝，也要充分评估，因为停用抗凝药同样存在很大风险。一般病情平稳后，予口服华法林抗凝，目标INR 2.0~3.0；如果高凝因素持续存在，需长期抗凝甚至终身抗凝；如果高凝因素已去除，也需要抗凝至少3个月。静脉窦血栓除了系统抗凝，也可采用静脉内局部溶栓，但文献报道还不太多。抗血小板治疗不作为常规推荐。另外，静脉窦血栓容易合并癫痫发作。预防性抗癫痫治疗不推荐，但如果临床上已经出现过一次癫痫，并且出现颅内水肿、梗死或器质性损害，癫痫再发的概率还是很高的，在这种情况下建议加用抗癫痫药，时间建议在初次发病后用药并维持1年。颅内高压也可以导致视乳头水肿，严重时会出现视力下降、视野缺损，甚至失明，治疗上需加强脱水，有条件的话可以进行颅内压监测，必要时可以考虑开颅减压。如果慢性颅内高压得不到很好的解决，可考虑使用脑室腹腔分流，如果对眼底视乳头影响很大，也可以考虑视神经鞘减压，以保留视力。

综合来看，本患者颅内静脉窦显影不充分，有颅内高压表现，考虑颅内静脉窦血栓形成可能性大，建议维持抗凝治疗，定期复查眼底，神经科随诊。

血管外科吴巍巍医师： 该患者累及到循环系统的主要问题是多发血栓形成。回顾整个发病过程，2013年11月11日，患者首先出现右侧腰腹痛症状，11月15日发现右肾和下腔静脉血栓，考虑此时血栓刚刚开始形成。外院给予低分子量肝素治疗后肌酐很快恢复正常，血小板增多至正常；但11月25日又出现左侧腰腹痛症状，当地医院CT提示左肾静脉血栓，因伴随血小板下降，外院考虑HIT可能，予阿加曲班抗凝治疗。但阿加曲班应用中有一个很重要的问题，即忽略APTT监测而单凭经验性用药，常无法达到充分抗凝的效果，本例患者由于伴随血小板降低，应用抗凝也相对保守。2013年12月5日患者来本院急诊科就诊时，肾静脉血栓已3周。12月7日至10日曾应用激素冲击治疗，此期间可以看到，APTT一直维持在40~50s。12月10日左右患者再次出现左侧腰痛加重伴肾功能恶化，此时肾静脉血栓已经4周，错过了溶栓或取栓的最佳时间窗，因此建议加强抗凝治疗，把APTT维持在更高目标。此后，随着血浆置换等对原发病的治疗，患者病情逐渐趋于平稳，且考虑HIT临床并不特别支持，又从阿加曲班过渡至低分子肝素抗凝，最后过渡至华法林抗凝。

从患者整个治疗过程可以看出，患者血栓以静脉系统为主要受累部位，反复发作，病程迁延。血栓的治疗，不外乎抗凝、溶栓和取栓治疗。抗凝治疗是血栓治疗中最重要的部分，除非患者有明确的抗凝禁忌证。抗凝药物包括普通肝素、低分子量肝素等，对于病情复杂的患者，相对于低分子量肝素，肝素持续泵入更为可调、可控、可逆。若为 HIT 患者，需考虑阿加曲班，但在阿加曲班应用中需注意抗凝是否到位。此外一些新抗凝剂，如利伐沙班，目前无应用于肾静脉血栓治疗的证据，适应证局限于骨科手术围术期血栓预防，除非对一些特殊患者，如 AT-Ⅲ 缺乏患者，因肝素和低分子量肝素都需通过 AT-Ⅲ 途径，新抗凝剂更适合这类患者。

溶栓或取栓治疗血栓的地位稍微靠后，这些治疗到底能否使患者获益尚存争议。一些传统临床研究的终点都是肺栓塞或死亡，但越来越多的临床研究倾向于将研究终点设为对器官功能的保护。因此，关于溶栓治疗，目前有一些有争议的结论，但证据尚不充分。我们认为，对于年轻患者，若无出血倾向，且能耐受溶栓，可考虑溶栓治疗。系统溶栓治疗对周围静脉血栓缺乏循证医学证据。导管溶栓将溶栓导管插至血栓部位灌注溶栓药物，使药物和血栓充分接触，对于 2 周内的血栓治疗效果最佳，血栓越新鲜，治疗效果越好。由于导管溶栓的循证医学证据并不充分，存在出血的风险，因此更多应用于年轻患者，而对于老年患者更倾向于相对安全的抗凝治疗。

取栓治疗传统的方式是切开取栓，但目前在静脉血栓中应用较少，值得一提的是近年应用于血栓治疗的机械血栓抽吸装置，机械抽吸相对于导管溶栓可以更快地开通堵塞血管，但临床证据也不够充分，目前国内暂无被批准使用的器械。

血栓的治疗可参照 2012 年美国胸科医师学会（American College of Chest Physicians，ACCP）和 2011 年美国心脏学会（American Heart Association，AHA）血栓治疗指南。指南建议，对急性静脉血栓，初始治疗低分子量肝素优于普通肝素。如果患者发生外周静脉血栓，从证据上看抗凝治疗优于手术治疗。如果没有抗凝禁忌证，不推荐使用下腔静脉滤网；对于有抗凝禁忌的患者才考虑放置滤网。若可去除诱因，建议抗凝 3~6 个月，但若无法去除，抗凝需长期维持，甚至终身抗凝。

综上，对本例患者，应首选抗凝治疗，除非抗凝失败或存在抗凝禁忌证，否则不考虑下腔静脉滤器。新鲜血栓形成 2 周内可考虑溶栓治疗。新的治疗方式尚需要更多的证据。

风湿免疫科赵丽丹医师：患者青年女性，多系统受累，多种自身抗体阳性，系统性红斑狼疮诊断明确。系统受累方面较为特殊的是两点：①中枢神经系统，影像学提示双侧对称的大片长 T_2 信号，符合血管源性水肿影像学特点，倾向考虑后循环可逆脑病综合征，经过治疗若 3 个月后复查影像上述病变消失，则更支持。患者存在狼疮基础、急性肾衰竭，以及急性肾衰竭过程中的血压波动，都是后循环可逆脑病综合征的易患因素。SLE 患者更容易出现后循环脑病，因 SLE 血管炎对血管内皮的损伤，容易出现血管渗漏，在血压波动的情况下更是如此。此外，一些治疗 SLE 的免疫抑制药物，如大剂量激素、普乐可复、环孢素等都可能致血压波动。后循环系统对血压的调节能力较差，因此病变更易出现在后循环，但前循环供血区也可受累。此外静脉窦血栓，影像学有证据支持，也较明确。对于此患者，后循环脑病和静脉窦血栓可认为是神经精神狼疮（neuropsychiatric systemic lupus erythematosus，NPSLE）的表现形式，虽患者脑脊液常规、生化检查均为阴性，影像学并非颅内多发缺血灶这样典型的血管炎表现，并非常见的典型 NPSLE，但 NPSLE 可有多种表现形式。①抗磷脂综合征（APS），患者多次多部位血栓形成，并有磷脂抗体阳性，APS明确，但治疗较为棘手，经激素冲击、人免疫球蛋白、环磷酰胺、积极抗凝等，仍不断有新发血栓，经血浆置换才使病情得到较好控制。是否存在CAPS的可能？就需要对APS和CAPS进行分析，目前本院能检测的抗磷脂抗体包括：ACL、抗β_2GP1抗体、狼疮抗凝物（lupus anticoagulants，LA）。常规检查APTT延长、且正常血浆不能纠正，是抗磷脂抗体存在的提示，需要进一步检测抗磷脂抗体。抗磷脂抗体不仅见于APS，还见于很多其他情况，如病毒感染、梅毒、莱姆病等，因此诊断APS需抗磷脂抗体重复检测阳性，间隔需超过12周，并且对滴度有所要求。

IgG型抗磷脂抗体与血栓的相关性最强，IgA型和IgM型抗磷脂抗体阳性率较低，和血栓的关系不如IgG型抗体密切。

关于APS血栓形成有"两重打击学说"，抗磷脂抗体的存在是第一重打击，但往往需要在一些其他因素，如感染、吸烟、制动、怀孕、围产、口服避孕药等作为二重打击，才会出现血栓。如本文患者，在APS基础上，还存在肾病综合征，以及可疑的HIT，这些高凝因素可能促进了血栓反复形成。

CAPS在APS中的发病率不到1%，死亡率很高，特点是在1周内3个或3个以上的器官或系统受累，以小血管受累为主，病理至少一个器官有小血管栓塞的证据。结合本例患者，临床以大血管血栓为主，虽有3个以上脏器受累，但血栓形成前后时间跨度较长，不符合CAPS主要特点，但多栓塞部位，临床过程凶险，考虑CAPS不能完全除外。

无论原发还是继发性APS，抗凝都是最主要的治疗手段，继发性APS还需积极治疗原发病。在原发病治疗中，免疫抑制药首选羟氯喹，但要结合其他脏器受累情况。羟氯喹有一定的抗血小板作用，还能拮抗激素的血糖、血脂紊乱，减少高凝因素，可作为合并APS患者首选的免疫抑制剂。此外，由于CAPS病情危重，发病快而急，死亡率高，在充分抗凝的基础上，可予以激素冲击治疗，同时静脉用人免疫球蛋白、血浆置换治疗。近年来美罗华在CAPS治疗中也有成功的先例，对于特别危重患者，血浆置换效果不佳，可以尝试应用利妥昔单抗。治疗所推荐的抗凝目标，对于静脉血栓，INR应控制在2.0~3.0；对于动脉血栓，INR应控制于3.0左右。对于单次血栓，抗凝疗程至少3个月至半年，通常主张半年；如果是多部位血栓，血栓部位超过3处，或反复血栓形成，则需考虑终身抗凝。总体来说，抗凝疗程没有特别公认的方案，尚需大样本观察。

就本例患者，治疗上给予了积极抗凝，但由于可能的HIT，抗凝受到一定影响。原发病的治疗经过积极的激素冲击、环磷酰胺、血浆置换、IVIG已趋于稳定，针对APS可加用羟氯喹；目前虽有淋巴细胞偏低，在一定程度上影响了环磷酰胺的规律应用，但对于多个重要脏器受累的SLE，环磷酰胺仍是首选免疫抑制药物，骨髓涂片提示骨髓增殖良好，可在监测血常规情况下尝试间断应用小剂量环磷酰胺；若无法耐受，可以考虑霉酚酸酯，但后者同样存在骨髓抑制的可能，需密切监测。环孢素、普乐可复容易引起后循环可逆脑病综合征，对淋巴细胞的抑制也很强，暂不作为优先考虑。

肾内科李明喜医师：该患者病情危重，经过积极治疗，最终趋于平稳，但同时也留下了治疗遗憾和思考：①正确诊断是成功治疗的保证，但面对危重病人时，合适的治疗时机转瞬即逝，此时的正确处理方式应为：把握治疗的大方向并采用积极手段，同时在后续治疗中进一步完善诊断。比如，APS 的诊断条件需要抗磷脂抗体间隔 12 周阳性，而该患者的激素冲击、IVIG、抗凝和血浆置换需要在第一时间尽快使用。②成功的救治应包含脏器功能的保护。我们应思考：患者再次新发肾静脉血栓时，是否能有更加积极的干预手段？在面对下一个类似患者时，我们会怎么做？③危重患者的救治过程中，多科合作和参与十分重要。

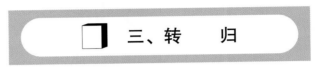

三、转　归

2014 年 5 月随访：患者规律腹膜透析，原发病治疗激素规律减量至 30mg/d，间断使用环磷酰胺，累积剂量 2.2g，口服华法林抗凝，血小板计数稳定，未出现新发血栓事件。

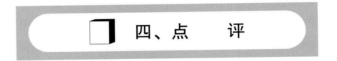

四、点　评

本例病例在短时间内多发血栓事件发生后，考虑灾难性抗磷脂综合征不除外，该病凶险，死亡和合并症的发生率极高，经过充分抗凝，以及针对背景狼疮病因的免疫抑制治疗和血浆置换，最终病情发展得以控制。但其中也存在一定的遗憾：由于双肾静脉的血栓形成，患者最终肾衰竭并依赖透析治疗，若能把握最佳的溶栓或取栓时间窗，发展和应用更先进的取栓技术，能够实现该患者更好的预后。

（乐　偲　陈　罡）

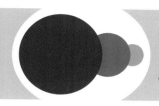

上腹部胀痛、上眼睑肿胀 10 年，双下肢水肿半年

这是一例以自身免疫性胰腺炎、肾病综合征为主要临床表现的中老年男性病例，伴泪腺肿胀、颌下腺肿胀、双侧桡动脉闭塞等多系统表现，检查发现血沉、γ球蛋白、IgG4 升高，最终以活检部位 IgG4+浆细胞明显增多明确诊断为 IgG4 相关疾病。IgG4 相关疾病的血管受累以腹部大血管为主，本例存在外周血管病变，有别于一般的 IgG4 相关疾病特点，但不能肯定其和原发疾病的相关性。

一、病例摘要

患者，男性，59 岁。因"上腹部胀痛、上眼睑肿胀 10 年，双下肢水肿半年"，于 2014 年 3 月 9 日入院。

（一）现病史

患者 2002 年 12 月无诱因出现上腹部胀痛、陶土样粪便、巩膜皮肤黄染及双侧上眼睑外侧肿胀。外院腹部 CT 提示"胰头占位"，行开腹手术，术中见胰头与大动脉粘连，故行"胆肠吻合术"。术后便色恢复正常，巩膜皮肤黄染、眼睑肿胀消退，但遗留上腹轻度胀痛（较术前减轻）。同年外院行胰腺穿刺细胞学活检，未见肿瘤细胞。2007 年，多次出现午后头晕、心悸，饮"可乐"后缓解，检查空腹血糖正常，餐后血糖升高，午后血糖降低，诊"2 型糖尿病"，予胰岛素和口服降糖药治疗，症状好转。此后每年规律复查腹部超声，2011 年 11 月出现左肾积水，2012 年 11 月发现左肾萎缩，无腹痛、尿量减少等，未诊治。2013 年 8 月出现双下肢水肿，渐蔓延至下腹，伴尿量减少、尿中泡沫增多及尿色加深。多次查血常规：WBC 5.1~6.85×10^9/L，Hb 88~110g/L，PLT 107~141×10^9/L；尿常规：Pro（++），RBC（+++~++++）；24h 尿蛋白 6.3g；尿 β_2-MG 17.42~18.55mg/L；生化：Alb 15.3g/L，GGT 19.7→387U/L，ALP 46→682.5U/L，Cr 174.3~219.8μmol/L，Urea 7.49~11.7mmol/L，UA 503.8~734.9μmol/L；ESR 108mm/第 1h 末；腹部超声：右肾 9.6cm×4.4cm×3.8cm，左肾 7.3cm×3.1cm×3.3cm。未明确诊断，予输注清蛋白及利尿对症，水肿稍好转。2014 年 2 月就诊我院门诊，查血常规：WBC 6.41×10^9/L，Hb 105g/L，PLT 136×10^9/L；生化：Alb 23g/L，TBil 2.8μmol/L，GGT 120U/L，ALP 248U/L，Cr 179μmol/L，Urea 10.57mmol/L，UA 491μmol/L，Ca 1.87mmol/L，P 1.48mmol/L，K 5.3mmol/L，LDL-

C 1.62mmol/L；ESR 110mm/第 1h 末；抗 ENA（-）；血清 IgG 亚类测定：IgG1 17700mg/L，IgG4>53000mg/L。腹盆 CT 示胰腺肿大。为进一步诊治收入院。

自发病来食欲差、进食过程中间断出现颞颌关节无力感，体力一般，睡眠尚可；近期有口眼干，否认皮疹、光过敏、脱发、反复口腔溃疡、雷诺现象等不适。体重减轻 25kg。

（二）既往史

2 年前诊断"慢性阻塞性肺疾病"，予沙丁胺醇等药物不规律治疗（具体不详）；1 年前诊断"白癜风"；2003 年行"胆肠吻合术"，同年行胰腺穿刺细胞学活检；对磺胺、海鲜过敏。

（三）个人史、婚育史、家族史

无特殊。

（四）入院查体

营养不良，体型消瘦，全身散在片状白斑，不高出于皮面，双眼睑肿胀明显，上眼睑为著，左下颌可扪及 2cm×3cm 大小肿块，质韧，活动度好，压之不痛，结膜略苍白，右上肢动脉搏动未及，周围血管征（-）。腹凹陷，腹肌紧张，肝脾肋下未触及，肝脾区均无叩痛，移动性浊音（-），肾区无叩痛。双下肢无水肿。

（五）诊治经过

入院后完善检查，血常规大致同前。

尿常规：BLD 80cells/μl，Pro 0.3g/L；生化：Alb 18~21g/L，Urea 12.72mmol/L，UA 553μmol/L，SCr 210μmol/L；胰功：LIP 25U/L；ESR 107mm/第 1 小时末，hsCRP 53.29mg/L；Ig 定量：IgG 44.59g/L，余正常范围；补体：C3 0.331g/L，C4 0.026g/L；蛋白电泳：Alb% 24.8%，β_1 3.5%，β_2 13.6%，γ 47.5%，A/G 0.3；免疫固定电泳（-）；ANA、ANCA（-）；24h 尿蛋白 2.60~6.54g；尿清蛋白肌酐比 73.84mg/mmol；肾小管功能：U-NAG 24.0U/L，尿氨基酸（-），尿 α_1-MG 118.000mg/L，尿 β_2-MG 0.423mg/L，尿渗透压 367mOsm/kg·H_2O；抗 PLA2R（-）；甲功：FT3 1.48pg/ml，FT4 0.59ng/dl，TSH 32.096μIU/ml。腹盆 CT + 胰腺薄扫：胰体尾部饱满，胰头部略小，胰腺边缘略毛糙；左肾萎缩；MRU：左肾体积小，左肾盂肾盏略宽。肾血流图：GFR 23.6ml/min，右肾血流灌注及功能差，GFR 15.7ml/min，肾盂引流欠通畅；左肾血流灌注及功能极差，GFR 7.9ml/min。

颌下腺：颌面部 MRI：左颌下腺较对侧增大。3 月 19 日行左颌下腺切除术，病理：涎腺组织示重度慢性炎，多量浆细胞浸润，淋巴结未见特殊（0/1）；免疫组化：CD138（+），CD20（+），IgG4（+），PC（+），IgG4/IgG = 50%，IgG4+细胞数约 200 个/高倍镜视野。

呼吸系统：入院后患者发热，最高体温 38℃，咳黄白黏痰，胸部高分辨 CT：双肺多发斑片索条影，左肺上叶舌段实变影，纵隔淋巴结肿大。肺功能：阻塞性通气功能障碍，弥散功能减低，舒张试验（-）。3 月 11 日予莫西沙星 0.4g/日+头孢他啶 2g，每 12h 一次，3 月 14 日体温恢复正常。3 月 22 日体温正常 9 日，无咳嗽咳痰，复查胸部 CT：双肺多发斑片影，左肺上叶舌段实变范围较前减少。继续莫西沙星 0.4g/日×2 周，并加用泼尼松 50mg/日。3 月 31 日复查 IgG 31.93g/L，C3 0.415g/L，C4 0.085g/L。4 月 25 日查生化：Alb 28g/L，SCr 153μmol/L。入院后痰涂片：有隔真菌丝，呈 45 度分支（4 月 4 日）；痰培养：烟曲霉×3 次。G 试验：952.3pg/ml（4 月 10 日）。呼吸科会诊：不能明确为真菌感染，建议行支气管镜检查进一步完善病原学，可加用布地奈德、异丙托溴铵雾化治疗。4 月 16 日行支气管镜：多量黏性分泌物，主要来自左上叶及下叶背段，支气管镜未见结节及新生物。肺泡灌洗液：细菌涂片：G（－）杆菌偶见。奴卡菌涂片：弱抗酸染色（－）。结核/非结核分枝杆菌核酸测定（－）。真菌涂片：未见菌丝及孢子。六胺银染色：未见肺孢子菌包囊。呼吸科随诊：目前体温正常，无明确真菌感染依据，建议观察随诊。

血糖：使用激素后血糖控制不佳，餐后 2h 可达 27mmol/L，考虑 IgG4 相关疾病（IgG4RD）累及胰腺影响其内分泌功能，在应用激素过程中使用胰岛素并密切监测血糖变化，餐后血糖 8~13mmol/L。

消化系统：因查便 OB（＋）×4 次，OB（－）×2 次，3 月 31 日行胃镜：霉菌性食管炎，食管静脉曲张（轻度），浅表性胃炎，胆-肠吻合术后。予加用氟康唑 0.2g/日×2 周。

血管方面：上肢动脉超声：右侧桡动脉、左侧尺动脉血流变细；4 月 4 日行动脉造影：右肱动脉远端多发不规则轻度狭窄，右尺、桡动脉于腕部闭塞，左尺动脉自起始部闭塞，左桡动脉于腕部闭塞，左肾萎缩，肾内动脉迂曲纤细。右肾两支肾动脉。专业组查房：必要时行血管活检。血管外科会诊不建议上肢动脉取材，4 月 24 日行颞动脉活检。

患者受累部分广泛，是否均可用 IgG4RD 解释？特提请 2014 年 4 月 30 日内科大查房。

二、讨　论

肾内科陈罡医师： 患者中年男性，病程 10 余年，疾病累及范围包括多个部位：头颈部、肝胆胰、肾脏、肺部和血管等。体征改变包括双眼睑肿胀、下颌肿大淋巴结、双侧桡动脉搏动减弱，以及下肢水肿。客观检查提示血沉、γ球蛋白、IgG4 明显升高，同时 ANA、ANCA、血尿免疫固定电泳（－），影像学发现胰腺饱满、左肾盂积水，涎腺肿物活检发现多量的浆细胞浸润，并且 IgG4+细胞达到 200/高倍镜视野。根据以上，患者诊断 IgG4 相关疾病（IgG4-RD）明确。

该患者 IgG4-RD 累及范围广泛：①头颈部可能受累的腺体有涎腺、泪腺和甲状腺，其中涎腺受累为病理所证实；泪腺受累虽无影像学或病理支持，但患者接受激素治疗后 2~3 天，泪腺肿胀明显消退可作为佐证；文献记载 IgG4-RD 累及甲状腺可引起甲状腺功能异常，该患者存在甲状腺功能低减，不除外为 IgG4-RD 导致。②肝胆胰是 IgG4-RD 常见的累及部位，胰腺为患者起病初的受累器官，它表现为形态饱满，同时有内分泌功能受损，表现为特殊类型糖尿病。③肾脏受累首先表现为肾病综合征，起病隐匿，激素治疗缓解缓慢；影像学提示左肾体积小，左肾肾盂肾盏增宽；检查提示 GFR、尤其是左肾分肾功能下降。④其他可疑的受累部位可见血管和肺部：入院查体提示"无脉"，血管造影发现双侧尺桡动脉闭塞伴多发狭窄，以及左肾动脉迂曲纤细；IgG4-RD 血管病变多为腹主动脉及较大分支血管，但有一篇文献提示 IgG4-RD 可累及外周血管：30 例下肢动脉瘤患者中，有 4 例血管病理提示 IgG4 浆细胞浸润，且这些病人并未找到其他的高危因素，推测其血管病变与 IgG4-RD 相关。针对本例患者外周血管和肾内动脉的异常，我们期待进一步病理证实，但桡动脉活检有肢端缺血的顾虑，肾动脉亦难以取材，因此根据患者颞颌关节无力感的临床表现，不除外颞动脉受累，因此最终完善了颞动脉活检。患者胸部 CT 提示肺部淋巴结的肿大及斑片影的改变及其他多样性的改变。血管和肺部的改变是否为 IgG4-RD 所致，我们将请相关专科解读。

IgG4-RD 累及肾脏多表现为肾小管间质性肾炎，血清学方面可见 IgG4 的明显增高，影像学的改变可见肾脏皮质上有些低密度灶，可表现为圆形、楔形、弥散样的改变，肾脏的体积增大也有助于疾病的诊断；确诊需依靠组织病理，若病理见每高倍镜下大于 10 个 IgG4 染色阳性的浆细胞浸润就可以明确。本例患者因单侧肾脏萎缩无法完善肾穿病理，但从临床表现上看，患者为肾病综合征，客观检查肾小管间质受累的情况不突出，因此推测肾脏病变以肾小球病变为主。文献报道 IgG4-RD 相关的小球病变包括膜性肾病、IgA 肾病、膜增生性肾小球肾炎等，其中膜性肾病最为常见，抗磷脂酶 A2 受体（PLA2R）抗体有助于区分原发和继发性膜性肾病，PLA2R 抗体为器官特异性的抗体，70% 原发性膜性肾病中检测该抗体阳性。2013 年有研究检测 8 例 IgG4 相关的膜性肾病（IgG4-MN），其肾脏组织 PLA2R 抗体均阴性。本例患者尽管无法行肾穿，无法证实膜性肾病的存在，但血清 PLA2R 抗体阴性，结合起病隐匿和激素治疗缓解较缓慢的特点，不除外为 IgG4-MN。

消化科王强医师：患者 IgG4-RD 诊断明确，从消化科角度讲，它是一个典型的以胰腺起病为主的疾病，从消化科角度称"自身免疫性胰腺炎"，早在 1961 年就有报道该特殊类型胰腺炎可伴 γ 球蛋白升高，1995 年日本提出"自身免疫性胰腺炎"这个概念，2001 年的时候已经把自身免疫性胰腺炎作为慢性胰腺炎的一种特殊的类型放到诊断标准里。这患者术前的影像学无法追述，但术后影像可见胰体尾肿胀和胰周包囊样改变，符合自身免疫性胰腺炎的改变。但是胰管的病变并没有很好地显示出来，也没有当时的 MRCP 的影像，当时的 CT 无明显硬化性胆管炎的表现。虽然说自身免疫性胰腺炎诊断的金标准是病理，但实际临床上真正能取得病理的较少，因此影像学的变化值得关注，胰腺除了典型的腊肠样改变外，超胰管全长三分之一的狭窄，也是自身免疫性胰腺炎较为特征性的变化。自身免疫性胰腺炎需与胰腺癌鉴别，当它以胰腺肿块的形式起病时，有时不易鉴别。就血清学 IgG4 水平而言，若超过正常值 2 倍则自身免疫性胰腺炎可能性大，胰腺癌的可能性较小。病理上，因为胰腺的位置比较深，常规取病理比较困难，内镜下细针抽吸，也较难取得组织学证据，往往都是细胞学的，所以细针抽吸病理有利于除外恶性病变，而用以诊断自身免疫性胰腺炎有难度。

自身免疫性胰腺炎并不完全等同于 IgG4-RD 胰腺受累，它分为 2 型，1 型为 IgG4 相关的胰腺受累，IgG4-RD 以胰腺起病的，70%～80% 都有胰腺外受累，若以其他部位如下颌下腺起病的，胰腺受累的比率只有 10%～17%，而伴发胆管受累比率更高，文献报道最高可达 90%；2 型主要以粒细胞样的上皮为主，血清 IgG4 并不高，病理上也见不到 IgG4 阳性细胞大量浸润，而多伴有炎症性肠病，发病较年轻，欧美较多，亚洲较少见。

该患者发现糖尿病是在胰腺病变后 4～5 年，不除外与 IgG4-RD 胰腺受累有关。IgG4 相关的胰腺炎出现内分泌受累还是很多见的，文献报道在 30%～90% 不等，我院 2010 年曾统计：16 例患者中有 12 例患有糖耐量异常，治疗后期中 6 例血糖恢复了正常，可以说治疗有效。胰腺外分泌腺受累较少见，通常只有当胰腺实质破坏达 90% 以上才可能出现有明确临床症状的胰腺外分泌受累表现，该患者整体上来看没有，以前统计的病人里也只有 1 例。治疗上，IgG4-RD 胰腺受累在加用激素 2~4 周，胰腺形态即可能明显改变，而该患者变化不显著，可能与其病程较长有关，胰腺以纤维化病变为主，由此推测本例患者糖尿病在免疫抑制治疗后可能也不会得到很大改善。

泌尿外科黄厚锋医师：左肾肾盂扩张及左肾缩小的可能原因有两种：其一，影像学提示左侧肾盂积水，腹膜后明确肿大淋巴结，左肾萎缩，腹膜后肿大淋巴结可由 IgG4-RD 本身引起，压迫输尿管造成肾后性梗阻，进而导致肾盂积水扩张，长时间压迫可导致左肾萎缩和功能丧失；其二，不除外 IgG4 相关血管病变导致，由于左肾动脉受累，发生狭窄和左肾缺血萎缩，但目前难以证实。患者左侧肾盂积水并非严重，且 IgG4-RD 对激素治疗反应较好，动用外科手段解决梗阻并非绝对必要，可继续激素+环磷酰胺治疗，并密切观察血清肌酐变化，若下降不明显，必要时可尝试肾后性梗阻的外科干预。

血管外科吴巍巍医师：本例患者周围血管主要表现为：上肢桡动脉、尺动脉造影上体现的炎症性改变；颞动脉活检可见管腔闭塞。IgG4-RD 的血管病变多累及大血管，如主动脉周围炎，该病 40%~50% 为 IgG4 相关，常与腹膜后纤维化分不开，部分 IgG4-RD 的主动脉受累可表现为主动脉瘤及主动脉夹层，文献报道 4%~5% 腹主动脉瘤与 IgG4 相关；IgG4-RD 中等血管受累相对较少，可表现为冠状动脉狭窄，其他部位可能累及股动脉、髂动脉和腘动脉，通常表现为外周动脉瘤；IgG4-RD 小血管受累少见，可能累及尺动脉、桡动脉，可表现为游走性静脉炎，病理上见浆细胞、淋巴细胞浸润，主要累及血管外膜导致外膜增厚和纤维化，有些为中膜弹力板受累，表现为外周动脉瘤或腹主动脉瘤，较少侵犯内膜，此点可与其他动脉炎区分。治疗上可选用激素联合免疫抑制剂，周围动脉瘤应用激素时需警惕动脉壁变薄致动脉瘤破裂，若腹主动脉瘤大于 5cm，外周动脉瘤大于 2cm 可考虑外科干预。本例患者上肢动脉缺血，不除外 IgG4 累及周围血管的表现，与动脉硬化血管闭塞不同，无法用球囊扩张，治疗后容易回缩；除激素和免疫抑制剂治疗外，可考虑加用抗血小板及扩张血管药物。

呼吸科孙雪峰医师：IgG4-RD 肺受累常累积肺实质，肺野内见结节或团块，主要有 4 种：①肺结节，大小不等，边界不清，有毛刺或牵拉、分叶，与肺癌较难鉴别，有时需切除行病理才可明确诊断；②圆形小团块；③肺间质病变，同样需依赖病理确诊；④单纯小支气管血管束增宽。另外纵隔及肺门淋巴结增生也常见。本例患者胸部影像见纵隔淋巴结肿大，不除外和 IgG4-RD 相关。

另外，患者肺部影像学可见感染的表现，表现为双肺多发斑片影，分布于支气管远端，左侧舌叶出现实变影，上述病变分布为支气管血管束周围受累，为感染性疾病的特点。结合临床症状有发热、咳嗽、咳黄痰，经过抗感染（头孢他啶+莫西沙星）治疗后症状明显改善，阅读三份 CT 考虑肺部病变逐渐好转。

病理科卢朝辉医师：左侧下颌腺病理可见大量 IgG4 阳性浆细胞浸润，符合 IgG4 相关疾病；颞动脉活检：（颞动脉）多个动脉血管管腔阻塞，管壁纤维性增厚，腔内及管壁机化，毛细血管长入；血管壁轻度慢性炎，以 T 细胞为主，浆细胞数量少于 10 个/高倍镜视野，病变符合闭塞性动脉硬化症；免疫组化结果显示：CD20（+），CD3（+），IgG（-），IgG4（-），PC（零星+）。闭塞性动脉硬化症的原因不明，常与糖尿病、高血压等疾病相关，病变特点表现为内膜损伤，内皮细胞肿胀增生，血栓形成、机化，而无炎症表现，与患者的IgG4-RD无直接相关。

由于患者血管病变突出的桡动脉和左肾动脉难以活检，因此，不能肯定患者的血管病变和IgG4-RD直接相关。

免疫科张文医师： IgG4-RD器官受累广泛，根据我院的研究资料，最常见的受累部位为淋巴结，其次为泪腺、颌下腺、1型自身免疫性胰腺炎、腹膜后纤维化和腹主动脉周围炎，后者可导致腹痛、腰痛，因压迫输尿管可引起肾盂积水、输尿管扩张和肾功能不全；肺部及肾脏受累也不在少数。此外，累及的部位还包括男性前列腺，少见的表现有硬化性胆管炎、纵隔纤维化、皮肤改变、鼻窦及垂体受累，有些部位可伴随受累而不表现出临床症状（心包、胸膜等）。因此，要给IgG4-RD患者行全面评估，才能知道受累器官数量，从而决定治疗力度，我院的研究资料表明，PET检查有助于发现临床症状和CT影像学难于判定的受累部位。IgG4-RD患者中，大多数受累器官在3~4个以上，2个器官以下占20%，受累器官数量越多，病程越长，血清IgG4水平越高，患者的预后越不好。

IgG4-RD的诊断标准需结合临床学、血清学和病理学，疑诊标准为：临床表现典型但缺乏病理；拟诊为：病理支持，临床表现典型但血清IgG4（-）。需要注意血清IgG4升高可见于部分其他疾病，如淋巴瘤、自身免疫病，过敏性疾病，因此并非特异。IgG4-RD治疗方面分为初始治疗、复发性治疗和难治性患者的治疗，本病为慢性病，停或减药后复发率很高，有重要脏器受累要积极治疗，宜选择足量激素联合免疫抑制剂。

三、转　归

患者使用泼尼松50mg/d，并加用环磷酰胺50mg/d治疗，足量激素使用3个月后缓慢减量，2014年10月随访：泼尼松30mg/d，环磷酰胺累积剂量9g，血生化：SCr 126μmol/L，Alb 41g/L；24h尿蛋白：0.65g。复查胸部CT：肺部实变影较前减轻，纵隔淋巴结轻度肿大，大致同前。血糖控制稳定。

四、点　评

IgG4相关疾病是一种认识不断深入的疾病，该疾病器官受累广泛，表现为多系统受累。这提示我们要用全局的眼光去看待疾病，当患者就诊某个专科时，不应当将自身的诊断思路局限于某个专科。该患者的诊断到了最后，其外周血管病变是否可用IgG4相关疾病解释，仍没有确定的证据。一元论固然是重要的诊断原则，但不能绝对化。若发现不能完全用一元论解释的蛛丝马迹，不应轻易放过，而应继续追查，必要时应用二元论甚至多元论来解释病情。

（杨　毅　陈　罡）

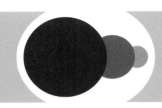

水肿、少尿、黄疸 3 月

本例患者为中年男性，急性病程，以黄疸、少尿、水肿起病。主要表现为微血管病性溶血性贫血、血小板减少、急性肾损伤。肾脏活检病理支持血栓性微血管病（TMA）。结合补体检测及阳性家族史，考虑为 H 因子异常导致的非典型溶血尿毒综合征（aHUS）。病程中同时发现中到大量心包积液。本次查房目的：请血液科、遗传实验室协助明确原发病诊断；患者病程中出现中到大量的心包积液，请心内科、心外科、感染科协助明确心包积液原因及进一步处理。

一、病 例 摘 要

患者，男性，44 岁。因"水肿、少尿、黄疸 3 月"于 2014 年 5 月 16 日入院。

（一）现病史

患者于 2014 年 2 月 16 日无诱因出现尿中泡沫增多、眼睑及下肢轻度可凹性水肿。2014 年 2 月 19 日患者出现皮肤、巩膜黄染，伴尿色加深，呈茶色，无发热、寒战、腰痛。2014 年 2 月 20 日就诊外院，测 BP 160/100mmHg，尿量减少至 200ml/日，查血常规：WBC 7.1×10^9/L，Hb 114g/L，PLT 40×10^9/L，Ret% 0.9%；尿常规：Pro（+++），潜血（++），尿胆原（-）；24h 尿蛋白 7.05g；生化：Alb 38.9g/L（35～52g/L），TBil 75.1μmol/L（5.1～22.2g/L），OBil 67μmol/L，Cr 201μmol/L（94～104μmol/L），Urea 12.2mmol/L（2.78～7.14mmol/L），LD 2147U/L（0～250U/L）；ESR、C 反应蛋白、补体正常；血涂片：可见破碎红细胞；Coombs 试验、糖水试验（-）；抗 dsDNA、抗 GBM 抗体、ANCA、抗 ENA 抗体（-）；肾脏超声：左肾大小及形态正常，右肾体积增大（12.9cm×5.8cm）。外院诊断：血栓性微血管病性肾损害，予血浆置换治疗（每周 1 次，每次 2L，共 8 次）及静脉甲泼尼龙 80mg qd×3 日→40mg qd×10 日→泼尼松 40mg qd 口服并逐渐减量。2 月 24 日复查 Cr 812μmol/L，此后开始规律血液透析（2～3 次/周）。经以上治疗后，患者黄疸逐渐好转，尿色淡黄清亮，尿量恢复至 1200～1600ml/d。3 月 30 日复查 Hb 90g/L（间断输血），PLT 107×10^9/L，Cr 469μmol/L，LD 510U/L。患者入院时口服甲泼尼龙 28mg qd，每周 3 次规律血液透析，硝苯地平控释片及缓释片降压，2014 年 5 月 16 日收入病房。

（二）既往史

发病前 2 周患者曾有咽痛、流涕等上呼吸道感染表现。否认明确慢性病史及传染病史及接触史，否认食物药物过敏史。

（三）个人史及家族史

弟弟 18 岁时患急性肾损伤，妹妹 30 岁时因急性肾损伤去世，自述妹妹病程中有溶血。

（四）入院查体

T 36.5℃，RR 18 次/分，HR 80 次/分，BP 150/95mmHg，叩诊心界略向左下扩大，心律齐，心脏各瓣膜听诊区未及杂音，双肺呼吸音清，腹部查体（-），双下肢轻度可凹性水肿。

（五）诊治经过

入院后完善常规检查及评估。

血常规：WBC 10.01×10^9/L，Hb 105g/L，PLT 127×10^9/L；Ret% 2.56%↑；血涂片可见少量红细胞碎片；尿常规+沉渣：蛋白 1.0g/L，潜血 25Cells/μl，红细胞 18.9/μl，异型红细胞 95%；24h 尿蛋白 3.13g；生化：TBil 19.4μmol/L，DBil 6.4μmol/L，K 3.4mmol/L，Cr 479μmol/L，Urea 16.04mmol/L，LD 524U/L；心肌酶、BNP 正常；ESR、hsCRP 正常；补体：C3 0.719g/L↓，C4 0.719g/L；抗链球菌溶血素 O（ASO）、CMV-DNA、EBV-DNA、流行性出血热 IgM（-）；抗核抗体（ANA）、抗磷脂抗体、抗中性粒细胞胞浆抗体（ANCA）、抗肾小球基膜（GBM）抗体（-）；血、尿免疫固定电泳（-）；测：ADAMTS-13 528ng/ml（481～785ng/ml）补体系统：H 因子 241.8μg/ml（277～1018μg/ml），I 因子 54μg/ml（均值为 35μg/ml），H 因子抗体（-）。双肾超声：左肾 10.6cm×4.6cm×4.2cm，实质厚 1.3cm，右肾 12.3cm×5.3cm×4.7cm，实质厚 1.4cm，双肾弥漫性病变，皮质回声增强，结构紊乱。

2014 年 5 月 20 日行肾穿刺活检，病理：免疫荧光（-）；光镜：全片可见 25 个肾小球，1 个球性硬化，2 个节段性硬化。肾小球细胞数轻度增加，可见节段性系膜细胞增生和基质增多。部分毛细血管袢受压变窄。大部分肾小球 GBM 变性、皱缩，伴包曼囊腔扩张，GBM 内疏松层节段性增宽，呈"双轨样"改变，可见中性粒细胞浸润。肾小管上皮细胞可见空泡变性及刷状缘脱落。管腔内可见蛋白管型。可见多处灶性的 TBM 增厚和肾小球萎缩。间质内可见多处灶性的水肿与轻度纤维化，伴有少量单个核细胞为主的炎性细胞浸润。肾内小血管管壁普遍性增厚、弹力纤维增生、管腔狭窄，部分官腔闭塞，内皮细胞增生、肿胀，内皮水肿、黏液变性及红细胞碎片沉积。光镜诊断：符合血栓性微血管病（图1）。

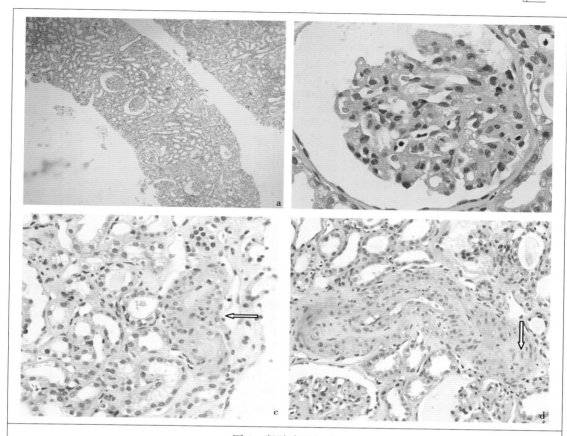

图 1 肾脏病理切片

a 光镜，×10，HE 染色；b 光镜，×80，HE 染色，所示肾小球细胞数轻度增多，内疏松层增宽，基膜变性、皱缩，包曼式囊扩大；c 箭头所示小动脉管壁增厚，内膜水肿，管腔闭塞；d 小动脉内皮细胞增生，内膜水肿、黏液变性，内膜见破碎红细胞（箭头所示）

患者入院心脏超声提示：中-大量心包积液（考虑慢性心包压塞），左心增大（左室舒张末内径 56mm），左室射血分数 59%。胸部 CT：双侧胸腔积液、心包积液。心肌酶、BNP（-），心电图正常。经颈静脉置管估测中心静脉压 17cmH$_2$O。2014 年 5 月 30 日行心包穿刺，引流淡黄清亮心包积液约 400ml/d，含少量絮状物。心包积液常规：WBC 52×10^6/L，单核细胞 38、多核细胞 14、黎氏试验（-）；总蛋白（TP）24g/L，LD 168U/L（TP 心包/TP 血＝0.41，LD 心包/LD 血＝0.35）；乳糜试验（-）；细菌/真菌涂片、培养（-）；腺苷脱氨酶（ADA）、心包积液 T-SPOT. TB、抗酸染色（-）。心内科医师会诊：考虑患者尿毒症心包炎可能性大，结核性心包炎不除外。

入院诊断考虑为血栓性微血管病，非典型溶血尿毒综合征可能性大。治疗：入院后予慢性肾功能不全非替代治疗，硝苯地平缓释片、哌唑嗪、氯沙坦降压，监测血压 130~140/80~90mmHg。激素逐渐减停。5 月 17 日及 19 日各行 1 次血液透析，此后停止透析。6 月 24 日后因患者心包积液原因考虑不除外尿毒症心包炎，再次开始每周三次规律血液透析。

因患者病情复杂，特提请 2014 年 7 月 2 日内科大查房。

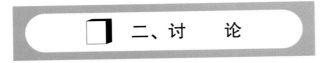

放射科何泳蓝医师：患者 4 月 15 日外院胸部 CT 可见双肺斑片索条影，考虑为炎性改变。纵隔窗可见双侧胸腔积液，右侧为著，可见心包积液。经抗感染治疗，5 月 21 日复查胸部 CT，双肺下叶斑片索条影较前减少，纵隔窗双侧胸腔积液较前减少，但心包积液较前增多。6 月 4 日患者心包穿刺引流后复查胸部 CT，心包积液较前明显减少，右侧胸腔积液较前减少，左侧较前增多（图 2）。

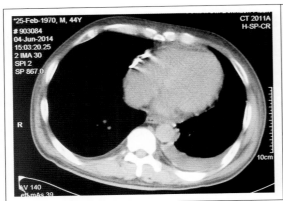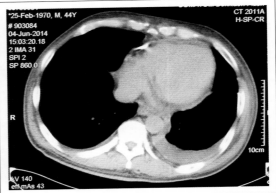

图 2　胸部 CT 平扫

a 2014 年 5 月 21 日胸部 CT 示大量心包积液；b 2014 年 6 月 4 日心包积液置管引流后

肾内科王颖医师：本例患者中年男性，急性起病，病程 5 个月。以黄疸、水肿起病，主要受累系统包括血液系统和肾脏，病程中出现中到大量的心包积液，有阳性家族史。患者血液系统表现包括血小板下降，溶血性贫血，血涂片可见破碎红细胞，Coombs 试验（－），提示为微血管病性溶血性贫血。肾脏方面表现为少量的镜下血尿，病初有肾病范围内的蛋白尿，肾功能方面表现为急性肾损伤。分析患者急性肾损伤的原因，无容量不足等肾前性因素，检查已除外肾后梗阻性因素，急性肾损伤为肾性因素导致。因患者有肾病范畴蛋白尿，肾脏疾病定位于肾小球。另外结合患者有血小板减少、微血管病性溶血性贫血、急性肾损伤，提示为血栓性微血管病（TMA）这一类疾病。肾脏穿刺对于明确诊断具有重要意义。该患者肾穿病理见肾小球呈缺血皱缩表现，小血管病变突出，小血管壁内皮明显增厚、水肿、增生，部分小血管闭塞，部分小血管内可见破碎红细胞。肾脏病理进一步支持 TMA 的诊断。

确立 TMA 的诊断后，需进一步明确 TMA 的类型。主要需鉴别典型 HUS、非典型 HUS（aHUS）、血栓性血小板减少性紫癜（TTP）及其他继发于其他疾病如系统性红斑狼疮、妊娠、肿瘤、感染等的 TMA。通过对上述继发因素的筛查，除外了继发于免疫病、肿瘤、感染性疾病的可能。患者起病前无腹泻、便血，不支持 HUS，而 ADAMST13 活性正常使 TTP 可能性缩小，结合患者有阳性家族史、C3 及 H 因子水平下降，诊断指向 aHUS。对于 aHUS 推荐以下途径明确诊断：①筛查产志贺菌素的大肠杆菌以除外典型 HUS。②完善 ADAMTS-13 活性检测，如为正常范围可基本除外 TTP。③筛查 C3、C4 及 B 因子水平，如有 C3 因子降低提示补体旁路途径激活，进一步筛查 H 因子、I 因子及相关抗体；行白细胞膜辅助蛋白（MCP）表达测定，如 MCP 表达减少，进一步行 MCP 测序；筛查 H 因子抗体，如为阳性，提示为 H 因子相关的 aHUS。故该患者目前诊断考虑为 H 因子异常导致的 aHUS，如能行 H 因子基因测序则有助于进一步明确诊断。

治疗方面，根据 2009 年 aHUS 治疗指南，推荐在诊断 24 小时内即开始血浆置换治疗（置换量：1.5 倍血浆当量；频率：5 次/周×2 周→3 次/周×2 周后评估）。该患者在外院血浆置换治疗不够充分，但经治疗后血小板明显升高，尿量增多，肌酐下降，血浆置换有一定疗效。对于 TTP 或补体因子抗体导致的 aHUS 可考虑使用激素治疗，该患者考虑遗传因素导致 aHUS 可能性大，无应用激素治疗指征，予激素逐渐减停。此外，入院后加用 ACEI 类药物阻断肾素-血管紧张素-醛固酮系统（RAAS）激活。国外目前有 C5 单克隆 IgG 抗体 Eculizumab 用于 aHUS 治疗，但国内还没有上市。

预后方面：aHUS 预后较差，且与基因突变的因子相关，MCP 基因突变预后较好，而 H 因子基因突变预后最差，起病 1 年内 50%～70% 的患者进展至终末期肾病或死亡，50% 患者出现疾病复发，肾移植后患者 75%～90% 出现疾病复发导致移植肾失功。

血液科段明辉医师： TMA 的诊断要点包括微血管病性溶血性贫血、消耗性血小板减少、脏器功能不全。该患者有血红蛋白及血小板减低，存在网织红细胞比例升高、间接胆红素及 LDH 水平升高等溶血的依据，结合血涂片可见破碎性红细胞，提示存在微血管性溶血性贫及消耗性血小板减少。患者起病表现为急性肾损伤，肾脏穿刺病理进一步支持 TMA 的诊断。综上，该患者 TMA 诊断明确。TMA 的分类主要包括 TTP 与 HUS 两大类。HUS 又进一步分为典型和非典型溶血尿毒综合征（aHUS）。典型 HUS（即腹泻相关 HUS）与埃希大肠杆菌 O157：H7 感染密切相关，发病前多有腹泻、便血。该患者发病前无相关表现，不支持典型 HUS 的诊断。aHUS 为体内补体调节机制异常导致补体过度活化所致。补体通路中 H 因子、I 因子、MCP 的缺乏或功能障碍可导致补体 C3 通过旁路途径过度活化，膜攻击复合物形成，导致血管内皮受损、血小板黏附聚集，致 aHUS 发病。部分患者为遗传因素致病，各种感染、肿瘤、妊娠等为该病的诱发因素。近年来已有大量补体 H 因子基因突变导致 aHUS 发病的病例报道，但目前基因检测及补体检测手段尚不够成熟，对于该疾病的诊断帮助意义有限。

aHUS 与 TTP 临床表现相似，二者鉴别困难。该患者 aHUS 的诊断仍存在疑点，目前尚不能完全除外 TTP。原因如下：①该患者虽检测 ADAMTS-13 活性为正常范围，但测定时患者已处于疾病稳定期，尚不能确定疾病活动期水平。国内 TTP 患者多为存在 ADAMTS-13 抗体致病，无 ADAMTS-13 活性的显著下降。因此，ADAMTS-13 活性测定结果正常仍不能除外 TTP。②aHUS 相对于 TTP 肾脏表现更突出，而 TTP 患者血小板下降更明显。对于血小板大于 $30×10^9/L$，血肌酐水平大于 $300\mu mol/L$ 的患者，更倾向于 aHUS 的诊断。该患者虽血肌酐水平大于 $300\mu mol/L$，但血小板低于 $30×10^9/L$ 支持 TTP 的诊断。

治疗方面：该患者目前已为终末期肾病，对于补体 H 因子异常导致的 aHUS，如进行肾移植，大部分病人仍会因疾病复发而导致移植肾失功。Eculizumab 对于 aHUS 的治疗具有划时代的意义，一旦除外典型 HUS 及 TTP 即可开始 Eculizumab 治疗，且可用于血浆置换无效或血浆置换依赖的病人。2011 年欧洲及美国已批准 C5 单克隆抗体用于 aHUS 的治疗，但目前尚未在国内应用，且由于价格昂贵且需长期应用，可行性不高。如患者最终诊断为 TTP，需考虑免疫抑制治疗，包括激素、免疫抑制药、利妥昔单抗。aHUS 与 TTP 的治疗方向不同，进一步明确诊断对于治疗选择具有重要意义。

基础医学研究所遗传实验室研究员司诺： 补体旁路途径的任何因子的突变均有可能导致 aHUS 的发生。患者有明确的家族史，不除外为遗传因素导致的 aHUS，但遗传方式尚不能确定。该患者可进一步筛查补体途径 H 基因突变及通过 panel 进行多基因检测。

心内科徐瑞燚医师： 该患者病程中出现中到大量的心包积液。心包积液性质方面，根据 LIGHT 标准，该患者心包积液为漏出液（TP 心包/TP 血 < 0.5，LDH 心包/LDH 血 < 0.6）。但患者无低蛋白血症、中心静脉压升高、心力衰竭等可导致漏出性心包积液的病因。心包积液含有较多絮状物，可能会导致心包积液检测偏差，心包积液的性质有待商榷。心包积液的病因方面，中国人导致心包积液最常见的原因为结核感染，其他常见原因包括免疫病、肿瘤。如尝试用一元论解释，HUS 心脏受累主要表现为冠脉内微血栓致心肌缺血、心肌梗死。曾有 HUS 儿童因心肌损伤导致反应性心包积液的文献报道，但较为罕见。不支持点为该患者心肌酶、心电图正常，无心肌损伤表现。该患者为终末期肾病，存在尿毒症心包炎的可能。尿毒症心包炎导致的心包积液为渗出液，且随着充分透析的进行，心包积液量会逐渐减少。该患者心包积液的性质及对透析治疗的反应不支持该诊断。如用二元论解释，患者虽目前无明确结核感染支持依据，但为结核易感人群，且从流行病学角度较难除外结核性心包炎的诊断，可考虑诊断性抗结核。此外，建议多次油餐后复查乳糜试验，除外乳糜性心包积液。

心内科严晓伟医师： 该患者无低蛋白血症、中心静脉压升高、心衰等导致漏出性心包积液的病因，考虑患者心包积液性质为渗出可能性大。目前患者虽尚无明确结核支持依据，但为结核易感人群，且无其他明确导致心包积液的病因。在尚无其他诊断及治疗方案时，可考虑诊断性抗结核。此外，秋水仙碱可应用于特发性心包积液的治疗，能有效减少心包积液量。

感染科周宝桐医师： 结核为中国人导致心包积液的最常见的原因。该患者为慢性肾功能不全，且长期使用激素，为结核感染的高危人群。不支持点为该患者无明显结核感染中毒症状，多次心包积液白细胞数量少、ADA 低水平、血及心包积液 T-SPOT. TB（-），亦无全身其他器官结核感染依据。综上，患者目前无明确依据提示结核性心包炎，不建议诊断性抗结核。结核性心包炎的治疗需采用标准的四联抗结核方案，抗结核药物的副作用及长疗程有可能进一步导致医源性损伤。

心外科马国涛医师： 心包活检对于诊断帮助意义不大，且会增加患者感染的风险。结核性心包炎最终会导致心包的增厚、粘连、缩窄。该患者尚无心包缩窄表现，暂无手术指征。如晚期出现缩窄性心包炎表现，可考虑行心包剥脱术，但该手术会保留脏层心包，仍有可能持续产生心包积液引流至胸腔。此外，建议油餐后反复送检心包积液乳糜试验以除外淋巴管乳糜瘘。

肾内科李明喜教授：本患者为中年男性，临床上表现为微血管病溶血性贫血、血小板减少和急性肾衰竭，提示为血栓性微血管病，经过肾脏病理检查进一步证实上述诊断。临床上除外了继发于免疫病、肿瘤、感染、药物等因素，结合患者有阳性家族史及血补体水平下降，H因子水平降低，目前诊断考虑为非典型溶血尿毒综合征可能性大。进一步的确诊可以通过完善基因检查明确。该患者入院前给予过血浆置换但是置换量及频率不够，目前虽然血液系统改变相对稳定，但肾功能恢复不理想，考虑到患者为H因子相关的aHUS，为预后最差的一型，故患者肾功能恢复希望不大，今后可能需要持续的肾脏替代治疗。

患者病程中发现的心包积液目前看来性质仍未明确，从肾内科的角度看患者经过充分透析后心包积液量无变化不支持尿毒症心包积液。同意心内科医生意见用原发病也不能解释该患者的心包积液情况。建议按照心内科及心外科意见查心包乳糜试验，寻找有无其他原因导致心包积液可能。

三、转　归

心包积液方面：2014年7月3日送检乳糜试验（＋）×2，下肢淋巴管显像：双胸导管、双静脉角增宽，心包少量乳糜性积液，胸导管－心底部乳糜瘘可能。世纪坛医院淋巴外科沈文彬医师会诊：建议行下肢淋巴管显像，明确诊断后决定进一步治疗。2014年7月10日患者出现发热，伴畏寒、寒战，送检心包积液常规：白细胞总数$5315×10^6/L$，单核细胞8%，多核细胞92%；细菌涂片：革兰阴性杆菌偶见；心包积液培养：雷氏普罗威登斯菌、粪肠球菌。诊断化脓性心包炎，根据心包积液培养药敏及感染科会诊意见加用舒普深、万古霉素抗感染（疗程4周）。此后患者体温降至正常，心包引流量减少至0ml，心脏超声提示心包积液形成分隔，予拔除心包积液引流管。7月29日复查超声心动：心包增厚、粘连，建议定期复查观察心包缩窄情况。测肘静脉压升至$18cm\ H_2O$。心外科会诊：目前缩窄性心包炎证据不足，无外科手术指征，建议随诊观察。

肾脏方面：患者肌酐水平稳定于$500\mu mol/L$，尿量1000ml/d。患者因发热，伴颈内静脉置管处脓性分泌物，不除外导管相关感染，予拔除颈内静脉透析管停止血液透析，行动静脉瘘成形术做长期透析准备。

病因方面：联系北京协和医院基础研究所遗传实验室协助进行基因检测，利用Illumina TruSight One Sequencing Panel建库，MiSeq高通量测序平台测序，共检测4813个遗传病致病基因，其中补体H因子基因测序共检出4个错义突变，余致病基因检测未见异常。补体H因子4个错义突变中两个变异在HGMD（人类基因组突变数据库）中有aHUS的相关报道，如表1所示。

表 1　CFH 基因变异检测结果

位置	突变	状态	SNP 编号	HGMD 疾病
Chr1：19664223	c.184G>A，p.Val63Ile	杂合	rs800292	Membranoproliferative glomerulonephritis，association
Chr1：196659237	c.1204C>T，p.His402Tyr	纯合	rs1061170	Macular degeneration，age-related，association with
Chr1：196709774	c.2808G>T，p.Glu936Asp	？	rs1065489	Haemolytic uraemic syndrome，association with
Chr1：196716319	c.3572C>T，p.Ser1191Leu	杂合	rs460897	Haemolytic uraemic syndrome，atypical

突变 c.2808G>T，p.Glu936Asp 在人群中属于常见多态（频率>1%），与 aHUS 发病相关，可能是致病的危险因素。突变 c.3572C>T，p.Ser1191Leu 为致病基因，有致病家系相关报道。补体 H 因子由 20 个 CCPs（complement control protein modules）构成。其 N 端（CCP1-4）与 C3b 结合，介导 C3b 降解为 iC3b，防止补体旁路途径过度激活。其 C 端（CCP19-20）与内皮细胞表面的糖胺多糖（glycosaminoglycan，GAG）结合，保护细胞避免受到攻击。该患者突变 p.Ser1191Leu 位于 H 因子 C 端的 CCP20，该部位的突变会导致肾小球内皮细胞补体调节途径的活化异常，进而导致内皮细胞损伤，aHUS 发病。此外，该部位突变可导致补体 H 因子相关基因-1（CFHR1）与补体 H 因子基因形成融合基因，进而导致 H 因子功能异常而致病。

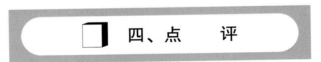

四、点　评

本例为表现为常见临床表现的少见病，通过详细的病史采集给该病例提供了进一步探查的要点，最终通过基因检查明确了患者原发病的最终诊断为 aHUS。心包积液的原因是该例诊治的难点，最终通过多科合作明确了病因，提示在诊断有困难时，可以多方探索，在除外常见病后需考虑到少见疾病的可能。

（魏　冲　王　颖）

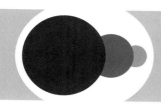

尿中泡沫增多 9 月，双下肢水肿 5 月，加重 1 月余

这是一例以水肿及活动耐量下降为主要临床表现的中年女性病例，既往有糖尿病、乙肝病史，伴有血三系下降、低补体血症、自身抗体阳性及心肌病变等多系统表现。肾脏病理支持糖尿病肾病诊断，结合患者肾外多系统受累表现系统性红斑狼疮不能诊断，但是自身免疫性疾病多器官受累比较明确，给予激素及环磷酰胺的治疗后患者明显好转。

一、病例摘要

患者，女性，43 岁，因"尿中泡沫增多 9 月，双下肢水肿 5 月，加重 1 月余"于 2014 年 12 月 1 日入院。

（一）现病史

患者 2014 年 3 月无明显诱因发现尿中泡沫增多，无尿色、尿量改变，无水肿及夜尿增多，未重视。2014 年 6 月患者出现双下肢可凹性水肿，未就诊。此后水肿逐渐加重，至 10 月范围上升至大腿，伴腹围增大，无尿量减少。伴活动后胸闷气短，逐渐加重至不能上一层楼，伴咳嗽，咳少量白痰，无发热。10 月 14 日就诊当地医院，查血常规：WBC 3.42×10^9/L，Hb 99→81→75g/L，MCV 83.2fl，MCH 25.6pg，MCHC 307g/L，PLT 137→55→80×10^{12}/L。尿常规：Pro 3＋，BLD 3＋。24hUP：5.83g。生化：Alb 22～30.3g/L，Cr 71～97μmol/L，BUN 7.1～9.1mmol/L，LDL-C 1.47mmol/L。NT-proBNP 6050～8360ng/L。CRP、PCT 正常。C3 0.376g/L，C4 及免疫球蛋白水平正常。ANA 1∶320（＋）（颗粒型），抗SSA、抗 SSB（＋），抗 Ro-52（＋），RF（－），抗 GBM 抗体（－）。肝胆胰脾双肾 B 超（－）。心脏 Echo 提示左室大，LVEF59%，肺动脉增宽，二尖瓣少中量反流，三尖瓣少量反流，心包积液。胸部 CT 提示双肺感染，双侧胸腔积液。住院期间行胸腔穿刺术共抽取胸腔积液＞2500ml。胸水为黄色清亮液体，渗出液。常规：李凡他试验（＋），WBC 50×10^6/L，单个核细胞为主（82%）。生化：TP 9.3g/L，LD 75U/L，ADA 4.0U/L。胸腔积液病原学、肿瘤标志物均（－）。胸腔积液找瘤细胞：见可疑腺癌细胞×3 次；PET-CT 未见肿瘤征象。腮腺造影示腮腺浓聚和分泌锝 99 功能减低；双眼滤纸试验均小于 10mm，泪膜破碎时间均短于10s。诊断为"干燥综合征"，予白芍总苷胶囊口服，哌拉西林、左氧氟沙星抗感染，补充清蛋白及利尿治疗，患者水肿、活动后胸闷气短略有缓解。11 月 25 日就诊我院，查血常规：WBC 2.33×10^9/L，NEUT 1.30×10^9/L，Hb 87g/L，PLT 145×10^9/L。尿常规+沉渣：WBC 70Cells/μl，PRO ≥3.0g/L，BLD 80Cells/μl，异型红细胞比例 80%。24hUP：11.73g。生化：Alb 33g/L，LD 356U/L，Cr（E）111μmol/L，TG 1.86mmol/L。Ig + 补体：C3 0.431g/L，余正常范围。ANA（3 项）：ANA（+）S1：160。ANCA、抗磷脂抗体谱均阴性。hsCRP、ESR 正常。双肾超声：左肾 13.0cm，右肾 13.7cm，双肾皮质回声增强，结构尚清。胸腹超声可见胸腔积液、腹水。患者就诊期间，双下肢水肿及胸闷、气短逐渐加重，并出现尿量减少，700~800ml/d，为进一步诊治收入我院肾内科。

患者近半年开始出现口干，进食干食需水送服，无眼干，无口腔外阴溃疡、脱发、光过敏、关节痛、雷诺现象等。食欲不佳，睡眠可，粪便大致正常，尿液如上述，体重无明显减轻。

（二）既往史

发现"乙肝小三阳"10 余年，2014 年 10 月外院就诊查乙肝五项：HBsAg、HBeAb、HBcAb（+），HBV-DNA（-）。8 年前诊为 2 型糖尿病，曾测空腹血糖 18mmol/L，未规律监测血糖及治疗，2014 年 10 月起开始门冬胰岛素控制血糖。2013 年 4 月因前额皮肤变黑服用中药汤剂 10 月。

（三）婚育史

患者已婚，G3P1，人流 1 次，孕 8 周自然流产 1 次，2003 年剖宫产 1 女婴。

（四）入院查体

T 36.3℃，R 20 次/分，HR 110 次/分，BP 140/105mmHg，BMI 24.6kg/m^2，eGFR（CKD-EPI）52.5ml/min/1.73m^2。贫血貌，额部色素沉着，双下肺呼吸音低，左右肩胛下线第 9 肋以下叩诊浊音，心律齐，心前区可闻及 2/6 级收缩期杂音，腹稍膨隆，移动性浊音（+），腰骶部及双下肢可凹性水肿。

（五）诊治经过

入院后完善检查。

【常规检查】血常规：WBC 2.16×10^9/L，NEUT 1.40×10^9/L，Hb 92g/L，PLT 135×10^9/L，Ret%：3.21%。尿常规+沉渣：SG 1.008，Pro 1.0g/L，BLD TRACE cells/μl。24hUP 8.30（12 月 3 日）→4.39（12 月 11 日）→3.12（12 月 18 日）g/24h。粪便 OB（-）。生化：Alb 34→30g/L，K$^+$ 4.1mmol/L，Cr（E）114→102μmol/L，Urea 6.64mmol/L。凝血（-）。ESR、hsCRP（-）。

【肾脏相关】尿 β$_2$-MG 3.140mg/L。尿 N 乙酰-β-D 氨基葡萄糖苷酶肌酐比值（NAG）5.11U/mmol。肾静脉超声（-）。肾动脉超声：双侧肾动脉阻力指数增高。12 月 9 日行 B 超引导下肾穿刺活检术。免疫荧光：IgA+，在系膜区弥漫性颗粒样沉积。光镜：全片共 24 个肾小球，4 个球性硬化，1 个节段硬化，其余肾小球有 2 个大型细胞纤维性新月体，2 个小型细胞纤维性新月体；肾小球细胞数增多，可见节段性系膜细胞增生，系膜基质明显增多，系膜区呈少细胞性增宽，可见K-W结节形成；部分毛细血管襻变窄、闭塞，偶见毛细血管襻呈瘤样扩张；GBM弥漫性增厚；硬化节段及系膜区见泡沫细胞；肾小管上皮细胞可见空泡变性，管腔内可见蛋白管型，可见片状分布的TBM增厚和肾小管萎缩；间质可见片状分布的纤维化，伴有灶性密集的单个核为主的炎症细胞浸润；部分肾内小血管管壁增厚、管腔狭窄，小动脉管壁见玻璃样变。病理诊断：糖尿病肾病（结节硬化型），结合免疫荧光，IgA肾病不除外。

【心脏相关】心肌酶（－）。NT-proBNP 15076→3992（12-23）pg/ml。Echo：LVEF 44%，符合心肌病变，左心增大，轻度二尖瓣关闭不全，主肺动脉增宽，轻－中度肺高压（估测52mmHg），左室收缩功能减低，少量心包积液。心肌运动负荷核素显影：平板运动试验阳性，运动心肌灌注显像：左室腔增大。

【免疫相关】补体+免疫球蛋白：C3 0.406g/L，余正常。12月23日复查ANA3项：ANA（+）S1：160，抗dsDNA阴性。抗ENA抗体：抗SSA阳性（1：4），抗SSB阳性（1：4）。抗C1q抗体、LA、Coombs试验（－）。唾液腺流率：0.16ml/min。腮腺造影：主导管增粗，分支导管稍少，末梢导管呈片状、云雾状，排空延迟。口腔科会诊：支持干燥综合征。眼科会诊：双眼糖尿病视网膜病变3级，双眼干眼症。免疫科会诊：干燥综合征诊断成立，缺乏SLE特异性脏器损伤证据；可暂予激素及羟氯喹治疗。

【感染相关】乙肝5项：HBcAb（+），HBeAb（+），HBsAg（+）。HBV-DNA（－）。肝纤维化四项：Ⅳ型胶原196.0ng/ml。腹部、门静脉超声无殊。感染科会诊：拉米夫定抗病毒治疗。

【代谢及其他】铁4项+叶酸+VB12：Fe 62.0μg/dl，Fer 82ng/ml，TIBC 217μg/dl，维生素B$_{12}$ 151pg/ml。甲功：T3 0.381ng/ml，余正常。冷球蛋白（－）。

【其他影像学】颈动脉、椎动脉、锁骨下动脉、双下肢动脉、双下肢静脉超声（－）。胸腹CT平扫：右肺中叶内侧段、左肺上叶下舌段局部肺不张，左肺下叶斑片影；双侧胸腔积液；心影饱满、心包积液；胸部皮下水肿，双侧腋窝及纵隔多发淋巴结。左肾上腺区可疑结节影，小肠壁水肿可能；肠系膜脂肪密度增高；腹膜后多发淋巴结。

【治疗】入院后予泼尼松60mg qd（12月13日减量至55mg qd），12月13日加用羟氯喹0.2g bid。予硝苯地平控释片、美托洛尔、哌唑嗪降压治疗，12月24日加用福辛普利钠10mg每日一次口服。予对症利尿、降糖等治疗。拉米夫定抗病毒治疗。患者入院后尿量1000~2000ml/d，监测体重逐渐下降（67→53kg），下肢水肿基本消退，可平走>500m。

患者多系统受累，背后疾病尚不明确，糖尿病及干燥综合征是否可以解释疾病全貌？抑或存在SLE等结缔组织疾病可能，特提请2014年12月31日内科大查房讨论。

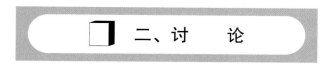

二、讨 论

肾内科樊晓红医师：本例系中年女性，慢性病程急性加重，既往乙肝病史10年，糖尿病病史8年，均未详细诊治。临床上为多系统受累表现，肾脏方面表现为水肿，血尿不突出，肾病范畴蛋白尿，急性肾损伤；血液系统方面表现为血三系的下降；心脏方面临床表现为活动耐量明显下降，超声心动提示心肌病变，左心收缩功能下降及心包积液；免疫方面口眼干明确，抗 SSA、SSB（+），腮腺造影及唇腺活检均支持干燥综合征（SS），且 ANA（+），低补体。

综上多系统表现临床上首先考虑自身免疫性疾病-系统性红斑狼疮（SLE）可能性大，但肾活检病理并非预想中的狼疮性肾炎的典型表现，免疫荧光提示 IgA+在系膜区的沉积，光镜下可见肾小球系膜基质增生，可见典型的 K-W 结节，基底膜弥漫增厚，毛细血管襻瘤样扩张，肾小球出球及入球小动脉均可见玻璃样变，肾脏病理为典型的结节硬化性糖尿病肾病，结合患者的 8 年糖尿病病史、眼底糖尿病视网膜病变 3 级，因此患者糖尿病肾病诊断是明确的。肾脏病理也无典型的干燥综合征典型的肾脏间质损害，并且刚果红染色阴性，除外了肾淀粉样变。患者缺乏肾脏 SLE 受累的证据，且无特异性抗体如抗 dsDNA、抗 Sm 抗体，因此尚不能明确诊断 SLE。另外患者肾外的多系统表现是否能够用干燥综合征解释，干燥综合征为原发还是继发于 SLE？给予患者何种程度的免疫抑制治疗，另外如何鉴别患者的心肌病变为糖尿病心肌受累或是自身免疫性疾病累及，需要请免疫科医师及心内科医师共同讨论。另外患者存在慢性乙型肝炎病毒感染，目前尚无肝硬化的临床表现，该患者需要应用激素免疫抑制剂的情况下如何治疗和监测乙肝病毒感染，需请感染科医师给予指导。

心内科徐瑞燚医师：该患者超声心动图提示心肌病变、心包积液、瓣膜回声增强。心脏广泛部位均受累最常见于免疫病，针对该患者，首先考虑 SLE，干燥综合征亦可出现，部分自身免疫性疾病可在早期以心脏病变为首发表现。自身免疫性疾病活动，出现心脏受累，病变一般进展较快，与患者临床表现相符。另一方面，患者糖尿病病史 8 年，糖尿病心脏受累亦须考虑。糖尿病心脏受累存在以下两种类型：①最常见为大、小血管病变，合并冠状动脉粥样硬化，造成缺血性心肌病，这种类型可行冠脉造影+光学相干断层成查以进一步明确，但患者肾功不佳，检查存在一定风险。②糖基化产物累及心肌，病情发展缓慢，病理上可表现为心肌细胞肥大，间质增生及纤维化改变，可见糖基化产物沉积。超声心动图早期表现为舒张功能受损，逐渐发展至晚期合并收缩功能损害。但该患者近 2 月才出现明确心脏受损临床表现，超声心动图上所见室壁厚度仅 8mm，不厚，且主要表现收缩功能下降，不太支持糖基化产物累及心脏。综合以上，该患者心脏损害病因方面，首先考虑自身免疫性疾病，其次为糖尿病缺血性心肌病。可加强免疫抑制治疗后随诊观察，若治疗后心脏功能有改善，则更为支持 CTD，因为若为糖尿病心脏损害，激素及免疫免疫抑制药治疗效果差。

免疫内科刘金晶医师：从系统角度分析，患者主要脏器损伤为心脏和肾脏。

1. 心脏　关于 SLE 心脏受累表现多种多样，包括：①心包受累：50%患者表现为心包炎、心包积液，多数无临床症状，极少数以心包填塞起病；②心肌受累：表现为心肌收缩及舒张功能障碍，超声下可见弥漫性室壁运动异常。据统计，2011 年至 2012 年间，我院统计的住院诊断共 28 例 SLE 心脏受累患者，其严重程度均与 SLEDAI 评分有明确相关性，均发生于病程早期（2~3 年），多数以心衰为临床表现，超声心动图提示左室射血分数<50%，心肌室壁运动异常。③瓣膜受累：60%患者出现瓣膜异常。表现为瓣膜狭窄、增厚、反流、

赘生物形成。④冠脉受累：尸检发现，壁间冠脉、壁外冠脉均可出现纤维增生、玻璃样变、血管炎、血栓、动脉粥样硬化。⑤肺动脉高压：占3.8%，其中浆膜炎、抗核糖核蛋白（RNP）抗体阳性为其主要危险因素。总体来说，SLE患者发生心肌损害时多为病情高度活动时，根据病情严重程度选择治疗强度，如激素冲击治疗或是加强免疫抑制剂治疗，多数病人预后可。关于SS心脏受累，临床上较为少见，据资料统计，三分之一SS患者可存在心血管相关表现。多为起病隐匿，可累及心包、心肌、瓣膜，临床症状较轻。最常见为急慢性心包积液，急性心包炎少见。部分患者超声心动图可发现既往心包炎证据，如心包增厚、心包回声增强等；心肌受累者以左室舒张功能减低为主；亦可出现心脏瓣膜病变、肺动脉高压等。心脏病变常与SS病情活动无明确相关性。干燥综合征心肌病变机制主要包括以下方面：①合并存在其他心血管危险因素；②免疫病导致心肌滋养血管受累及伴随其他小血管炎；③抗体相关心肌损伤。

2. 肾脏　患者肾穿病理考虑糖尿病肾病，并无SLE或SS肾脏受累的典型病理表现。因此针对该患者，按照ACR 2009年诊断标准，并不符合SLE诊断。虽然SS诊断成立，但难以解释患者心肾受累。患者不除外将来可发展为SLE可能。另一方面，患者存在糖尿病及乙肝情况，建议继续使用激素一月，若复查超声心动图病情无好转征象则给予减量激素。

心内科严晓伟医师：患者干燥综合征、肾病综合征临床表现较为突出，结合辅助检查，两者诊断明确。糖尿病方面，结合病史及病理，糖尿病肾病诊断明确；心脏方面，关于糖尿病心脏受累方面的临床研究较少，但因糖尿病常常合并多种代谢因素，如肥胖、高脂血症、高血压等，糖尿病在病程发展过程中起多大的主导作用无法明确。患者糖尿病眼底、肾脏病变重，心脏亦可受到一定影响。但心脏病变为1个月内新发加重，但HbA1C正常，提示近3个月血糖控制可，糖尿病心脏受累无法解释心脏病变迅速进展进程。另一方面，糖尿病多数造成心肌损害，心包积液、心内膜增厚无法用糖尿病解释。心肌活检或可考虑，但是该检查为有创检查，且否会改变治疗方向暂无法确定。

肾内科李明喜医师：患者肾脏病理为典型糖尿病肾病表现，K-W结节的出现提示病情晚期，肾病综合征为糖尿病肾病所致，蛋白尿与糖尿病肾病相关性较为明确。但肾脏外其他脏器是否为糖尿病的不常见临床表现尚不明确。患者干燥综合征虽诊断明确，但该病不一定都累及肾脏，该患者肾脏病理改变亦不支持该项诊断。IgA沉积较弱，非干燥综合征典型表现，患者是否有IgA肾病或狼疮性肾炎，电镜检查有一定帮助。

免疫内科吴庆军医师：SLE方面，患者白细胞、血小板下降、多浆膜腔积液、补体减低均为支持点，但肾脏病理不支持SLE，心脏短期内加重但无SLE活动支持证据。基于以上考虑，患者目前无法诊断为SLE，但不除外为早期SLE。目前患者CTD诊断明确，心脏损害中免疫因素占多大成分不明确，从心脏病变发展角度来看，治疗上应积极，可保证患者在尽量少的副反应情况下，加强免疫抑制治疗，3个月后判断治疗效果，明确激素及免疫抑制剂治疗后疾病的可逆性，若无效，考虑为心脏病变继发于糖尿病可能性大。

肾内科蔡建芳医师：患者肾脏病理提示糖尿病肾病，且临床症状突出，激素治疗后肾脏方面效果不理想，均为糖尿病肾病支持依据。虽然糖尿病肾病明确，但是肾脏病变可为单一因素或多重因素共同所致。I期SLE肾脏受累可无太多病理改变，因此目前该患者肾脏病理无典型狼疮肾炎表现无法完全否定 SLE。

普内科方卫纲医师：患者心脏方面，无法单用糖尿病心脏受累解释，但不除外为肾病综合征、心脏高容量负荷等因素叠加于糖尿病，所致此次心脏急性加重表现。干燥综合征、SLE 可造成小血管炎造成心脏射血分数下降，但患者炎症反应不高，可复查眼底明确血管炎严重程度。因此综合以上考虑，心肾受累似乎可用糖尿病解释。但临床上看，SLE 也可解释病情全貌，相比于糖尿病，SLE 在处于极早期可能导致狼疮性肾炎病理特点不明显，结合临床也不可全盘否定免疫病。如果患者同意可考虑行心肌活检。

普内科曾学军医师：患者多系统受累明确，从肾脏、心脏分析，患者存在以下两方面问题：①肾脏方面，无法用一元论解释糖尿病肾病与全身其他临床表现，因此我们需充分结合临床，需考虑肾脏是否合并其他方面问题，糖尿病肾病仅是肾脏病变的原因之一。②患者糖尿病病史 8 年，但糖化血红蛋白可，提示近期血糖控制良好，而心脏病变进展与之不平行，心脏病变无法用糖尿病解释。治疗上，若用糖尿病解释全貌，那么疾病已进入终末期，则无明确有效治疗方法。患者入院后尿蛋白定量有下降趋势，可继续观察激素及免疫抑制剂作用下的尿蛋白定量变化趋势。若倾向于免疫病，需按照免疫病进行充分治疗，若治疗不充分病情可有加重可能。此外，该患者糖尿病是否为也为免疫病的一种表现尚不明确，可完善糖尿病抗体相关检测。

感染内科阮桂仁医师：有关患者乙肝方面，患者 HbsAg 滴度低，病毒复制水平低，ALT 正常，目前考虑为非活动性表面抗原携带者。乙肝病毒感染发生于婴幼儿 90% 可慢性化，成人有自愈可能。表面抗原清除后，肝脏内仍残留有乙肝核酸，免疫抑制治疗后可诱发病毒活动。因此，患者若继续激素治疗，需保护性抗病毒治疗。治疗上恩替卡韦、拉米夫定均可，恩替卡韦优于拉米夫定，但考虑患者为非活动性表面抗原携带者，选用拉米夫定即可。疗程上，推荐应用激素及免疫抑制剂之前 2~4 周开始维持到激素及免疫抑制剂停用后 4 个月，期间每 3 个月监测 HBV-DNA 水平。

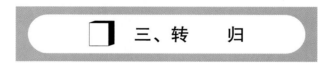

三、转　归

查房后将泼尼松减量为 50mg 每日一次，免疫抑制剂方面加用 CTX 50mg 每日一次，出院后一月泼尼松减量为 45mg 每日一次，此后每 2 周减 5mg 直至 30mg 每日一次，CTX 共累计至 4g，因血淋巴细胞明显减低改用雷公藤 20mg 每日两次，2015 年 3 月初复查超声心动图：左室射血分数 58%，左心收缩功能较前好转。复查 HBV-NDA<10^3copies/ml，肝功正常，Alb 30g/l，Cr（E）99μmol/L，补体正常，24 小时尿蛋白定量 3g。目前患者无明显不适，定期门诊随诊。

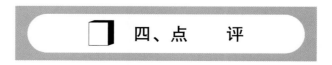

四、点　评

肾脏、血液、心脏、免疫多系统受累，在"一元论"诊断思路下很容易得出系统性红斑狼疮、狼疮肾炎的诊断，而忽视了患者长期糖尿病对肾脏的可能影响。通过本例病例，临床工作中诊断思路不应固化，在缺少狼疮诊断特异性抗体时，疾病诊断应取得确切的证据，如肾脏活检病理，而不应简单套用诊断标准，避免过度诊断和治疗。工作中还应仔细考虑临床中的细节，如通过典型的糖尿病眼底病变而考虑是否存在肾脏肾病可能。临床上有些病例需要用"二元论"解释，该例病例充分考虑了患者自身免疫性疾病的系统受累程度，给予适当的免疫抑制治疗取得了良好的临床效果。

（陈　川　樊晓红）

消化科

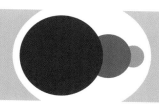

四肢水肿 10 余年，双侧胸腔积液 2 年余，腹围增加 8 月余

这是一个病史 10 余年的青年女性，表现为进行性加重的四肢水肿、乳糜性多浆膜腔积液。检查同时发现了淋巴管异常、可疑缩窄性心包炎和门脉海绵样变，经过抽丝剥茧的层层分析，最终明确了真正的病因为先天性淋巴管发育异常合并有门静脉海绵样变、布加综合征并继发右心回流障碍。

一、病例摘要

（一）现病史

患者，女，30 岁。主因"四肢水肿 10 余年，双侧胸腔积液 2 年余，腹围增加 8 月余"于 2014 年 1 月 29 日入院。2000 年（16 岁）患者出现双小腿可凹性水肿，双足非可凹性水肿，左侧尤著。2008 年（24 岁）开始出现右手及右前臂非可凹性水肿。2011 年 10 月体检行胸片及胸部平扫 CT 示双侧胸腔积液，否认发热、咳嗽、咳痰、胸闷等不适，未重视。2013 年 4 月中旬患者无明显诱因出现干咳，不伴发热、咳痰、咯血、胸痛、盗汗、消瘦等不适，就诊于北京胸科医院，行胸部增强 CT 示双侧胸腔积液，诊断考虑"结核感染"，行诊断性胸腔穿刺，胸腔积液呈乳糜性；胸腔积液肿瘤标志物、结核抗体（－），胸腔积液找瘤细胞（－）；2013 年 5 月 17 日行胸腔镜左胸膜活检，病理示纤维、脂肪组织及少许肺组织，并见增生的间皮细胞。术后（2013 年 5 月底）患者迅速出现腹围增加（腰围从 77cm 增加至 90cm），偶有腹胀，不伴发热、腹痛、恶心、呕吐，行腹部 CT 示：少至中量腹水。于 2013 年 6 月 3 日转诊至北京世纪坛医院，行腹腔穿刺示乳糜性腹水；直接淋巴管造影：术中可见造影剂外周入血，胸导管主干及末端未显影，未见造影剂漏入胸腹腔；超声心动图：LVEF 67%，心包积液（极少量）；腹部血管 CTA＋三维重建：门静脉主干较细，肝门处可见大量迂曲血管影，下腔静脉肝段较细，诊断布加综合征，门静脉海绵样变性。磁共振门脉成像（magnetic resonance portography in porfal vein，MRPV）：肝硬化，门静脉海绵样变性，脾大，食管下段静脉曲张，腹水；脾静脉、脐静脉血栓形成；胃镜：慢性浅表性胃炎伴糜烂，食管上中下段黏膜光滑。诊断"布加综合征、肝静脉血栓形成、门静脉海绵样变性、肝硬化（失代偿期）、门脉高压症"，2013 年 6 月 28 日在局麻下行 DSA 下腔静脉造影＋选择性血管插管造影，显示入下腔静脉口处可见肝静脉腔内部分充盈缺损，符合肝静脉血栓表现，予尿激酶溶栓及球囊扩张术，术后胸腔积液、腹水无明显减少。出院后患者腹水量逐渐增加，偶有腹胀、胸闷、憋气，遂间断行腹腔穿刺引流缓解症状。否认口干、眼干、光过敏、关节痛、反复口腔溃疡等症状。

（二）入院查体

体重 65kg，BMI 22.8kg/m²，腹围 105cm，颈静脉充盈，双下肺叩实音，双下肺呼吸音低，心律齐，腹膨隆，无压痛、反跳痛及肌紧张，肝脾触诊不满意，移动性浊音（+），肠鸣音活跃。右上肢非可凹性水肿，双小腿对称性中度可凹性水肿，左足非可凹性水肿。

（三）诊治经过

入院后完善常规检查。

血常规：WBC（2.4～3.03）×10⁹/L，NEUT（1.6～2.07）×10⁹/L，LY（0.47～0.64）×10⁹/L，Hb（95～121）g/L，PLT（182～252）×10⁹/L；便 OB（+）；生化：ALT 17U/L，Alb 27g/L，Cr（E）38μmol/L。

炎性指标：hsCRP 3.53mg/L，ESR 25mm/h。

腹水化验：浅粉色乳糜状，细胞总数 10709×10⁶/L，白细胞总数 96×10⁶/L，单核细胞 94%，黎氏试验（+），比重 1.032；乳糜试验（+）；腹水生化：TP 32g/L，ADA 5.1U/L，Alb 27g/L，LD 58U/L，Glu 4.7mmol/L，TC 2.73mmol/L，TG 35.05mmol/L，Cl 104mmol/L。

胸腔积液化验：常规：橘黄混浊，细胞总数 6473×10⁶/L，白细胞总数 453×10⁶/L，单核细胞 72%，黎氏试验（+），比重 1.018；乳糜试验（+）；胸腔积液生化：TP 23g/L，ADA 6.2U/L，Alb 12g/L，LD 246U/L，Glu 5.3mmol/L，TC 1.09mmol/L，TG 0.65mmol/L。

免疫方面：IgG、IgA、IgM、C3、C4 正常；抗核抗体 19 项、ANCA（-）。

肿瘤方面：血 CA125 438.3U/ml，腹水 CA125 1402U/ml；血及腹水 AFP、CA19-9、CEA、CA242、CA15-3 正常；血尿免疫固定电泳（-）；游离轻链（-）；胸腔积液、腹水找瘤细胞（-）；子宫双附件超声（-）；胸腹盆CT（2013 年 9 月）：肝脏形态欠规则，较前明显，腹膜后血管走行区多发小淋巴结；脐周结节，左下腹膜钙化。胃镜：慢性浅表性胃炎；病理：十二指肠降部小肠黏膜显慢性炎，黏膜下层及黏膜固有层脉管轻度扩张。PET/CT：未见明显异常。

感染方面：丝虫抗原（-）；PPD（-）；血淋巴细胞培养+干扰素测定（T. SPOT-TB）（-）；腹水 T. SPOT-TB：MLC+IFN（A）0SFC10⁶MC，MLC+IFN（B）32SFC10⁶MC。胸腔积液 T. SPOT-TB：MLC+IFN（A）0SFC10⁶MC，MLC+IFN（B）24SFC10⁶MC。

血管方面：易栓症全套：D-Dimer、LA、ACL、β₂GP1、HCY、蛋白C、蛋白S、抗活化蛋白的C抵抗、抗凝血酶Ⅲ（-）；下腔静脉 CTV（2013 年 9 月）：肝静脉纤细，下腔静脉肝后段变细，大致同前；肠系膜上静脉、门静脉纤细，门脉左支走行区、肝门区及食管下段多发侧支循环大致同前大量腹水（图1，图2）；超声：下腔静脉未见异常；肝右静脉正常，肝左静脉闭塞，肝中静脉血栓形成；门静脉、肠系膜上静脉及脾静内径变细，门静脉海绵样变性。

淋巴管方面：胸部 HRCT：双肺膨胀不全，双侧大量胸腔积液；双下肢淋巴显像：双下肢淋巴回流缓慢，右侧为著，右侧大腿根部及右下腹部区域淋巴肿。上肢淋巴管显像：左上肢淋巴显像未见异常；右上肢淋巴回流缓慢；未见乳糜胸、乳糜腹。淋巴管 MRI（世纪坛医院）：气管隆突以上可见胸导管异常纤细，余胸导管未见显示，左侧腋窝、锁骨下可见异常管腔结构显示，综上提示可能存在左侧静脉角区引流不畅；左侧胸腔及腹腔大量积液。

心脏方面。超声心动图：LVEF 65%，室间隔呈轻微抖动征，少量心包积液，右室游离壁 5mm；左室侧壁近心尖部心包外可见絮状沉积物；左室后壁心包厚度 2.5mm。肘静脉压（2 次）：17、15cmH$_2$O。

治疗方面：①中链甘油三酯（medium chain triglycerides，MCT）饮食；②1 月 29 日行腹腔置管引流，2 月 2 日开始间断放腹水 1000ml/d。2 月 14 日行胸腔置管引流，每日放胸腔积液 600~900ml/d，2 月 18 日开始夹闭胸腹引流管。③2 月 24 日开始出现发热，Tmax 38.8 度，考虑细菌性腹膜炎，予拔除胸腹引流管，并加用亚胺培南 0.5g q6h 抗感染治疗，体温高峰逐渐下降，2 月 28 日体温开始降至正常。

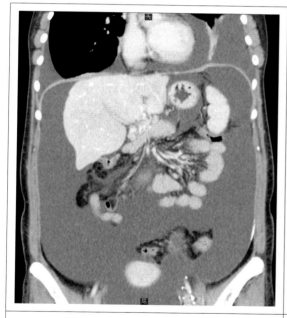

图 1 腹水

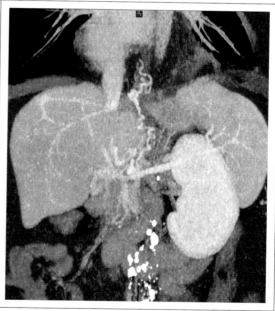

图 2 门脉海绵样变

二、讨　论

消化内科赖雅敏医师：总结病例特点：

1. 患者青年女性，慢性病程，起病隐匿，呈加速进展，主要表现为逐渐出现双下肢水肿（14年前）、右上肢水肿（6年前）、双侧胸腔积液（2年前）、腹水（8个月前）。

2. 胸腔积液、腹水均为乳糜性，诊断乳糜性多浆膜腔积液明确。病因筛查基本可以排除了外伤、手术、肿瘤、免疫、感染（尤其结核感染）、肾病综合征等常见乳糜胸腔积液、腹水病因。目前从其疾病特点分析，我们基本将病因定位于淋巴管相关疾病，一方面为淋巴管结构异常，如先天发育异常或淋巴管漏；另一方面为静脉系统所致淋巴管内压力改变，如门脉高压、右心回流障碍。①淋巴管本身病变：胸导管主干及末端未显影，未见淋巴管漏；②右心回流障碍方面：无右心衰竭、肺动脉高压、基础心脏病史，超声心动示室间隔轻微抖动、心包增厚，上腔静脉及右心压力升高，不除外不典型缩窄性心包炎。但超声心动下腔静脉不宽，提示其下腔静脉压力并不高。③门脉高压：明确有门静脉海绵样变、多发侧支循环、肝静脉血栓形成，故可能存在肝前性及肝后性门脉高压，但肝脾不大、门静脉属支纤细，无法解释病情全貌。

3. 综上所述，患者乳糜性多浆膜腔积液的病史可否用一元论解释，是否存在缩窄性心包炎或门脉高压？治疗方面，可否加用降门脉压力药物或介入溶栓治疗或行淋巴管手术？预后如何？

心内科朱燕林医师：①患者临床上有典型的水潴留症状，右心导管示右心压力轻度升高，故存在右心回流障碍表现，常见病因有右心衰竭、瓣膜反流或狭窄、肺动脉高压，但超声心动结果不支持上述诊断，于是将目光锁定在心包上，如缩窄性心包炎，本患者存在明确的上腔静脉回流受阻表现，但下腔静脉完全不宽，故无法用典型缩窄性心包炎解释。②查阅相关文献，典型的缩窄性心包炎可导致乳糜性胸腔积液、腹水。而隐性缩窄性心包炎也可引起右心回流障碍的结果表现，却无明确的右心压力升高，但在容量负荷增加情况下，可出现右房压力升高，右室收缩压、舒张压大于1、3mmHg，心脏四个腔压力均增加，相加小于5mmHg，肺毛细血管楔压正常。对于本患者需除外隐性缩窄性心包炎，可在充分准备情况下，增加患者容量负荷，行右心导管测压。③本患者上下腔静脉回流表现不一致，一方面是否与局限性淋巴回流障碍，牵拉或压迫导致下腔静脉不宽有关；另一方面，下腔静脉不宽情况下，其压力是否会升高，可进一步测定下腔静脉压力以证实。④总之，目前缩窄性心包炎证据不充分，但结合心包粘连、心包肥厚表现，故心包炎诊断明确，这与心包积液导致的慢性炎症有关，这也可能是原发病心脏受累的表现，只不过病变较轻。

心外科刘剑洲医师：患者主要表现为四肢水肿、乳糜性胸腔积液/腹水，超声心动提示室间隔轻微抖动、少量心包积液、上腔静脉流速增高，监测肘静脉压轻度升高，考虑缩窄性心包炎证据不足，手术指征不强，根据经验来看，术后对于胸腔积液、腹水缓解帮助不大。

血液科庄俊玲医师：①肝静脉及门静脉血栓形成包括先天性、后天性因素，先天易栓症方面，本患者查蛋白C、蛋白S、抗凝血酶Ⅲ等易栓症指标均正常，可能与先天性血管发育异常有关；目前D-Dimer无明显升高，门脉海绵样变为慢性血栓形成表现，无肺栓塞风险，抗凝意义不大。②本患者有轻度贫血，呈小细胞低色素性贫血，考虑恶性血液病本身导致可能性不大；良性血液疾病中浆细胞病，如淀粉样变可多系统受累，表现为乳糜性胸腔积液、腹水，但本患者血尿免疫固定电泳、血游离轻链均正常，故目前无证据。③化验提示血清铁、铁蛋白均偏低，但总铁结合力正常，考虑存在缺铁性贫血、慢性病贫血，与腹水丢失、吸收不良有关。④脾功能亢进首先会出现 WBC、PLT 降低，本患者脾不大，多次查 WBC、RBC 偏低，PLT 正常，故无脾功能亢进证据。

超声科吕珂医师：①下腔静脉内壁光滑，血流通畅，随呼吸变化好，提示其上游血管通畅；②肝静脉：肝右静脉大致正常；肝中静脉近心段回流障碍，血流速度增快，血管内壁不光滑，实性回声，提示局部有血栓形成、狭窄，并形成侧支循环入肝右静脉，回流至下腔静脉；肝左静脉增宽，但无血流，提示完全闭塞，并形成 3 支较大的侧支循环直接汇入下腔静脉。③门静脉：门脉主干及肝内左右分支均为海绵样改变，流速增高，但其血流成分主要仍为门静脉血流。④脾静脉：脾不大，脾处脾静脉无增宽。

血管外科陈跃鑫医师：①本患者超声提示肝左、肝中静脉血栓形成，下腔静脉大致正常，故布加综合征诊断明确，由于肝中与肝右静脉形成很好的侧支循环、第三肝门开放，故无明显肝脏回流障碍表现。其侧支循环沟通好，提示患者病史较长，但仍不能解释病情全貌，可进一步行下腔静脉压力测定。治疗上，必要时可行肝中静脉局部球囊扩张或支架植入，但因患者侧支循环已建立良好，故行上述治疗疗效欠佳。②门静脉海绵样变诊断明确，病因包括先天性、后天性（血栓、肿瘤压迫、感染等），但患者无明确继发因素，结合其门静脉、脾静脉、肠系膜上静脉均纤细，不除外门脉系统先天性发育异常所致，因长期代偿，由此导致的门脉高压可能不明显，且临床上无脾亢、胃镜下食管静脉曲张等表现，故门脉高压证据不足，必要时可行经皮经肝穿刺或经皮经脾穿刺测定门脉压力以明确。门脉海绵样变不能解释患者四肢淋巴水肿、乳糜性胸腔积液、腹水，因可引起肝回流障碍，故是加重腹水的重要因素。若出现严重并发症，如脾亢、上消化道出血等，可考虑行分流或断流手术。③淋巴管造影提示胸导管发育异常，结合门静脉系统问题，设想患者可能同时存在淋巴系统发育不全及门静脉发育异常，二者在组织来源上可能均由血管内皮生长因子家族因子调控；胸导管发育异常，但左上肢不肿，右上肢水肿，是否存在胸导管变异；淋巴管发育异常可解释患者病情全貌，治疗上可否行胸导管与静脉吻合以减少胸腔积液、腹水，并部分缓解门脉压力。

呼吸科黄蓉医师：乳糜性胸腔积液、腹水相对少见，可见于以下疾病：充血性心力衰竭、心脏淀粉样变、缩窄性心包炎、肝硬化、系统性红斑狼疮、药物相关（复方乌龙散）、肾病综合征、甲状腺功能低减、恶性肿瘤（淋巴瘤等）、原因不明或先天性淋巴管异常。结合患者病史及辅助检查，目前无相关继发因素，故考虑先天淋巴管发育异常可能性大。

世纪坛医院淋巴外科沈文斌医师：本患者目前主要有两个问题：

1. 诊断方面：①淋巴管本身病变：直接淋巴管造影示胸导管主干及末端未显影，可见造影剂外周入血；双下肢淋巴回流缓慢，结合病史考虑存在先天淋巴管发育异常、淋巴回流障碍。②相关继发因素：存在明确的门静脉海绵样变、肝静脉血栓形成、右心回流障碍表现，由此引起的静脉回流受阻会引起或加重乳糜性胸腔积液、腹水。综上，考虑诊断先天淋巴管发育异常较明确，并在上述继发因素作用下逐渐加重，不除外由先天门脉系统发育异常所致。

2. 治疗方面：①严格 MCT 饮食；②门静脉海绵样变性、肝静脉血栓可导致肝硬化及严重并发症，必要时可行分流或断流术；③乳糜性胸腔积液：目前增长不快，可暂观察；④乳糜性腹水：考虑为先天性淋巴管发育异常所致，因存在多种合并症，手术治疗困难。

由于患者腹水生长速度快，保守治疗效果差，感染、严重营养不良、加重心肺负担等风险大，必要时可行腹水静脉转流术（腹腔-人工管路-左静脉角转流术、腹水-大隐静脉吻合等），由于国内人工管路耗材缺乏、术后管路堵塞风险高且需要长期抗凝治疗，且疗效可能有限，需充分向患者及家属交代病情及手术风险及获益，必要时可尝试行此手术治疗。

感染科郭伏平医师： ①病史10余年，结核感染不能解释其临床表现；②临床上无结核中毒症状；炎症指标无明显升高；外院行胸膜活检未见异常；胸腔积液、腹水T. SPOT-TB仅轻度升高，意义不大，综上本患者无结核感染证据；故不建议诊断性抗结核治疗。

消化科朱丽明副教授： 先天性淋巴管血管发育异常可解释患者病情全貌，门静脉海绵样变、上腔静脉及右心压力升高、肝静脉血栓形成是腹水迅速出现及加重的重要诱因。

消化科钱家鸣教授： 经过大查房的讨论，考虑为先天性淋巴管发育异常，同时合并有门静脉海绵样变、布加综合征、右心回流障碍等继发因素；但遗憾的是，目前并无行之有效的治疗办法，建议继续目前保守治疗，必要时可考虑腹水静脉转流等姑息性治疗。

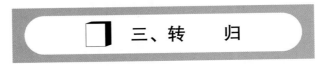

三、转 归

患者查房明确诊断后出院。此后门诊规律服用呋塞米及螺内酯，间断腹部穿刺、输注清蛋白治疗，病情稳定。

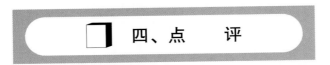

四、点 评

腹水虽然是消化科的常见病，乳糜腹水却较为少见。本病例同时涉及心血管、淋巴管、门静脉系统，究竟孰为因果的确很难一眼看出。此时需要首先理解正常的解剖结构、病理生理基础，然后再按照患者的病情和影像学检查顺藤摸瓜，多方推理，正反论证，才能确定最终病因。多领域专家的合作大大提高了对本病例的诊断效率。

（徐洪丽 赖雅敏）

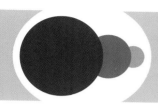

发热、咳嗽 1 年余，皮肤溃疡 5 月，腹泻 1 月

这是一例以皮肤溃疡、消化道多发溃疡为主要表现的青年男性病例，伴有肺内结节、周围神经和自主神经损伤及高热、炎性指标明显升高等多系统表现。肠道多发溃疡方面，考虑了包括肠结核、炎性肠病、血管炎、淋巴瘤等鉴别诊断，但均不符合上述疾病的典型特点；在结合患者皮肤溃疡等其他系统表现后，明确诊断为烟酸（维生素 B$_3$）缺乏症，考虑因酗酒及抗结核药物所致，经治疗后患者得到明显好转。

一、病例摘要

患者，男性，29 岁。因"发热、咳嗽 1 年余，皮肤溃疡 5 月，腹泻 1 月"于 2014 年 3 月 6 日入院。

（一）现病史

患者自 2012 年秋出现发热、咳嗽，少量白痰，伴乏力、盗汗、食欲减退，2013 年 1 月当地医院查胸部 CT 示"钙化病灶"，考虑"肺结核"，予中药及四联抗结核（异烟肼、利福平、吡嗪酰胺、乙胺丁醇）治疗，规律服药 4 个月，期间戒酒，症状好转。2013 年 5 月起用药不规律（服药半年后完全停药），并大量酗酒（白酒 >250g/d），次月起出现多发口腔痛性溃疡，局部外敷"维生素 B"等无好转。2013 年 10 月出现双腋下及会阴部对称性皮肤溃疡，无疼痛、瘙痒、出血等，体温大致正常，伴间断四肢麻木、无力、行走不稳，无活动受限、反应迟钝等。2014 年 2 月初再次出现发热（具体不详），伴腹泻，每天 4~8 次糊便至稀水样便，总量 500~1500ml/d 不等，伴下腹阵发绞痛、里急后重，偶有黑便，伴心悸、乏力，无便血、粪便恶臭，无明显咳嗽、咳痰。持续不缓解，于 2014 年 2 月 18 日外院住院治疗，期间皮肤溃疡加重，口舌、前臂、双手、腋窝、会阴部大片新发溃疡，伴高热，最高 39.6℃，畏寒、寒战，曾出现烦躁、谵妄，随后出现意识丧失伴尿失禁，具体不详。便常规示便 OB（+），满视野红白细胞；便病原学（−），便球杆菌比正常。血常规示 WBC 8.94×10^9/L，NEVT 81.3%，Hb 111g/L，PLT 513×10^9/L。生化示 K 2.9mmol/L，Alb 33.9g/L，血氨 42μmol/L；叶酸 1.32ng/ml；ESR 62~93mm/h，hscap 30mg/L；ANA、ANCA、抗 SSA、抗 SSB、抗 dsDNA 抗体（−）；CA19-9 101U/ml，CA125 59.9U/ml，CA242 27U/ml。胸片示左上肺多发结节状及团块状稍高密度影，密度不均，左肺门增大。腹盆 CT

示不全肠梗阻可能，盆腔少量积液。结肠镜示全结肠节段性糜烂水肿，多发浅表溃疡形成，有肠腔狭窄、局部黏膜粗糙隆起。考虑"血管炎可能"，加用糖皮质激素治疗（静脉甲泼尼龙 40mg/d×1d→80mg/d×7d→40mg/d），皮肤黏膜溃疡及发热无好转，加用阿昔洛韦及万古霉素抗感染后体温有所下降，余症状同前。为进一步诊治收入本院内科。

自发病以来，精神、食欲差，尿液无明显异常，平素每年 3~4 次口腔痛性溃疡，1~2d 即可好转，脱发明显，否认光过敏、关节肿痛、双手雷诺现象等，近 1 月来体重下降 5kg。

（二）既往史

否认明确慢性病史，否认结核、肝炎等传染病史及接触史，否认食物药物过敏史。

（三）个人史及家族史

吸烟 1 包/天×10 年，饮白酒 4~5 两/天×3 年，饮酒后常不进食，无明显挑食。家族史无特殊。

（四）入院查体

体温 36.8℃，呼吸 18 次/分，心率 85 次/分，血压 90/68mmHg，体重指数 15.2kg/m^2。营养状况差，消瘦，卧床。口腔、前臂、双手、腋窝、会阴部大片皮肤溃疡，部分表面结痂（图1），散在色素沉着，全身皮肤黏膜未见苍白、黄染、出血点，无触痛。

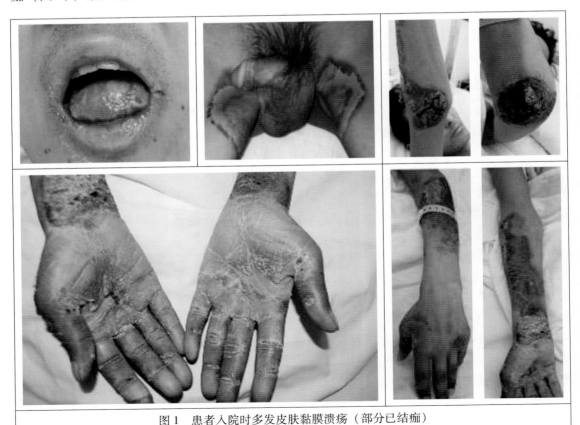

图 1　患者入院时多发皮肤黏膜溃疡（部分已结痂）

左腋下可及1cm×1cm淋巴结1枚，活动度可，界清无压痛。心肺查体无特殊，腹软，无揉面感，未及包块，肠鸣音正常。脊柱四肢及各关节活动可，四肢肌肉萎缩，肌力Ⅳ级，右侧上肢及右踝10cm以下感觉下降，病理征（-）。肛诊无特殊。

（五）诊治经过

入院后完善常规检查及评估。

血常规：WBC 13.83×10⁹/L，NEUT% 78.1%，Hb 96g/L，PLT 521×10⁹/L，MCV 90.6fl，MCHC 350g/L；尿常规（-）。肝肾脂全示ALT 43U/L，Alb 27g/L，TBil 6.1μmol/L，Cr 31μmol/L，Urea 1.47mmol/L，TC 4.13mmol/L，TG 3.45 mmol/L，余正常。铁四项示Fe 4.7μmol/L，TIBC 45.8μmol/L，TS 0.10，Fer 424μg/L；血清叶酸>20ng/ml，维生素B₁₂>1500pg/ml（补充后）。ESR 89~113mm/h，hsCRP 8.75~10.5mg/L，免疫球蛋白+补体正常；血、尿免疫固定电泳、24h尿轻链（-）；PCT、G试验（-）；EB病毒-DNA、巨细胞病毒-DNA、TORCH 10项（-）。免疫指标检测：抗核抗体、炎症性肠病自身抗体、抗可提取性核抗原等均阴性；结核菌素试验（PPD）（+），淋巴细胞培养+干扰素测定［MLC+IFN（A+B）］共32SFC 10⁶MC。粪便常规正常，便OB（+）；多次查粪便细菌、真菌涂片、抗酸染色、难辨梭菌毒素测定均（-）。胃镜提示慢性浅表性胃炎；结肠镜提示盲肠散在浅溃疡，覆白苔，横结肠近肝曲纵行连续线状溃疡；降结肠局部黏膜充血糜烂，见不规则浅溃疡，覆白苔（图2）；活检病理示结肠黏膜炎性渗出物、肉芽组织及急慢性炎，抗酸染色（-）。

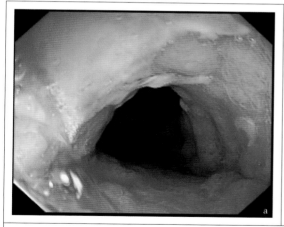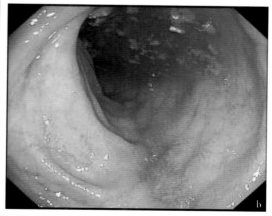

图2　结肠镜示多发浅溃疡

考虑患者皮肤、全身（包括消化道）黏膜溃疡这一症状突出，入院后即请皮肤科、口腔科会诊，皮肤科考虑患者烟酸缺乏症可能，建议完善各系统评估并请营养科、神经科会诊协助诊治；口腔科建议沙利度胺、含漱液、重组牛碱性成纤维细胞生长因子等对症处理口腔溃疡。遂完善皮肤活检，病理提示表皮浅表结痂，棘层细胞内、细胞间水肿，真皮浅层较多慢性炎症细胞浸润（图3），结合临床符合烟酸缺乏症；行肌电图、神经传导速度及交感神经皮肤反应（sympathetic skin response，SSR）检查提示上下肢均存在周围神经源性损害，上下肢 SSR 均提示异常。至此，请皮肤、神经、营养科随诊，考虑结合病史、长期酗酒史及异烟肼使用史，患者诊断糙皮病（烟酸缺乏症）可能性大，建议予烟酰胺治疗，急性症状缓解后可减量至皮损好转；病情好转后可长期过渡为富烟酸饮食；同时可加用维生素 B_1、复合维生素 B、弥可保等营养神经治疗。

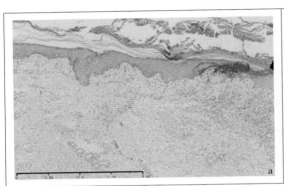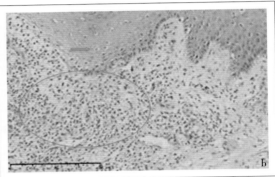

图 3　皮肤活检病理

病理提示：a 表皮浅表结痂（箭头所示）、棘层细胞内、细胞间水肿；b 空泡化细胞（细箭头所示）、真皮浅层炎细胞浸润（圆圈所示）

为评估患者是否有结核活动可能，胸部高分辨 CT 检查提示左肺上叶多发斑片、结节及条索影，符合肺结核改变，较外院胸片加重。请呼吸内科、感染内科会诊，均考虑结核活动可能性大，建议加用四联抗结核治疗。

入院后确诊烟酸缺乏症，合并肺结核可能性大，停用激素，禁食水，予美沙拉嗪及肠外营养支持，根据相关科室意见补充烟酰胺及多种维生素治疗，患者口腔溃疡、腹痛、腹泻及皮损逐渐好转，2014 年 3 月 17 日开始加用利福平 0.45 g，每天 1 次，口服+乙胺丁醇 0.75g，每天 1 次，口服+左氧氟沙星 0.2 g，每天 2 次，口服+链霉素 0.75 g，每天 1 次，肌内注射四联抗结核治疗，体温正常。患者口腔溃疡及皮损逐渐愈合，腹痛、腹泻停止，四肢麻木症状较前好转，复查炎性指标（hsCRP 0.89 mg/L，ESR 36 mm/h）较前明显下降，遂于 3 月 27 日准予患者出院，嘱其门诊随诊。

患者出院后继续口服烟酰胺片、补充多种维生素及四联抗结核治疗，2014 年 5 月 24 日自行停用烟酰胺，再次出现少量口腔溃疡，外周皮损无明显变化，双上肢麻木症状好转，双下肢麻木症状仍有留存，致行走步态不稳，高热、腹泻等症状未再出现。6 月 3 日复查血常规基本正常，WBC $6.81×10^9$/L，NEUT 47.4%，Hb 141g/L，PLT $352×10^9$/L；肝肾功能正常；炎症指标 hsCRP 9.73mg/L，ESR 25mm/h，较前明显降低；皮肤黏膜病变明显改善（图 4）；复查肠镜示肠道溃疡已明显恢复（图 5）。

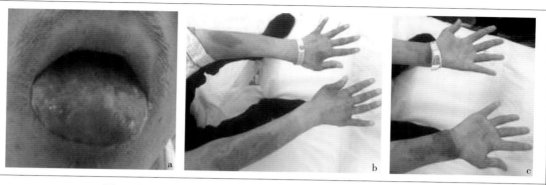

图4　门诊随诊患者皮肤黏膜病变明显改善（2014年6月3日）

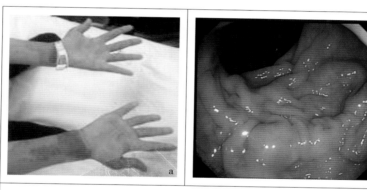

图5　复查肠镜示肠道病变基本恢复正常（2014年6月3日）

　　随着生活水平的提高，近年来烟酸缺乏症患病率明显降低，为提醒广大临床医生对烟酸缺乏症的关注，并讨论患者下一步抗结核用药方案和疗程及患者目前临床主要症状周围神经病变的下一步治疗，特提请于2014年6月4日内科大查房。

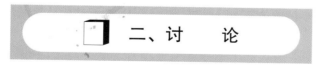

二、讨　　论

　　消化内科王强医师：本例患者系青年男性，临床表现为慢性病程、多系统受累，包括：①皮肤黏膜：皮肤溃疡伴干燥、皲裂以及突出的痛性口腔溃疡；②消化系统：病史1月余，临床以水样腹泻及一过性不全肠梗阻为特点，结肠镜提示结肠多发溃疡；③呼吸系统：影像学提示左肺上叶多发结节、斑片影；④神经系统：有周围神经损伤和自主神经损伤表现，包括周围神经炎、尿潴留和不全肠梗阻，此外也有谵妄的精神症状；⑤全身炎性表现：高热和炎性指标明显升高。

　　患者肺结核诊断相对较为明确，而消化科症状，包括腹泻、结肠多发深溃疡且上覆明显白苔等，如进行诊断及鉴别诊断，则需考虑：①结核感染：患者发热、血沉增快，胸部CT 结核表现及 T. SPOT-TB 阳性，考虑肺内结核表现较突出，消化道表现亦可用结核解释；但患者皮肤表现不典型，皮肤结核的溃疡增殖性表现应更为突出，且结核感染也很少出现明显的周围神经损伤，患者在比较规范的使用抗结核药物过程中仍出现发热、腹泻等疾病反复，为不支持点。肠结核在肠镜下的表现可以千变万化，但典型表现多为回盲部环形溃疡，并且溃疡周围增殖性病变较为明显。②炎性肠病：患者青年男性，主要表现为腹泻、肠道溃疡及不全肠梗阻，需要考虑炎性肠病，特别是克罗恩病，可解释其炎性指标升高、内镜下结肠溃疡及较多肠外全身临床表现，因克罗恩病可有许多关节、皮肤和眼部受累表现。但克罗恩病更典型的皮肤表现为结节红斑和脓疱病样表现，本患者皮肤表现似不典型；且克罗恩病神经系统受累较少见，尤其是周围神经受累更为罕见；此外，外院曾予足量激素治疗，但患者消化道症状却加重，为不支持点。③血管炎：患者青年男性、多系统受累，以口腔溃疡、消化道溃疡为突出表现，伴发热及炎性指标增高，神经系统损伤，肺内结节影，故需考虑血管炎可能。但本患者皮肤表现并非贝赫切特病典型表现，且肺内病变影像学性质更符合感染性病变，激素治疗后加重，均为不支持点。④淋巴瘤：患者肺内表现难以用淋巴瘤解释，且反复取结肠溃疡活检及皮肤活检均无病理提示。进一步回顾本例患者的临床表现及病程，患者有长期酗酒病史，且酒后不进食、营养状况差、抗结核药物，尤其是异烟肼坚持服用 10 月余，因此在上述常见肠道溃疡鉴别外，还应该想到营养代谢因素所致的可能，如烟酸缺乏症，且皮损、腹泻和神经受损均可以此解释。得益于皮肤科会诊，在患者入院初期即考虑到结核感染的同时存在烟酸缺乏症，经戒酒、烟酰胺治疗后，患者皮肤溃疡、腹泻症状等已有明确改善，周围神经受累仍有症状留存。下一步，还需请呼吸科、营养科、感染科、神经科等相关科室共同讨论以下问题：患者肺部病变考虑结核，下一步治疗计划如何制定？抗结核药可能导致烟酸缺乏，下一步治疗药物如何选择、疗程如何确定？异烟肼为最常使用的抗结核药物之一，但临床应用该药时出现烟酸缺乏症似乎并不常见，导致本例患者烟酸缺乏症的罪魁祸首究竟是什么，今后在给予结核病患者异烟肼治疗时是否需常规补充维生素以避免烟酸缺乏症的发生？本例患者目前神经系统病变改善似乎不如皮肤、消化道病变明显，对于显著影响患者生活质量的周围神经病变的预后，该如何判断？

皮肤科王涛医师： 烟酸缺乏症的典型皮损为日晒起病、曝光部位对称分布，界限清楚，瘙痒灼痛，逐渐变暗至皮损周围焦痂样表现，可有口角炎和舌炎、肛周糜烂、手足红斑。组织学因疾病阶段不同而异，皮肤病理提示角质层明显增厚、有角化不全和角化过度，颗粒层变薄、棘层细胞带状苍白变性和气球样变性，表皮色素增加，真皮血管周围慢性炎症细胞浸润，疾病阶段更晚时可有棘层增厚。类似皮疹的鉴别诊断需考虑：①坏死性游走性红斑：多出现在胰高血糖素瘤患者中，皮肤病理有较多空泡化细胞，提示表皮突然凋亡；②肠病性肢端皮炎：是一种常染色体隐性遗传病，婴幼儿起病，因锌吸收不良出现皮损，口周和臀部鲜红皮疹，坏死较为明显，病因诊断困难且有继发感染，死亡率接近 50%。

本患者有皮损、腹泻、神经系统病变和饮酒及异烟肼使用史，其皮损相对干燥陈旧，但有颈部、臀部、双手掌、双肘部等着力点的显著皮损，皮损外周部分焦痂样改变；皮肤病理提示有坏死结痂、角化过度、棘层增厚增生；取材焦痂处，炎细胞和空泡化细胞较多见，基底层有色素细胞及嗜色素细胞，符合烟酸缺乏症的典型皮肤表现和病理表现，诊断比较明确。外院曾诊断患者"血管炎"，从皮肤病变角度，并非典型血管炎的皮肤受累表现，后者多为深大溃疡或缺血性改变继发皮肤改变，且病理并不支持。

呼吸科孙雪峰医师：本患者经抗结核治疗后在本院复查CT提示左上肺尖后段索条影及胸膜牵拉、下方有实变影及周围磨玻璃影、多发小叶中心型结节影，纵隔窗有部分钙化。虽然患者缺乏明确病原学证据且T. SPOT-TB增高并不明显，但根据影像学表现非常符合典型结核的肺内表现，从本科角度支持结核诊断。我国常见的肺内结核表现包括：①实变、周围渗出；②树芽征或小叶中心结节，为支气管播散的表现；③血行播散结核，分布比较随机、局部分布均匀的粟粒样结节。本患者有活动性结核表现，包括实变影周围磨玻璃样改变和小结节，尤其是小叶中心型结节，常提示结核活动，故建议抗结核治疗。

营养科李融融医师：烟酸缺乏症又名糙皮病，18世纪首次被描述，1914年发现其病因为维生素B_3，即烟酸缺乏。烟酸主要从含有烟酸及其合成前体色氨酸的食物中摄入，含量较高的食物包括肉类、鱼类和谷物麸皮。烟酸在代谢利用过程中通过氨基化过程形成烟酰胺，烟酰胺作为辅基参与生成烟酰胺腺嘌呤二核苷酸/烟酰胺腺嘌呤二核苷酸磷酸（NAD/NADP）等广泛参与三羧酸循环等氧化还原反应并提供能量。出现烟酸缺乏后，代谢需求较高的组织会首先受累，如皮肤、黏膜等。烟酸缺乏的原因包括食物缺乏、药物干扰烟酸代谢和长期慢性酒精中毒。本患者在规律抗结核过程中出现皮损和腹泻症状，兼有周围神经病，除前述消化系统本身疾病鉴别诊断外，结合患者长期酗酒史，需考虑烟酸缺乏症。此外，值得注意的是，长期慢性酒精中毒者在烟酸缺乏外，还可能出现其他B族维生素缺乏，包括维生素B_1、B_2、B_6及叶酸等，缺乏维生素B_6也可通过干扰烟酸合成利用通路，加重烟酸缺乏。这些维生素的缺乏往往出现不特异的皮肤和黏膜受损表现，其中维生素B_2可能出现口腔生殖器综合征，表现为口腔和生殖器溃疡，维生素B_1缺乏可以出现Wernicke脑病，其他B族维生素缺乏也可能出现临床表现各异的神经系统症状，缺乏特异性，包括周围神经病变、共济失调等。本例患者有烟酸缺乏，也不能除外合并其他维生素缺乏，故推荐加用复合维生素B。烟酸缺乏需用烟酸或烟酰胺替代，直接使用烟酸可能出现消化道不适、肝损和外周血管扩张表现，烟酰胺不良反应相对较小，故更常使用，剂量为前3~4周每天300~500mg，症状好转后可维持每8~12小时50mg口服，以达到症状完全缓解。此外，还可加用复合维生素B，嘱患者戒酒、避免日晒。

感染科郭伏平医师：综合病史，考虑患者肺内结核可能性大，在抗结核过程中出现烟酸缺乏症表现，外院加用激素后再次出现结核活动迹象，除肺内有结核活动性表现外，尚有全身炎症活动表现，应继续抗结核治疗。关于异烟肼引起烟酸缺乏症的机制，烟酸经代谢后产生NAD，异烟肼和烟酸结构类似，可能会干扰烟酸代谢过程。国内外均有报道，万方数据库收录了2例，PubMed有16例且多数集中在1990年以前。目前报道病例较少，可能与人群营养状况改善有关，但本患者因有进食较差、大量酗酒等危险因素，兼之出现了烟酸缺乏症的典型症状，考虑符合烟酸缺乏症，不除外与异烟肼使用有关，故入住本院后在积极抗结核治疗时，避免了再次使用异烟肼治疗，而选择了利福平、乙胺丁醇、利复星、链霉素四联抗结核治疗。

神经内科牛靖雯医师：患者为青年男性、慢性病程，神经科方面主要临床表现为四肢麻木、行走不稳和尿潴留，大量饮酒病史和抗结核药服用史，神经系统查体：双上肢肘以下针刺觉减退及双踝关节以下音叉觉减退；肌电图提示运动神经传导基本正常，感觉神经传导波幅下降、速度尚可，以轴索损害为主；SSR 波形较差，反映自主神经受累。定位诊断考虑周围神经轴索损害，主要累及感觉纤维以及自主神经受累。感觉纤维轴索损害定性鉴别诊断应考虑：①中毒：本患者无明确病史；②慢性炎性脱髓鞘性多发性神经根神经病（chronic inflammatory demyelinating polyneruropathoes，CIDP）：本患者无运动纤维受累；③免疫相关：曾查 ANA 及 ANCA，均阴性，外院曾考虑血管炎可能，但血管炎神经系统常见为多发单神经病变，且其他脏器目前暂无明确受累表现，故暂不考虑；④M 蛋白相关：M 蛋白相关筛查，均阴性；⑤糖尿病：无相关病史；⑥肿瘤：青年男性，无其他临床表现，暂不考虑。

　　本患者有明确的营养缺乏危险因素史（药物、酗酒），故目前考虑营养代谢相关的周围神经病，同意营养科意见，尚不能确定本患者为单一营养缺乏，其他，如维生素 B_{12} 和异烟肼导致的周围神经病均不能除外。烟酸缺乏症累及神经系统的更常见临床表现为高级智能减退，如痴呆等，周围神经病较为少见，但查阅文献，既往亦有报道烟酸缺乏症出现周围神经感觉纤维受累，故可以解释本患者情况。此外，异烟肼相关周围神经病，机制可能为异烟肼可抵抗维生素 B_6 的作用，故可导致周围神经轴索退变，通常在异烟肼 5mg/kg，每天1 次服用 6 个月后出现，主要表现为肢体远端烧灼感和麻木感，以下肢和感觉症状为主，服用异烟肼患者发生周围神经病的发生率>2%，故对于服用异烟肼的患者可予维生素 B_6 口服，常规剂量为 10mg，每天 1 次，对于有危险因素者可予 25mg，每天 1 次。对于神经系统病变恢复，如果在出现症状最初几周内即停用异烟肼并予维生素 B_6 口服，则神经系统病变大多可逆；但若不停药，则可能将无法逆转。此外，酒精本身有神经毒性，长期大量饮酒可引起轴索损害，但多出现在长期饮酒超过 10 年的患者中。本例患者大量饮酒年限不长，但正如以上科室医师意见，酗酒可导致烟酸摄取明显减低，为避免长期酗酒加重患者神经系统病变，故戒酒对患者意义重大。

　　消化科孙钢教授： 本患者为青年男性，有典型腹泻、皮疹、神经系统改变三联症状，有营养差、大量饮酒及异烟肼使用史，临床上考虑到烟酸缺乏症可能。经皮肤科会诊，考虑符合烟酸缺乏症典型皮肤表现，确诊为烟酸缺乏症。针对患者可能的肺结核及烟酸缺乏症，经多科协作，调整了抗结核治疗方案，并且加用了烟酰胺及复合维生素治疗，患者病情得到好转。本病例诊治过程的体会：对于消化科常见消化道溃疡、腹泻症状，仍需拓宽鉴别诊断思路，尤其是表现并不完全符合常见情况时，需考虑其他较为少见疾病的可能；而对于患者出现的较为少见的肠外表现，如本例患者较为突出的皮肤溃疡，应加以重视，必要时请相关科室协助诊治，可避免在诊断道路上多走弯路。烟酸缺乏症本身是可治疗的疾病，但因人民生活水平的提高，典型的烟酸缺乏症已较为少见，在经验不足的情况下容易误诊漏诊并延误治疗，本例患者因突出的多系统受累表现，外院曾考虑免疫系统疾病，但转至本院后经详细询问病史，患者有明确烟酸缺乏症危险因素，故考虑到了该诊断。希望通过本次查房提醒广大内科同仁在对待每 1 例患者时，详细而全面的问诊、病史采集及查体是基本诊断之本，同时应拓宽鉴别诊断思路，提高对疾病的认识。

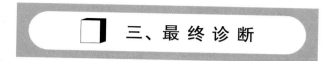

三、最终诊断

烟酸缺乏症

　　结肠溃疡

　　周围神经病可能性大

肺结核可能性大

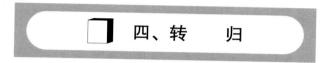

四、转　归

大查房后患者停用链霉素，继续利福平 0.45g，每天 1 次口服+乙胺丁醇 0.75g，每天 1 次口服+利复星 0.2g，每天 2 次口服治疗，并重新加用烟酰胺片。2014 年 8 月 26 日电话随诊，患者口腔溃疡已消失，上肢麻木症状消失，双下肢麻木症状较前明显好转，仅双足底稍麻木，其余无明显不适。

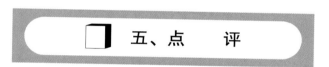

五、点　评

消化道溃疡、腹泻均是消化科常见症状，在临床工作中诊断思路容易固化，通过本例病例，临床工作中应注意从患者全身情况出发，尤其是表现不完全符合常见情况时应在一无论诊断思路下，综合患者突出临床表现，拓宽思路，综合考虑分析，多学科协作，明确诊断，可避免走弯路。本例患者虽以腹泻、结肠溃疡就诊，但有明显的皮疹，在多科会诊情况下，明确了烟酸缺乏症的诊断。

（杨莹韵　王　强）

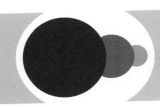

咳嗽、咳痰、发热 2 月余，腹胀 50 天

这是一例以咳嗽、咳痰、发热、腹胀为主要临床表现的青年男性患者，病史虽短，但病情进展迅速。表现为发热、淋巴结肿大、多浆膜腔积液、皮肤色素沉着、颅内高压、脑梗死、内分泌腺体功能异常、肾功能异常等多系统受累特征，虽然入院时即开始围绕结核感染与 POEMS 综合征进行鉴别诊断，但诊治过程仍错综复杂，一波三折。最终，在多科协作的努力下，明确诊断 Castleman 病、POEMS 综合征变异型。

一、病例摘要

患者，男性，24 岁。因"咳嗽、咳痰、发热 2 月余，腹胀 50 天"于 2014 年 4 月 18 日入院。

（一）现病史

2014 年 2 月初无诱因出现咳嗽、咳白痰，轻度憋气，无发热，当地考虑"肺部感染"，治疗 1 周（具体不详），无效。2 月 20 日咳嗽、憋气加重，出现发热，Tmax 39℃，热型不规律，伴畏寒，偶有盗汗。当地查 ESR 17mm/h，血结核抗体（+）；发现胸腹腔积液。行腹穿，腹水常规：黄色浑浊，单核 73%，多核 27%，李凡他试验阳性。腹水生化结果不详。考虑"结核感染"，予异烟肼、利福平、吡嗪酰胺、乙胺丁醇（HRZE）四联抗结核治疗。服药第 15 天因肝损停药 1 周。3 月 14 日将抗结核药物调整为异烟肼、利福喷丁、吡嗪酰胺、乙胺丁醇+泼尼松 25mg qd，3 月 21 日停利福喷丁及泼尼松，调整为静脉糖皮质激素（剂量不详）。治疗期间患者仍有发热，Tmax 39℃，体温高峰多于午后，间断有盗汗；胸闷、憋气逐渐加重，腹围增大。行置管引流，放腹水约 500ml/d×15 天。同时患者出现肤色变黑，皮肤敏感性增加。2014 年 4 月 10 日就诊北京胸科医院，腹水、胸腔积液、便浓缩查结核菌（-），胸腔积液结核分枝杆菌荧光 PCR（-），血 TB. SPOT-TB（-）。该院考虑"结核感染证据不足"，停抗结核药。2014 年 4 月 18 日为进一步诊治收入我院。患者自发病以来，一般情况减弱，尿便正常。体重减少 15kg。自觉视力较前下降。否认口腔、外阴反复溃疡、皮疹、关节痛。

（二）既往史、个人史、婚育史、家族史

无殊。

（三）入院查体

全身皮肤肤色较黑，双侧颈部、锁骨上、腋下、腹股沟多发肿大淋巴结，0.5～2.0cm 大小，质软，可活动，无粘连、压痛。腹部明显膨隆，腹围 94cm，移动性浊音（＋），肝脾触诊不满意，双下肢无水肿。

（四）诊治经过

入院后完善相关检查。

【常规检查】 血常规：WBC $8.64×10^9$/L，Hb 117g/L，PLT $565×10^9$/L；尿常规：Pro trace；24hUP 0.38g。肝肾功能：ALT 2U/L，Alb 33g/L，Cr 181μmol/L，Urea 7.95mmol/L；凝血正常；ESR 34mm/h，hsCRP 41.17mg/L。

【感染方面】 PCT（－），TORCH-IgM、CMV-DNA、EBV-DNA（－）、莱姆病抗体（－）；胸腔积液常规：WBC $136×10^6$/L，单核细胞 76%，比重 1.020；胸腔积液生化：TP 30g/L，LD 71U/L。腹水常规：黄色浑浊，WBC $292×10^6$/L，单核细胞 89%，黎氏试验（＋）；腹水生化：TP 43g/L，Alb 20g/L，LD 94U/L，Glu 5.5mmol/L。腹水、胸腔积液细菌涂片及真菌涂片（－）。血、腹水、胸腔积液 T. SPOT-TB（－），胸腔积液、腹水抗酸染色（－），腹水结核分枝杆菌核酸测定（－）。

【肿瘤方面】 血、腹水肿瘤标志物（－），腹水找瘤细胞×3 次（－）。

【免疫病方面】 ANA19 项、抗 ENA 抗体、ANCA、抗磷脂抗体谱、LA 均（－）。

【血液病方面】 血清蛋白电泳、血、尿免疫固定电泳（－）；血游离轻链：κ/λ 正常，血 $β_2$-MG 正常。

【内分泌方面】 甲功：TSH 15.930μIU/ml；PTH 121pg/ml；ACTH 99.2pg/ml，24hUFC 正常；双肾上腺抗体（－）。性腺激素：TSTO 0ng/ml，PRL、LH 升高，FSH、E2 正常。25-OH-VitD$_3$ 5.5ng/ml。

【影像学】 超声心动：LVEF 70%，中等量心包积液。门静脉、肝静脉、下腔静脉超声均（－）。胸腹增强 CT：双肺斑片索条影，考虑为炎性病变；双侧胸腔、腹腔、盆腔大量积液，少量心包积液，全身多发肿大淋巴结影。

4 月 23 日患者出现明显头痛、恶心、视物模糊，眼科会诊：视乳头水肿；腰椎穿刺提示脑脊液压力＞330mmH$_2$O，脑脊液：WBC 0，Pro 0.48g/L，Glu 2.8mmol/L（指尖血糖 6.3mmol/L），病原学（－）。4 月 25 日患者出现发作性言语不清、面部麻木、示齿口角右偏，每次持续 10 分钟可自行缓解，共发作 3 次，头颅 MRI、CT 均未见明显异常。神经科会诊考虑短暂性脑缺血发作（transient ischemic attack，TIA）可能，予脱水降颅压，加用阿司匹林。考虑不除外结核感染，于 4 月 25 日加用四联抗结核治疗（HZE+莫西沙星），并予氢化可的松 100mg q12h（静点）。患者头痛、视物模糊症状缓解，Tmax 下降至 37℃ 以下。复查 CSF 压力仍 330mmH$_2$O，Pro 0.48→0.86g/L。4 月 30 日加用利福喷丁。5 月 4 日复查腰

穿 CSF 压力 330mmH₂O，Pro 0.83g/L。hsCRP 3.91mg/L，ESR 7mm/h。5 月 6 日感染科专业组查房建议继续五联抗结核治疗，利福喷丁更换为利福平。5 月 7 日将抗结核药物更换为 HRZE+莫西沙星，同时泼尼松 40mg qd。5 月 11 日晨起患者出现失语，时间、空间定向力障碍，视力正常，5 月 12 日夜间出现尿失禁，头颅 MRI 提示左侧脑室旁片状梗死。神经科会诊建议继续阿司匹林肠溶片+金纳多及脱水降颅压治疗。感染科专业组随诊考虑脑梗不除外结核继发血管炎所致，建议停用莫西沙星，予 HRZE+阿米卡星五联抗结核治疗，并继续甲泼尼龙 40mg qd 减轻炎症反应。5 月 15 日血液科会诊：考虑 POEMS 变异型可能，建议完善腹股沟淋巴结活检、血轻链、骨盆正位、双侧肱骨+胸椎正侧位 X 片、血管内皮生长因子（vascular endothelial growth factor，VEGF）检查。可酌情予地塞米松 40mg qd，d1～4 冲击治疗。神经内科会诊：患者颅内高压、颅神经麻痹可用 POEMS 综合征解释，但颅内有新发病灶，临床上有 TIA 发作，考虑有脑血管病因素，POEMS 合并脑血管病少见。患者颅高压、颅神经麻痹，应警惕血管炎，建议进一步筛查莱姆病。患者脑血管病继发于系统性疾病可能性大。感染科会诊：患者经 20 天抗结核治疗，治疗效果不明显，且肌酐、尿酸均较前升高，停用吡嗪酰胺，碱化尿液。5 月 16 日停用吡嗪酰胺及阿米卡星，加用地塞米松 40mg qd。5 月 18 日上午患者无明显诱因出现气促伴指氧下降，ABG：pH 7.459，PaCO₂ 30.8mmHg，PaO₂ 53.1mmHg，SaO₂ 87.2%。血 Urea 12.92mmol/L，Cr 198μmol/L。经左侧胸腔置管引流呼吸困难有所缓解。患者意识水平 Glascow 评分在 E4V2M4 和 E4V2M6 之间，CSF 压力 260mmH₂O，WBC 0，Pro 0.58g/L。5 月 20 日复查头颅 CT 提示右侧脑室旁新出现低密度灶。5 月 22 日加用低分子量肝素抗凝。5 月 21 日床旁行右侧腋窝淋巴结活检术。血 VEGF 回报 7046pg/ml。血游离轻链：κ/λ（单位：mg/L）= 119/104 = 1.14；右腋窝淋巴结活检病理：病变符合 Castleman 病，透明血管型。5 月 23 日开始 Rdex 方案化疗：来那度胺 10mg qd po d1～21，地塞米松 20mg iv d1，8，15，22；停抗结核药物。5 月 25 日发作癫痫，予苯巴比妥 0.1g q8h，丙戊酸钠 0.5g bid 治疗。肾脏方面：予水化、利尿、碱化尿液以及别嘌醇治疗。患者仍持续发热，Tmax38.4℃，药物及物理降温无效，血 Cr188μmol/L，逐渐出现全身水肿，尿量减少，补充清蛋白，呋塞米（速尿）上调至 20mg/h 持续泵入利尿效果不佳。6 月 3 日患者家属要求自动出院。

二、讨 论

放射科何泳蓝医师：患者胸部影像学特点：2014 年 4 月 14 日胸部增强 CT：双肺散在斑片、索条，双侧胸腔积液，右下肺局部膨胀不全，纵隔、肺门、腋窝多发淋巴结肿大，乳腺区域有腺体组织。半月后复查胸部 CT 平扫：双侧胸腔积液伴肺不张较前加重，双肺斑片、索条增多，纵隔、腋窝脂肪间隙模糊较前明显，皮下水肿。5 月 20 日胸部 CT 平扫：右侧胸腔积液减少，左侧胸腔积液增多，双肺斑片、索条增多，心包积液较前明显。腹盆影像学特点：腹盆 CT：腹腔、盆腔积液，腹膜后、肠系膜上、盆腔内、双侧腹股沟多发淋巴结影，部分增大。5 月 27 日复查腹盆 CT：腹水减少，盆腔积液无明显变化，淋巴结无变化。神经系统影像学特点：4 月 25 日至 5 月 11 日期间，患者行头 CT 及 MRI，当时脑实质无明显异常，鼻窦，双乳突炎性改变。5 月 13 日头 CT 平扫：左侧侧脑室旁斑片状低密度影。增强 MRI：左侧额、顶、颞叶皮层下、大脑镰、侧脑室旁斑片状异常信号；右侧侧脑室体旁、基底节区可见斑点状异常信号，长 T_2，DWI 增强无明显强化，符合亚急性脑梗表现。MRV 无明显异常。5 月 20 日头 CT：左侧侧脑室旁、右侧侧脑室体旁、基底节斑片样异常信号范围增大。骨骼方面：下肢 X 线：双侧胫骨、腓骨、股骨骨质无明显异常。

消化科李玥医师：患者入院时病例特点：青年男性，亚急性病程，进展迅速。有发热、渗出性的多浆膜腔积液，曾在外院规范抗结核治疗 6 周，同时予中等量糖皮质激素治疗 4 周，效果不佳，病程中逐渐出现肤色变黑及感觉异常。入院查体：外周多发淋巴结肿大，乳腺发育，腹部膨隆，揉面感突出，移动性浊音（＋）。母亲有结核性胸膜炎病史。入院时的鉴别诊断主要是第一，结核感染；第二，POEMS 综合征：该患者存在两个突出的问题使结核感染诊断存疑：第一，多次腰穿提示高颅压突出，CSF 压力>330mmH$_2$O，CSF 出现蛋白、细胞分离现象；第二中枢神经系统病变进展迅速，入院 1 周出现 TIA，2 周出现脑梗。而血 M 蛋白阴性这一结果，使得在诊治初期诊断 POEMS 综合征的考虑不坚定。查阅 Uptodate，POEMS 的诊断有两条必需标准：外周多神经炎，单克隆浆细胞增殖异常。而患者 M 蛋白阴性，不符合必需标准。2014 年关于 POEMS 综合征诊断进展的文献特别指出：Castleman 病变异型 POEMS 综合征患者可以没有单克隆浆细胞增生的证据。Castleman 病变异型 POEMS 综合征的特点：①可无 M 蛋白；②可无或较轻外周神经受累表现；③可能符合 POEMS 综合征诊断的次要标准。血液科李剑医师总结了我院 POEMS 综合征患者的临床特点，发现 Castleman 病伴随的和非 Castleman 病伴随的 POEMS 综合征二者的区别主要为：Castleman 病伴随的 POEMS 综合征腹水更多见，血小板升高更突出，存在统计学差异；且预后明显差于经典的 POEMS 综合征。对于该患者存在的突出问题：脑梗，Mayo 诊所曾统计 90 个病例，其中脑血管病的发生率为 10%。危险因素分析显示：血小板升高，骨髓浆细胞增多是脑血管病的危险因素。根据日本的研究统计，POEMS 综合征的发生率为百万分之三，而我国是结核大国，秉承 common disease happens commonly 的原则，我们首先考虑了结核的可能性。但从该病例中我们总结如下经验教训：①如遇到不可解释的问题，需及时调整诊断思路；②文献检索不局限于某一数据库，掌握新进展；③重视多科协作及相关领域的专家意见。对该病例目前还存在以下问题需请教相关科室：高颅压，脑脊液蛋白、细胞分离能否以结核感染解释？结核能否解释脑梗？POEMS 综合征一般进展缓慢，而该患者起病 5 个月即死亡，有无关于 POEMS 综合征危险分层的相关研究？如何判断预后？血 VEGF 在 Castleman 病发病机制中有何作用？对预后有无提示？

风湿免疫科张上珠医师：青年男性，多系统受累：其中多浆膜腔积液突出，皮肤色素沉着，Cr 升高，神经系统受累，高颅压，脑梗死，内分泌异常。贯穿始终的是炎症反应明显，发热、炎症指标升高，激素治疗效果不佳。从免疫科角度，多系统受累主要考虑两方面疾病：①弥漫性结缔组织病，如系统性红斑狼疮、干燥综合征。通常有特异性抗体阳性，该患者抗体均阴性，不支持。②血管炎，患者除中枢外，无其他血管受累证据，亦不支持。

感染科葛瑛医师：初次会诊该患者，初诊"结核"，支持点包括：患者病程短，临床表现有发热、食欲差、消瘦；有结核接触史；辅助检查提示渗出性多浆膜腔积液；胸腔积液、腹水中白细胞总数不太高，以单核细胞为主。但因外院正规抗结核治疗 6 周无好转，因此

"结核"诊断仍存疑。但患者 M 蛋白阴性，当时未找到其他诊断的可能性，仍考虑"结核感染"可能性最大，同意抗结核治疗。第二次会诊，患者中枢神经系统症状突出。结核中枢受累的常见表现为：结核性脑膜炎，结核瘤，脊髓相关病变。结核瘤的患者，脑脊液检查可呈阴性；结核性脑膜炎初期可出现蛋白升高，而细胞数无明显增多的蛋白、细胞分离现象。有文献报道：明确诊断中枢神经系统结核感染的病例，尸检后发现 27 例中 22 例有血管受累，由此可见血管受累比例较高。该患者在治疗过程中出现中枢受累加重，可以结核引起的血管炎解释。综合上述因素，当时仍考虑"结核"的诊断。我科侍效春医师曾对我科诊断性抗结核治疗起效时间进行分析，发现最短 3 周起效，平均起效时间 5.3 周，最长一般不超过 10 周，有一例 12 周起效。患者外院规范抗结核治疗已 6 周，过程中病情仍逐渐加重，提示非结核感染的可能。

肾内科乐偲医师：肾功能损伤是病程中另一个突出问题。患者在住院 16~26 天期间 Cr 一度正常，之后急性升高直至无尿，明确存在急性肾损伤。病因从肾前性、肾性、肾后性三方面考虑。肾后性因素容易除外。患者入院后每日入量 2000~3000ml，肾前性因素不大。因此主要考虑肾性因素。尿常规无明显血尿、蛋白尿，因此肾小球病变可除外，病变定位在间质小管及微血管。结合临床过程，考虑：药物性肾损、高尿酸肾病及原发病肾损伤。患者病程中长时间使用呋塞米及脱水药，均是导致肾损的背景因素。而阿米卡星、克林霉素、利福平均有肾损的不良反应。入院后第一次 Cr 快速升高出现在利福平使用后 5 天，停药后 Cr 呈下降趋势，存在利福平相关肾损可能性大。利福平肾损发生率约千分之一。机制为 II 型及 III 型过敏反应。该药可诱发抗原抗体反应，免疫复合物沉积在血管可引起缺血性改变，出现急性肾小管坏死；沉积在间质引起间质性肾炎改变。50% 患者在用药 1~2 个月内出现急性肾损伤，若患者既往曾使用过利福平，再次用药可出现肾功能急剧恶化。该患者外院曾使用过利福平，入院后使用利福平 5 天后即出现 Cr 升高与利福平致肾损的特点相符。停药后肾损可能持续一段时间，大部分患者停药 3 月内 Cr 才能恢复。患者血 UA 变化与 Cr 变化大致平行，两者因果关系如何？Cr 升高本身可导致 UA 升高。当 Cr<170μmol/L 时，两者变化基本呈线性关系。把患者 Cr 水平与 UA 水平作图，发现 UA 实际水平远超与 Cr 呈线性关系的 UA 水平，而 UA 下降与停用吡嗪酰胺，乙胺丁醇平行，因此考虑 UA 升高主要与抗结核药物相关。血液科李剑医师于 2011 年总结我院 99 例 POEMS 综合征患者，其中 37 例肾功能不全，大部分肌酐清除率 30~60ml/min，7 例肾活检，5 例为膜增生性肾小球肾炎，2 例为其他类型增生性肾小球肾炎。文献报道，POEMS 综合征肾脏受累主要与内皮细胞功能异常相关。病理：内皮肿胀，增生，系膜疏松，溶解，肾小球明显肿大，因此 POEMS 综合征肾受累主要是肾小球病变。而该患者肾小球病变不明显，考虑原发病肾脏表现在该患者不突出，以药物因素为主。

神经科谭颖医师：患者神经系统表现集中在缺血性脑血管病、颅高压两方面。缺血性脑血管病在 POEMS 综合征中越来越多见。而同时合并颅高压可见于结核感染，血管炎及 POEMS 综合征。颅压>330mmH₂O 在除外脑室梗阻后，主要考虑两方面原因。①血脑屏障受损，可见于结核、血管炎及血液病。该患者脑脊液白细胞正常，蛋白轻-中度升高，葡萄糖、氯化物基本正常，并非结核导致的血脑屏障受损的典型表现。上述腰穿结果对血管炎及血液病无鉴别性。血脑屏障破坏情况下，脑脊液蛋白升高，影响脑脊液吸收，颅高压加重，由此陷入恶性循环。②静脉窦血栓形成引起慢性静脉压升高，继发颅高压。患者入院前有视物模糊，推测颅高压已存在一段时间。入院后筛查 MRV 未明确提示血管局灶性狭窄，但与同龄青年人相比，血流状态不佳，鉴于 MRV 可有假阳性及假阴性结果，静脉窦血栓不能完全除外。POEMS 综合征患者血 VEGF、血小板升高，可出现动脉及静脉系统内膜病变，导致栓塞，推测该因素促进患者出现慢性颅高压。后期患者出现类似癫痫症状，因无脑电监测结果，不能确诊。但顽固性颅高压，血脑屏障破坏可导致癫痫。因患者肾功能不全，致使对颅高压控制不理想，患者后期出现的左眼外展神经麻痹与此相关。因患者病情进展迅速，无机会采用脑室腹腔分流减轻颅高压。2009 年 Mayo 诊所统计发现 POEMS 综合征合并脑血管病的发生率为 10%，而我院血液科李剑医师回顾分析，我院患者发生率达 20%~50%。合并 Castleman 病的人群中比例更高。因阿司匹林对动静脉系统血栓均有预防作用，因此增加对 POEMS 综合征患者颈部血管及脑血管病变的筛查，对减少脑血管病的发生率可能有益。

病理科师杰医师：患者有一枚腋窝淋巴结送检病理。低倍镜见：淋巴结被膜增厚，被膜里增生的血管扩张，被膜下散在淋巴滤泡。淋巴结结构完整，滤泡间区明显扩大，间区内淋巴细胞数量减少。中倍镜下：增生的血管扩张，占据了淋巴结大部分位置。特征性改变为：淋巴滤泡中心细胞退化、萎缩、消失，小血管穿过套区进入生发中心。套区，套细胞呈同心圆样围绕生发中心，滤泡间区小血管增生，血管壁可玻璃样变，可见多灶性成熟的浆细胞。病理诊断：Castleman 病，又称血管滤泡淋巴结增生或巨大淋巴结增生。最常发生于纵隔，其次为腹腔及腹膜后，少数可发生于肺内、腋下、颈部及肾脏。组织学分型方面，绝大部分文献分为三型：透明血管型，浆细胞型，过渡型。透明血管型主要为上述特征性改变。浆细胞型多发生于老年人，病理改变：生发中心增生，体积增大，淋巴滤泡体积大，滤泡间成片增生的浆细胞。个别可见生发中心萎缩，但滤泡间必见大片浆细胞。梅毒、类风湿关节炎可引起类似浆细胞型的病理改变。过渡型：绝大部分相似于透明血管型，生发中心萎缩，滤泡间区小血管增生，灶性浆细胞浸润。

血液科王书杰医师：POEMS 综合征 2012 年的诊断标准包括两条必需标准，三条主要标准（符合一条），次要标准，该患者不符合两条必需标准但符合主要标准及次要标准。Castleman 病变异型的定义：①有明确 Castleman 病的证据；②无克隆性浆细胞增生证据；③无或很少外周神经损害证据；④有某些主要标准或次要标准表现。因此该患者符合 Castleman 病变异型的诊断。Castleman 病是一疾病，而 POEMS 综合征是一组综合征，两者关系目前存在争议，治疗虽有重叠，但亦有很大差异。POEMS 综合征偏浆细胞病的治疗方案，而 Castleman 病与 B 细胞免疫异常有关，是采用 CD20 单抗治疗的依据。2009 年西班牙有一例 Castleman 病变异型用美罗华治疗有效的报道。而我科有类似病例经 R-CHOP 方案化疗有效。在 Castleman 病研究中，无 VEGF 水平变化的大宗资料。用 VEGF 抗体治疗 POEMS 综合征疗效亦不佳，推测两者间无统计学关系。

消化科姚方医师：该患者最终确诊 Castleman 病（透明血管型）、POEMS 综合征变异型，并发多浆膜腔积液、Ⅰ型呼吸衰竭、高颅压、急性脑梗死、急性肾损伤、甲状腺和性腺功能低减。虽最终确诊，但患者病情进展太快，错过最佳治疗时机。从该病例中，我们得到以下启示：重视疾病不同寻常之处，抓住特点，深入挖掘，拓展思路；方法学上：借助文献，发扬多科协作，请教相关疾病的专家；平时多参与疾病的多科讨论，有助于拓展专科医生的临床思维。

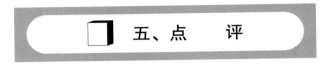

该患者自动出院后次日于当地家中去世。

本例属疑难少见病例，起病时症状与结核病相似，但随着疾病的发展逐渐露出端倪。病房的医生能够在入院时即提出 POEMS 综合征的诊断，体现出综合医院的诊疗能力，但最终的确诊却颇为曲折。分析原因，在临床工作中诊断思路需拓宽，尤其当存在不能用常见病解释的现象时，应借助多科协作、最新文献检索等有效的手段，以尽早明确诊断。

（周　爽　李　玥）

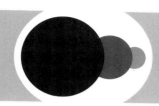

尿色加深 3 月余，腹痛伴皮肤巩膜黄染 2 月

这是一例以黄疸、肝脾大为主要表现的病例，成年急性起病，病情进展迅速，主要围绕着黄疸的鉴别诊断，在 CT、MRI 多项影像学检查排除肝外梗阻性黄疸后，考虑肝内胆汁淤积，但经过病毒、药物、毒物等筛查后仍不能明确病因，在血小板低、凝血功能差、高胆红素等困难面前，还是积极创造条件进行了肝穿，最终病例明确为卟啉病；反过来再回顾病史和临床表现，追问到自幼以来的皮肤有光照后红肿破溃，检查血游离原卟啉阴性，而尿卟啉、尿卟胆原阴性，临床诊断红细胞生成原卟啉病。因该病为遗传病，治疗上没有根治性手段，主要以对症为主。

一、病例摘要

患者，女性，45 岁。因"尿色加深 3 月余，腹痛伴皮肤巩膜黄染 2 月"于 2014 年 8 月 28 日入院。

（一）现病史

2014 年 5 月患者无明显诱因出现尿色较前加深，尿量正常，无腹痛、食欲差、黑便、呕血等不适，未就诊。2014 年 7 月初患者无明显诱因出现剑突下持续胀痛，食欲差、乏力、皮肤巩膜黄染，伴排气减少、排便困难，无其他不适。就诊于禹州市人民医院查血常规：WBC $2.2×10^9$/L，NEUT% 70.2%，Hb 94g/L，PLT $52×10^9$/L；肝功能：ALT 185U/L，T/DBil：145.22→164.94/82.98→115.5μmol/L，AST 326U/L，GGT 1131U/L，ALP 306U/L，TBA 45.9μmol/L；肝纤维化四项：透明质酸 587.58mg/ml（0~120mg/ml），层黏连蛋白 69.48ng/ml（0~130ng/ml），Ⅳ型胶原 303.34ng/ml（0~95ng/ml），Ⅲ型前胶原 N 端肽 30.15ng/ml（0~15ng/ml）。行胃镜提示慢性浅表性胃炎，腹部 BUS 提示肝弥漫性回声改变，脾大（肋下 66mm）。考虑黄疸原因待查，予对症保肝治疗，腹痛方面对症镇痛，患者自觉症状改善不明显。遂于 2014 年 7 月 25 日就诊郑州大学第一医院查血常规：WBC $4.7×10^9$/L，NEUT% 90%，Hb 111g/L，PLT $50×10^9$/L；肝功能：ALT/AST 162/261U/L，GGT/ALP 1017/348U/L，T/DBil 263/220μmol/L。EBV-IgM、CMV-IgM（−）；甲乙丙戊肝（−）；凝血功能正常；CA125、CA19-9、CEA、AFP（−）；腹部 BUS 提示门脉主干及左右支管径均增粗，脾静脉明显增粗。肝脾增大。超声心动图提示主动脉瓣少量反流。头 MRI 提示右侧额叶点状白质脱髓鞘，右侧筛窦炎。考虑"原发性胆汁性肝硬化"，予谷胱甘肽、复方甘草酸苷等对症保肝治疗，患者症状仍改善不明显，胆红素水平进行性升高，2014 年 7 月 30 日复查 T/DBil：327.5/268.9μmol/L。遂转入北京 302 医院继续诊治，复查甲乙丙戊肝均（-），肿瘤指标、AFP、GP73（-）；EBV-DNA 1.06×10³（+）、CMV-IgM（+）、EBV-IgM（+），免疫指标筛查抗 ds-DNA 抗体、抗 SM 抗体、抗 SS-A/SS-B 抗体、抗 SCL-70 抗体、抗 Jo-1 抗体均（-），仅抗 Ro-52 抗体（+）。铜蓝蛋白（-）。血氨水平曾有一过性升高 48.5μmol/L。考虑为"病毒感染"，予更昔洛韦、头孢哌酮/舒巴坦、奥硝唑等对症治疗 12 天，期间监测 T/DBil 248.2~301.1/203.1~235.5μmol/L，患者自觉乏力、食欲差略好转，尿色稍有减轻。期间于 2014 年 8 月 10 日左右患者出现腹胀、腹痛加重，伴排气排便停止，行立位腹平片提示肠梗阻（具体不详），予禁食水、胃肠减压、通便等治疗后症状缓解不明显。遂于 2014 年 8 月 18 日就诊于我院，继续予肠梗阻保守治疗，至 2014 年 8 月 21 日患者恢复排气排便，但仍有间断剑突下疼痛。于我院就诊期间患者腹围有所增加，B 超提示少-中量腹腔积液，曾抽出黄色透明腹水 60ml 送检腹水常规：比重 1.012，细胞总数 60×10⁶/L，白细胞 46×10⁶/L，其中单核细胞 43，多核细胞 3，黎氏试验（-）。余腹水相关化验未送检。原发病方面考虑不除外病毒感染，予更昔洛韦 0.25g q12h 静脉输液治疗及对症保肝、退黄治疗，T/DBil 波动在 300/240μmol/L 左右。为进一步诊治收入我科病房。患者病来一般情况弱，尿量正常，每 3~4 日排便一次，多为褐色球状硬便，偶有黄色稀便。体重较前下降 15kg。

（二）既往史

患者幼年起即出现光照后皮肤红肿、破溃等，无皮疹、关节痛、口腔溃疡等。无饮酒史，无药物、毒物等特殊接触史，无肝病家族史。

（三）个人史、婚育史、家族史

无殊。

（四）入院查体

HR 76 次/分，BP 125/76mmHg，全身皮肤黏膜及巩膜明显黄染。肤色偏黑，甲床苍白。双肺呼吸音清，心律齐。腹部略膨隆，下腹部轻压痛，无反跳痛及肌紧张。肝脏肋下 3 指，剑下 6 指，质韧，触痛、叩痛（+），脾脏肋下 6 指，质韧。脾区及双肾区无叩痛。移动性浊音（-），肠鸣音弱，1 次/分。双下肢无水肿。四肢肌力 V-级，双下肢膝腱反射、跟腱反射弱，双下肢触觉、痛觉对称、正常。双侧巴氏征未引出。

（五）诊治经过

入院完善常规检查：

血常规：WBC 4.33×10⁹/L，NEUT% 90.5%，LY 0.28×10⁹/L，Hb 88g/L，PLT（28~32）×10⁹/L，Ret% 3.17%。生化：K 3.5mmol/L，Alb 32g/L，A/G 1.6，ALT 156U/L，AST 347U/L，GGT 479U/L，ALP 196U/L，TBil 357.1μmol/L，DBil 266.4μmol/L，TBA

126.4μmol/L，Urea 1.84mmol/L，TG 4.72mmol/L，Cr（E）24μmol/L。Amon 106.7μmol/L。尿常规+沉渣：pH 7.0，BIL LARGE，UBG 3.2μmol/L。粪便常规+潜血：黄色糊便，较多脂肪滴，OB（−）。凝血 2：PT 14.6s，INR 1.31，Fbg 2.59g/L，APTT 33.6s，D-Dimer 0.57mg/L FEU。正浆纠正试验：PT、APTT 即刻可纠正，2 小时后不能纠正。甲功 2+3：TSH3 6.742μIU/ml↑，T3 0.517ng/ml↓，FT3 1.67pg/ml↓，A-TPO 36.72IU/ml↑。腹部 BUS：肝大，剑下 7.1cm，肋下 3.3cm，回声欠均、增粗。门脉内经增宽 1.5cm，脾大，肋下 6.4cm，腹盆腔积液，符合门脉高压。肝门区低回声，淋巴结不除外。Echo：主动脉瓣增厚，轻度主动脉瓣关闭不全，左室松弛功能减低，LVEF 70%。

血液系统指标：铁 4 项+叶酸（血清）+Vit B_{12}：Fe 49.9μg/dl↓，TRF 1.61g/L↓，TIBC 194μg/dl↓，SFA 3.8ng/ml↓，Fer 30ng/ml，TS 22.0%。血清蛋白电泳：未见 M 蛋白。免疫固定电泳（−）。β_2-MG：2.190mg/L↑。骨髓涂片：红细胞大小不等，部分中心淡然区扩大，并可见大红细胞及靶型红细胞。血小板略少。可见 1%吞噬细胞。骨髓活检大致正常。

免疫指标：Ig+补体（−）。抗核抗体谱 19 项、ANCA（−）。AMA 抗体亚型均（−）、自免肝相关抗体谱（−）、抗 gp210 抗体（−）。

肿瘤指标：AFP 25.1ng/ml，CA199 37.0U/ml，CA125 306.4U/ml。浅表淋巴结（颈、腋下、腹股沟）BUS 未见特殊异常。

感染指标：CMV-IgM（+），CMV-DNA、CMV-PP65、EBV-DNA 均（−）；EBV 病毒 5 项：IgG/VCA、EB NA-IgG（+），余（−）。PCT 0.60ng/ml。TB 细胞亚群：T、B 细胞明显下降（B# 35/μl，T# 241/μl，CD4+T# 112/μl），CD8+T 细胞有异常激活。T.SPOT-TB（−）。PPD（−）。便找寄生虫（−）。感染四项（−）。

毒物：血尿送检 307 医院筛查重金属及毒物，均阴性。

影像学。血管 BUS：门静脉、脾静脉、肠系膜上静脉增宽；腹腔干流速明显增快，肝脾动脉血流速度增快。下腔静脉、肝静脉、腹主动脉、肠系膜上动脉未见明显异常。胸腹盆增强 CT+CTA：右肺中叶斑片索条影（图 1）；左肺多发索条影；双侧胸膜局部增厚；心影饱满；肝脾体积增大伴实性密度减低、巨脾；门静脉、脾静脉管腔显著增宽；胆囊壁增厚；胆囊内斑片状致密影；腹盆腔大量积液（图 2）。腹水定位提示腹腔少量积液，内有较多肠管漂浮，不宜定位。

PET/CT：①肝脏体积显著增大，密度减低，代谢弥漫性增高，SUVavg2.2，SUVmax3.0。脾脏增大，代谢稍增高，SUVavg1.4，SUVmax1.9。肝周、盆腔积液，不能排除血液系统恶性病变可能；脾静脉增宽，考虑继发性改变可能（图 3）；②右肺中叶、下叶及左肺斑片、索条影，代谢稍增高，考虑炎性病变可能，建议抗炎治疗后随访；右侧心膈角淋巴结，代谢稍增高，考虑炎性病变可能。胃镜：反流性食管炎（LA-A），慢性浅表性胃炎。门脉高压胃？病理：胃黏膜显慢性炎。

血液科会诊：目前高度怀疑肝脾浸润性病变（淋巴瘤可能），建议行淋巴结活检，并创造条件行肝活检。感染内科会诊：考虑肝浸润性病变可能大，结核、淋巴瘤不除外。目前临床表现似难以用 CMV 或 EBV 感染解释，可请肝外科会诊，尽可能行肝活检明确诊断。呼吸内科会诊：结核感染证据不足，肺内病变原因不明，炎性病变可能性大；必要时可行支气管镜留取病原学，必要时活检。肝外科会诊：患者目前血小板低、凝血功能异常，不适合行腔镜下肝活检；暂不考虑行肝移植，建议继续内科保守治疗。

治疗：入院后予还原型谷胱甘肽、丁二磺酸腺苷蛋氨酸、熊去氧胆酸退黄保肝治疗，加用呋塞米 20mg qd、螺内酯 40mg qd 控制腹水。9 月 11 日加用天晴甘美。患者胆红素水平进行性升高，目前 T/DBil 400/300μmol 左右。结合各科会诊意见，加强支持治疗后于 9 月 9 日行肝活检，待病理结果。

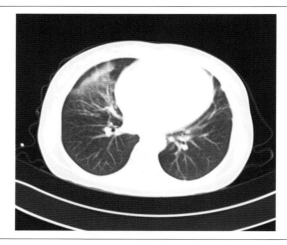

图 1　胸部 CT：右肺中叶斑片索条影

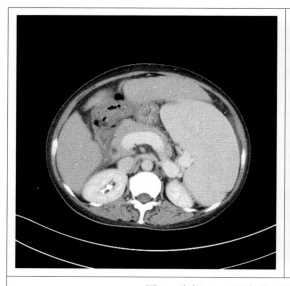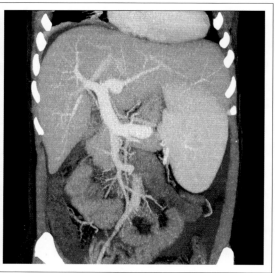

图 2　腹部 CT：肝脾明显增大，门静脉、脾静脉增宽

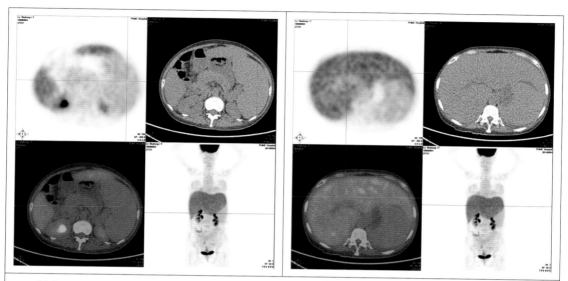

图 3　PET/CT：肝脏体积显著增大，密度减低，放射性摄取弥漫增高，平均 SUV 2.2，最大 SUV3.0；脾脏增大，放射性摄取稍增高，平均 SUV 1.4，SUVmax 1.9，脾静脉显著增宽

二、讨　论

放射科王志伟医师：患者的影像学资料主要集中在腹部，首先从腹部 CT 平扫可见肝脏明显增大，密度弥漫减低，未看到肝内明显异常的病灶。肝边缘可见液性暗区，提示少量积液，脾脏明显增大。从腹部 CT 增强可见肝、脾均为均匀强化，未见异常病灶；门脉、脾静脉主干明显增宽，门脉左支瘤样扩张，胆囊壁明显增厚，内膜强化。从腹部血管重建可见腹腔内动脉形态均正常，未见明确狭窄、增宽等表现。外院肝脏 MRI 增强可见肝脏强化不均匀表现，但不符合肝小静脉闭塞（veno-occlusive disease，VOD），因 VOD 的肝脏所表现的不均匀强化常常更加弥漫，而非本患者局限在肝脏方叶、右叶。故考虑本患者影像学改变对疾病诊断无特殊提示，门脉系统增宽可能与脾脏增大、门静脉系统回流增多相关，肝弥漫实质减低改变可能与肝脏代谢情况相关。

消化内科李晓青医师：患者中年女性，亚急性起病，临床上主要表现为肝脾大和进行性加重的黄疸，伴有腹胀腹痛，无发热、淋巴结肿大，体重下降明显，既往有光过敏史，无口腔溃疡、关节肿痛等，实验室检查提示血两系下降，肝酶和胆管酶水平均升高，胆红素以直接胆红素水平升高为主，影像学提示肝脾明显肿大，且有高代谢，病程中有过 EBV-IgM 和 CMV-IgM（＋）。首先分析 GGT 和 ALP 水平升高，胆红素升高以直接胆红素水平为主，需要考虑梗阻性黄疸，但 BUS、CT、MRCP 均未提示胆管扩张，除外肝外梗阻，考虑肝内胆汁淤积。常见的引起肝内胆汁淤积的病因包括肝细胞性胆汁淤积和胆管细胞性胆汁淤积，肝细胞性胆汁淤积见于脓毒症、内毒素血症、病毒性肝炎、酒精或非酒精性脂肪性肝炎、遗传代谢性疾病、淋巴瘤/淀粉样变等浸润性病变、结节状再生性增生、布加综合征、VOD、淤血肝等；胆管细胞性胆汁淤积见于原发性胆汁性肝硬化（primary biliary cirrhosis，PBC）、原发性硬化性胆管炎（primary sclerosing cholangitis，PSC）或合并自身免疫性肝炎（autoimmune liver hepatitis，AIH）的重叠综合征、IgG4 相关性胆管炎、药物性胆管病、胆石症继发硬化性胆管炎、特发性成人肝内胆管消失症、移植物抗宿主病等。分析该患者肝脾大+肝内胆汁淤积的病因，考虑：

1. 感染　病程中有过 EBV-IgM（+），EBV-DNA 轻度升高，CMV-IgM（+），但病程偏长，抗病毒治疗后肝功能仍进行性恶化，不好解释整个病情；结核感染方面，患者有肺内斑片索条影及肝脏浸润性改变，需考虑，但无结核中毒症状，PPD（-），T. SPOT-TB（-），结核证据不足。

2. 血液系统疾病　淋巴瘤，患者肝脾大突出，肝脏弥漫性代谢增高，有血象改变，病情进展迅速，消耗明显，但无发热和淋巴结肿大，关键是没有病理证据；淀粉样变，患者有肝脾大及肝脏浸润性改变，需要考虑淀粉样变，但无舌大、肾脏及心脏受累表现，无 M 蛋白，骨髓中无浆细胞增多证据，也无淀粉样物质沉积的病理证据。

3. 肿瘤　尤其是弥漫性肝癌，患者虽然有肝脾大和明显消耗，但肿瘤标志物 AFP 和 GP73 均阴性，也无肝癌的病理证据，目前无法诊断。

4. 免疫病　包括 PBC、PSC、AIH 和 IgG4 相关胆管炎，患者无相应免疫指标的阳性，故证据不足。

5. 其他　包括酒精、毒物、药物、血管病（布-加综合征、VOD 和肝淤血）、血色病、胆管消失综合征，均无临床及病理证据。所以目前患者诊断陷入困境，迫切希望得到肝活检的病理，但患者血小板太低（$30×10^9$/L）、凝血功能差、严重的淤胆，操作风险极高，且肝穿病理也可能为阴性。接下来我们是冒险去肝穿，还是继续保守治疗完善其他检查，请各兄弟科室献计献策。

感染内科阮桂仁医师：本患者中年女性，病史 3 月余，主要临床表现为肝内胆汁淤积伴肝脾明显增大，伴体重下降、有明确消耗症状。辅助检查方面与感染科相关指标主要包括外院 CMV-IgM、EBV-IgM 均阳性，外院 EBV-DNA 曾有低滴度阳性；T 细胞亚群提示患者细胞免疫功能明显低下，CD8$^+$T 细胞有明显激活；筛查 Ig 定量基本正常。追问病史，患者既往体健，此前否认黄疸表现。综上从感染科角度考虑肝功能异常，首先考虑是否存在病毒性肝炎可能，但患者筛查甲乙丙戊肝均阴性，且典型的病毒性肝炎常以肝细胞破坏为表现，其血清 ALT、AST 等肝酶水平升高较胆红素升高更为明显，此点与本患者不符，故考虑可能性小。此外还需考虑其他嗜肝病毒感染可能，包括 CMV、EBV 等。本患者外院虽存在 CMV-IgM 阳性，但多次于我院及外院查 CMV-DNA 均阴性，且患者病程中无发热、淋巴结肿大等表现，经过更昔洛韦治疗效果不明显，我院 CMV-IgM 阳性但滴度很低，考虑不除外全身疾病反应所致假阳性可能，故考虑 CMV 感染可能性小。EBV 感染方面，典型 EBV 感染为传染性单核细胞增多症，本患者可除外此病。而目前在临床上也常可见到慢性活动性 EBV 感染，此类患者常伴发热、肝脾淋巴结肿大，可出现噬血细胞综合征，继发淋巴系统增殖性疾病，包括淋巴瘤等。本患者外院曾有 EBV-IgM、EBV-DNA 阳性，临床上有明显肝脾肿大、炎症指标（ESR、hsCRP）明显升高，骨穿可见1%吞噬细胞，故不能除外慢性EBV感染可能。可进一步从肝穿病理行EB病毒原位杂交除外。其他方面，从感染科角度鉴别肝脾肿大原因，还应除外结核、利什曼原虫、弥漫真菌感染等，但本患者并非来自疫区，病史中无发热、真菌感染相关提示，骨髓涂片未见利什曼原虫等，考虑后两者可能性小。结核感染方面，通常肝脾结核常血播而来，此类患者常存在其他部位结核感染表现，包括肺、淋巴结、骨、中枢神经系统等。但本患者全身其他部位未见结核表现，血T.SPOT-TB阴性，均为不支持点。若要明确肝脏结核诊断需要依靠肝穿病理，可见到典型肉芽肿或干酪样坏死样表现。故本患者不能完全除外结核。综上，建议行肝脏病理活检，进一步明确诊断。

核医学科霍力医师：本患者于2014年9月4日行全身PET/CT检查，突出表现为肝脏明显增大、代谢活性异常增高，脾大，脾静脉明显增宽。可见部分小淋巴结，但代谢活性不高，SUVmax 1.3。可见大量腹盆腔积液，其内可见轻度放射性分布。右肺可见多发斑片影，沿气管血管束两侧分布，SUVmax 2.5。综上，患者肝脾增大、代谢活性弥漫性增高从两方面考虑：

1. 感染性病变　嗜肝病毒。
2. 血液系统疾病　肝脾浸润性淋巴瘤，此类患者PET/CT上肝脾代谢活性常明显增高，本患者肝脏SUV仅轻度增高，不除外惰性淋巴瘤浸润可能。建议行肝活检进一步明确。

血液内科陈苗医师：中年女性，病程3月，主要表现为肝脾进行性肿大，肝脏为淤胆性改变，胆红素水平明显升高。故考虑肝脾浸润性病变，从血液病角度，若为恶性病变首先考虑淋巴瘤。淋巴瘤表现较多样化，常有发热、肝脾淋巴结肿大，PET/CT中可见病灶SUV值明显升高，常达7~8，最高可达10~20。此两点虽与本患者不符，但不能作为除外证据。本患者查体体表仅于腹股沟扪及1cm左右质软淋巴结，活动性好，并非典型淋巴瘤浸润的淋巴结的表现。但因患者诊断上并无诊断其他疾病相关线索，故仍应高度怀疑淋巴瘤。除了肿瘤性病变外，肝脾浸润性疾病还应考虑淀粉样变、代谢性疾病可能。但上述疾病均需要病理证据支持，患者骨髓活检无明确阳性提示，故建议行肝活检。

病理科师杰医师：患者中年女性，临床表现为皮肤巩膜黄染，影像学提示肝脾弥漫性浸润病变。患者取得两条肝组织送检病理，解读病理如下：低倍镜下可见肝组织内棕黄色沉积物，中倍镜下可见该棕黄色沉积物沉积于肝细胞内、肝细胞间的微胆管内、肝窦内或巨噬细胞胞质内。高倍镜下可见肝细胞肿大、浊肿变性、脂肪变性，点灶状坏死；胞质内可见棕黄色颗粒样沉积物沉积。可见微胆栓。汇管区可见散在炎细胞浸润，以成熟小淋巴细胞为主。可见增生小胆管，其内未见胆栓。临床高度怀疑淋巴瘤，故行相关免疫组化，在淋巴细胞浸润较明显的汇管区，CD3染色及CD20染色均阳性，说明此处所浸润的淋巴细胞为混杂细胞，不支持淋巴瘤诊断。此患者病理以淤胆为主要表现，结合本患者临床特点，考虑为肝细胞性黄疸，此类病因包括病毒感染或肝细胞代谢性疾病，其中需要鉴别的疾病包括卟啉病，而本患者肝细胞胞质中、微胆管内棕黄色颗粒样沉积物在偏光显微镜下可见红色双折光，其中可见Matlese十字结构。此表现为卟啉病特异表现。故考虑本患者病理诊断卟啉病相对明确，具体可再结合临床化验结果。

消化科李晓青医师：目前患者肝穿病理诊断明确，看到典型的偏光下红色双折光，考虑卟啉病明确；再次仔细追问病史，患者 3 岁起开始出现明显的光过敏，表现为日光直射15~20 分钟即出现皮肤红肿、烧灼样疼痛，偶有破溃结痂，成年后注意皮肤保护上述症状不明显；我院进一步完善红细胞游离原卟啉 113.1μg/gHb（0~4.7），但尿卟啉和尿卟胆原2 次均为阴性；最终诊断考虑红细胞生成原卟啉病（erythropoietic porphyria，EPP）。

消化内科钱家鸣教授：本病例为少见病，其诊断过程体现了一个整体的临床思路。患者目前诊断明确，结合其尿卟啉、尿卟胆原阴性，而血游离原卟啉明显升高表现，符合红细胞生成性原卟啉病。目前重点需讨论患者的治疗办法。患者存在潜在 EB 病毒感染，且自身细胞免疫功能明显低下，应用激素治疗淤胆风险较高，且疗效不确定，故需谨慎应用，并充分与患者及家属交待病情及风险。此外，是否可考虑行胆红素吸附改善患者临床症状及指标，可请肾内科进一步协诊。

三、转　归

结合内科大查房意见，肾内科会诊考虑可行胆红素吸附，但此类慢性肝脏代谢性疾病胆红素吸附效果差，维持时间短。与患者及家属充分交待病情及胆红素吸附风险后，患者及家属均强烈要求行该治疗。于 2014 年 9 月 22 日行胆红素吸附，当日吸附前后胆红素由430/333μmol/L 降至 256/208μmol/L，隔日后回升至 400/300μmol/L 水平，考虑此治疗不适用于本患者，难以长期维持。患者及家属治疗愿望强烈，故于 2014 年 9 月 23 日起予加用琥珀酸氢化可的松 300mg qd，至 9 月 2 日复查胆红素较前变化不大。患者遂要求自动出院，返当地医院继续治疗。

患者回当地后一直服用中药治疗，出院后半年患者返院随诊，坚持中药治疗胆红素一直维持在 100μmol/l 左右，一般情况尚可，可基本正常生活；对患者和女儿送检了基因，两人均发现了致病基因 FECH 基因的 exon8 的一个异常杂合突变，CGA-TGA，Arg298Ter（C/T 杂合），进一步印证了 EPP 的临床诊断和遗传类型。

点评：黄疸是消化科最常见的症状之一，但一些不明原因黄疸的患者，鉴别诊断还是存在一定难度的。这类患者在除外肝外梗阻后，如有条件应考虑行肝活检协助诊断。此外细致的病史询问（该患者的光过敏）和查体（皮肤改变）会给我们提供更多的诊断思路。卟啉病是临床少见病，尤其以黄疸为首发表现的更少，在今后的临床工作中，对于不明原因黄疸合并皮肤病变者，应想到该病的可能。

（张博为　李晓青）

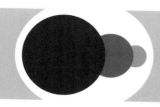

乏力伴尿色加深 5 月，皮肤、巩膜黄染 2 月

这是一例以黄疸为主要表现的青年男性病例，乙肝抗体阳性，病前曾有大量饮酒史，考虑多种病因导致肝损，为肝细胞性黄疸，但常见的肝细胞性黄疸的原因无法解释病情全貌。结合患者存在特殊面容及光过敏史，血原卟啉明显升高，特别是基因学检测的阳性发现，患者最终确诊为红细胞生成性原卟啉病，为一种罕见的血液系统遗传病。

一、病例摘要

患者，男性，35 岁。因"乏力伴尿色加深 5 月，皮肤、巩膜黄染 2 月"于 2013 年 10 月 31 日入院。

（一）现病史

2013 年 6 月，患者无诱因出现乏力伴尿色加深，休息后好转，未诊治。9 月 7 日因压力大、劳累、大量饮酒后上述症状加重，当地医院查 PLT $88×10^9$/L、ALT 184.5U/L、AST 81.3U/L、GGT 599.0U/L、ALP 122U/L、TBil 54.5μmol/L、DBil 36.9μmol/L、PT 13.8s、APTT 35.5s；腹部超声："轻度脂肪肝"。考虑"黄疸待查"，予保肝、降酶及对症治疗（具体不详），无明显改善。9 月 18 日同济医院 CT 提示"肝硬化、脾大"；磁共振胰胆显像（MRCP）示"肝汇管区 T_2 长信号，考虑炎性病变所致，胆囊炎？"继续多种保肝、抗感染药物（复方甘草酸单铵、复合辅酶、还原性谷胱甘肽、安络化纤丸、肝苏片、促肝细胞生长素、丁二磺酸腺苷蛋氨酸、多烯磷脂酰胆碱、三磷酸腺苷二钠、胸腺五肽、牛磺熊去氧胆酸、兰索拉唑粉针、多潘立酮、盐酸托烷司琼、铝碳酸镁、变乃通、美罗培南、替考拉宁、莫西沙星、哌拉西林舒巴坦）治疗，1 周后症状无缓解，皮肤、巩膜黄染进一步加重。复查血常规、肾功大致同前，血氨升高，肝功：ALT 321U/L、AST 304U/L、GGT 691U/L、ALP 110U/L、TBil 201μmol/L、DBil 149μmol/L。凝血功能：PT 17.5s、APTT 35.9s，9 月 28 日至 10 月 8 日先后行人工肝、血浆吸附治疗 2 次，地塞米松治疗（具体剂量不详），此间出现肌痛、皮肤触痛、失眠等症状，予镇静止痛等（酒石酸唑吡坦、硫酸镁、苯巴比妥、前列地尔脂微球、山莨菪碱、小牛血去蛋白提取物）药物治疗无缓解。10 月 15 日北京地坛医院停用上述药物，予护肝及多种中药治疗，复查血小板降低（$30×10^9$/L），黄疸进行性升高（ALT 58U/L、TBil 512 μmol/L、DBil 491 μmol/L）。我院门诊：血涂片：红细胞大小不等，少许靶形红细胞，中性分叶核粒细胞可见多分叶现象，血小板少见；抗人球蛋白

（Coombs）实验阳性，免疫球蛋白 G（IgG）阳性；血卟啉 91.0μg/gHb，尿卟啉阴性，卟啉病基因检测，待结果回报。以"黄疸待查"收入消化科。

患者发病以来精神弱，乏力明显，饮食睡眠欠佳，大便如常，体重减轻约 10 公斤。

（二）既往史

光照后暴露部位皮肤水肿、红斑，伴瘙痒、刺痛 30 余年。2000 年曾患黄疸型肝炎，乙肝抗体阳性。

（三）个人史及家族史

否认烟酒嗜好。已婚，育有一子，爱人及子体健，无类似皮肤表现。父亲及两妹妹均曾患乙肝及类似光照后皮肤表现。父 2007 年亡于肝癌，母体健。

（四）入院查体

生命体征无异常。皮肤、巩膜黄染，未见明显紫癜及淤斑。四肢远端及鼻部皮肤粗糙，关节伸面皮肤增厚，指甲灰白干燥，口周放射状凹陷瘢痕。四肢皮肤触痛。腹部饱满，肝右锁骨中线下 9 厘米，剑突下未触及，脾未触及，移动性浊音未及，有弥漫性压痛，反跳痛阴性。四肢肌力对称、IV 级，腱反射对称存在无明显减弱。部分体征见图 1。

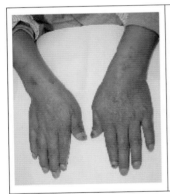
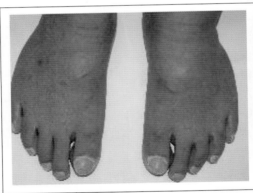
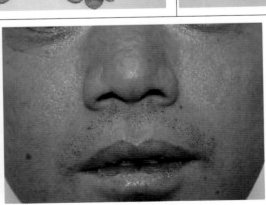
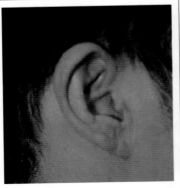

图 1　入院查体部分体征

（五）诊治经过

入院后完善检查：

血常规：WBC 12.56×10^9/L，NEUT% 84.8%，Hb 101g/L，PLT 62×10^9/L；尿常规：（－）；24h 尿蛋白：0.54g；粪便常规＋OB：（－）；血气（@ RA）：pH 7.425，pCO_2 37.2mmHg，pO_2 60.9mmHg，$cHCO_3^-$ 23.9mmol/L；肝肾功能：Alb 25g/L，ALT 72U/L，TBil 413 μmol/L，DBil 352 μmol/L，余（－）；凝血：PT 16.3s，APTT 49.1s，INR 1.40；PCT＜0.5（2 次）；感染 4 项：HBV-IgG（＋），余（－）；炎性指标：ESR：44mm/h；hsCRP：42.91mg/L；Coombs 实验（＋），IgG 弱（＋）。自身抗体（－）。血氨（Amon）52 μmol/L；CK 8U/L；铜蓝蛋白：0.339g/L；骨髓铁染色：细胞外铁＋＋，细胞内铁计数 100 个有核红细胞，类型：O 型 38%，Ⅰ型 15%，Ⅱ型 47%，Ⅲ型 0，Ⅳ型 0，环形铁 0。骨髓涂片：增生活跃，粒系各阶段比例正常，部分粒细胞胞质颗粒粗大；红系各阶段比例增高，形态大致正常，红细胞大小不等，中心淡染区扩大，可见少许靶形红细胞；淋巴细胞比例减低，形态正常；单核细胞比例及形态正常；浆细胞比例稍高，形态正常；易见吞噬细胞，形态正常；巨核细胞共计 264 个，分类 50 个，颗粒巨 49/50 个，裸巨核细胞 1/50 个；血小板略少；未见其他异常细胞及寄生虫。骨髓活检：（髂后）少许骨及骨组织，伴出血，骨髓组织中造血组织略减少，脂肪组织略增多，造血组织中粒/红系比大致正常，巨核细胞可见。

影像学检查：腹部超声：肝大、回声细密，空腹胆囊充盈不满意，脾大，双肾大，腹腔内可见少量游离液性暗区，最深位于右下腹，约 3.6 厘米。门静脉系统彩色多普勒超声：门静脉、脾静脉增宽，肝静脉受压变细，肠系膜上静脉未探及明确血流，怀疑血栓。胸部增强 CT：纵隔多发肿大淋巴结，心影饱满，双侧胸膜增厚。双肺多发条片、索条影，双下肺支气管周围渗出影，考虑炎性病变可能性大，建议抗炎后复查。腹部增强 CT：肝脏增大，异常形态，左叶异常缩小；肝静脉显示不清，请结合临床；门静脉主干及右支增宽，左支纤细，脾静脉增宽，胃小弯侧侧支循环形成，提示门脉高压；脾大，前列腺钙化点。胃镜：食管中-重度静脉曲张。肌电图：未见明显肌源性损伤。

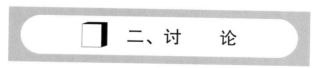

二、讨 论

消化科严雪敏医师：患者中年男性，黄疸病程短，呈进行性发展，常规保肝治疗效果差。病前有明确大量饮酒史，治疗用药多而杂。既往有一过性黄疸史，乙肝抗体阳性。黄疸表现为总胆红素及直接胆红素水平升高为主；血红蛋白水平轻度降低，Coombs 试验（＋），无明显腰痛、酱油尿、发热等症状，血涂片未见明显溶血证据，主要考虑梗阻性黄疸。结合血转氨酶水平升高，凝血时间延长，血白蛋白水平明显降低，提示肝细胞合成功能减低，影像学未发现明显肝外胆管扩张证据，考虑为肝内胆汁淤积。

常见的导致肝细胞损害的原因有以下几种：病毒性、药物或毒物性、酒精性、代谢性及系统性疾病，如淀粉样变或卟啉病等所致。患者查体未见明显 K-F 环，乙肝病毒抗原阴性，其他常见嗜肝病毒及铜蓝蛋白均（-），排除了常见的活动性嗜肝病毒性肝炎及 Wilson 病可能。入院后减少各类用药，积极对症保肝治疗，但患者肝功能持续不好转，与一般药物性肝损害不同。患者为教师，否认明确毒物接触史，307 医院毒物检测（-），排除了常见毒物导致肝损伤的可能。患者肝脾双肾大，需除外淀粉样变、恶性组织细胞增多症等血液系统疾病。此外，患者有 30 年光照后暴露部位皮肤水肿、红斑，伴瘙痒、刺痛等光过敏史，提示存在系统性疾病，但患者男性，ANA 谱及自身抗体均（-），免疫系统疾病无证据；患者发现血原卟啉明显升高，且父亲及妹妹均有此皮肤表现，有家族遗传倾向，需考虑卟啉病可能，但患者尿卟啉 2 次均（-），尿液阳光下不变色，应不是常见的迟发性皮肤型卟啉病。卟啉病有多种类型，部分需查粪卟啉，确诊需基因检测（已有结果）。

不明原因黄疸有行肝穿指征，但患者经输血浆、维生素 K_1、保肝等积极对症支持治疗后，凝血时间依然延长 4 秒以上，属经皮肝穿高危人群，目前无法进行。

对于这样一位明显黄疸+光过敏的患者，因为基因分析已确诊为卟啉病中较罕见的一种红细胞生成性原卟啉病，故诊断没有问题。作为教学查房，我们请来了血液科韩冰老师，详细解读卟啉病及该患者下一步的治疗；我们请皮肤科王涛医生，给大家分享丰富的皮肤科相关图像；我们还请来了神经内科总值班，请她简介一下卟啉病的神经系统改变。

血液科韩冰医师：本例患者临床特点：①中年男性，起病隐匿，慢性病程；②自幼反复出现光感性皮肤损害（无水疱）伴刺痛；③伴有皮肤触痛、肌痛等神经症状；④直系亲属也有类似光照后红斑表现；⑤近 5 个月出现黄疸，逐渐加重，常规治疗效果不佳；⑥检查提示转氨酶、胆管酶、胆红素水平升高（以直接胆红素水平升高为主），脾大；—肝细胞内淤胆、肝功失代偿、门脉高压表现。

诊断可从皮疹入手，直至完成基因检测（图 2）：

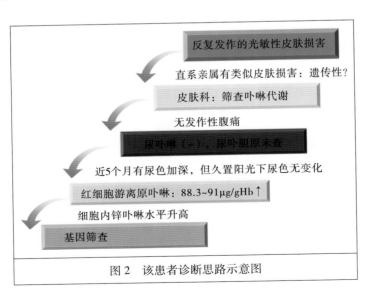

反复发作的光敏性皮肤损害

直系亲属有类似皮肤损害：遗传性？

皮肤科：筛查卟啉代谢

无发作性腹痛

尿卟啉（-），尿卟胆原未查

近5个月有尿色加深，但久置阳光下尿色无变化

红细胞游离原卟啉：88.3~91μg/gHb↑

细胞内锌卟啉水平升高

基因筛查

图 2　该患者诊断思路示意图

该患者的基因检测结果如下：FECH 基因 cDNA 中第 991 位碱基 A 缺失（此突变已有文献报道可导致红细胞生成性原卟啉病），造成氨基酸序列从 330 位后发生移码突变，进而致

病。结合患者的血浆激发峰结果（峰值在 635nm 处出现），推测病人所患疾病为红细胞生成性原卟啉病（erythro poietic porphyria，EEP），为纯合子突变。遗传性疾病均应行家系调查。

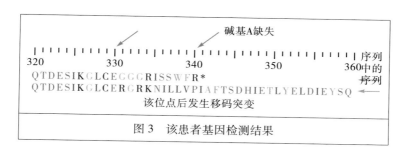

图 3　该患者基因检测结果

古希腊希波克拉底是第一个认识到卟啉症的人。1871 年，德国菲利克斯·霍珀-塞勒才发现了卟啉色素同卟啉症之间的因果关系。1889 年，B. J. 斯托克维斯将一系列的临床症状统称为"卟啉病"。

卟啉病是人体在合成血红素（铁+卟啉=血红素）的生物过程中，某些酶异常导致合成过程受阻，从而使没有转化成血红素的卟啉（一种大分子化合物）在体内大量累积，造成细胞损伤，又称紫质病。主要临床表现为光敏性皮炎、腹痛和神经精神障碍。红细胞生成途径中的任何酶的缺陷均可导致卟啉病的发生（图 4）。

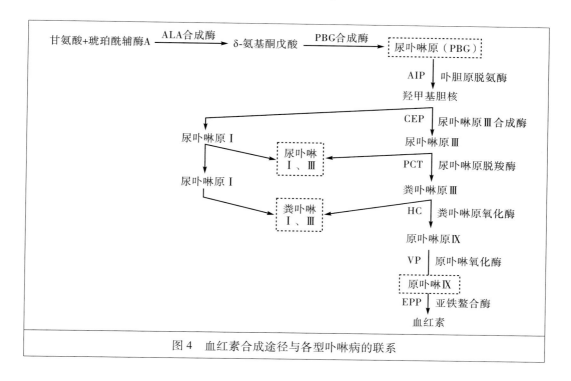

图 4　血红素合成途径与各型卟啉病的联系

卟啉症有以下几种分类方式：

1. 按卟啉生成的部位　可分为红细胞生成性原卟啉病、肝性卟啉病。后者又可分为：①急性间歇性卟啉病（acute intermittent porphyria，AIP），为卟胆原（porphobilinogen，PBG）脱氨酶缺乏所致；②迟发性皮肤卟啉症（porphyria cutanea tarda，PCT）；③混合型；④隐匿型。

2. 按临床表现可分为　皮肤光敏型、神经症状型及混合型卟啉病。对光敏感的几种患者酷似"吸血鬼"，其他几种卟啉症的症状是多毛、皮肤老化及硬皮症，酷似"狼人"。

3. 此外，还可分为遗传性和获得性。后者包括：①症状性卟啉病，如含大量尿卟啉的肝癌患者也可有卟啉病的表现，但肝癌切除后卟啉病症状就会消失；②饮酒过度；③环境污染。

1953 年 EPP 首次被报道，1961 年被正式命名，主要为光过敏及红细胞和粪中原卟啉增高。1990 年 EPP 可行分子诊断，发现为常染色体显性遗传，遗传基因有易变的外显率，与抑制基因和环境因素等相关。其中 FECH 基因位点变异远多于 ALAS2（XLP）位点变异。该病又称为不典型的夏令水疱症，夏重冬轻，是儿童中最常见的卟啉病，成人中发病率仅次于 PCT 和 AIP。患者男多于女，大多在 3~5 岁内起病，青春期后发病者少见。原卟啉不溶于水，胆道是其唯一的排泄途径，故尿中检测不到原卟啉，但血浆、红细胞、粪中原卟啉增加，少数患者伴粪卟啉增加，故只测尿卟啉会漏诊。

患者一般无全身症状，但光晒 5~30 分钟后，局部皮肤会有强烈烧灼感、针刺感和痒感，严重者有丘疹、水疱、紫癜和血疱，继而形成糜烂、黑色厚痂或奇特的线状结痂。反复发作可呈湿疹样或苔藓样变。口周有放射状萎缩性纹理，称假性皲裂。反复光晒部位如手背、关节骨突处皮纹加深，呈蜡样增厚。可有白甲、甲剥离或脱落。本例患者皮肤症状很典型。

贫血、铁缺乏或脾大使红细胞寿命缩短均可促进骨髓中原卟啉生成增加使病情加重。当原卟啉形成过多，超越肝最大排泄阈时，沉积于肝脏，引起肝细胞损伤，表现肝大、黄疸、腹痛及门静脉高压、食管静脉破裂出血等症状，6%~12% 的患者还伴发胆囊炎和胆石症。

实验室检查中，尿卟啉正常，但血中红细胞原卟啉值可比正常高数倍至数十倍，骨髓生成红细胞及外周红细胞在碘钨石英灯下发射短暂（10~15 秒）橘红色荧光。可有血清铁水平降低，铁结合力增加。会有贫血、肝功能异常、肝损伤的组织学改变。最严重的并发症为淤胆，常规治疗效果差。此类患者一定要避免同时有其他因素造成肝损害（药物、病毒、酒精）。该患者病情的加重应该与其病发前多次大量饮酒相关。基因诊断是确诊依据。

治疗方面没有太好的办法，最根本的治疗可能是肝移植和骨髓移植，移植前给予血浆置换或血红素输注降低血原卟啉浓度。普通治疗包括：①β-胡萝卜素治疗，一般口服 75~200 mg/d，除皮肤黄染外，无其他副作用。血浆和红细胞内原卟啉虽无明显变化，但对日光的耐受性可增加，能适当减轻患者皮肤症状。②外涂 3% 二羟基丙酮和 1.3% 散沫花素霜，以减少紫外线的透过性，缓解皮肤症状。③非吸收性阳离子络合剂（考来烯胺）加维生素 E 治疗，有一定效果。④有肝损害、胆囊炎和胆石症者，则作相应内、外科处理。

皮肤科王涛医师：特发性卟啉病的皮肤表现典型的为血疱（为非炎性大疱），及面部多毛，少见的如颈部结节。

　　EPP 皮肤表现为曝光部位的水泡、红斑、皲裂、表皮剥脱等，手背皮肤粗糙，口周放射纹、鼻背较短、虫蚀样瘢痕等，面颊部毳毛较长，呈"monkey face"，皮肤可呈 Dean 征：正常部位皮肤搓揉后出现典型水泡，是患者皮肤脆性增加的表现。皮肤病理：真皮上层、表皮下方为非炎性大疱形成，空泡样变性、基底层及下方组织嗜碱性增加，PAS 染色呈血管周围阳性表现。

　　该例患者符合 EPP 表现。结合基因分析可确诊。

　　神经内科：患者主要特点为临床主诉明显，但查体及辅助检查结果较轻微。

　　患者 9 月份出现肢体无力，主要表现为"拖步"，为远端肢体无力，10 月份出现肢体、躯干麻木，为蚁走感，为典型的感觉神经异常躯体表现，无灼烧感、针刺感等异常感觉，肌力无明显改变。神经科查体：髋以下可疑针刺觉不敏感，肌电图无明显异常，不能完全排除周围神经病变；肌酶正常，肌肉病变无证据。考虑周围神经病变与代谢、肿瘤、炎症相关，卟啉病、胆汁淤积等为影响因素。

　　卟啉病的神经系统表现可以有视野缺损、幻觉等，周围神经病变较突出，运动神经受损重于感觉神经，一般从远端受累开始，病理偏向于轴索损害型；除肌无力、腱反射减低等，电生理方面运动电位、感觉电位波幅可下降，但神经传导速度是正常的。本例患者腱反射无明显改变，肌电图不典型，肝功能改善后肌痛症状可缓解，考虑为典型卟啉病神经系统表现。

　　卟啉病的神经系统表现还可以癫痫发作，但发作时不能予苯妥英钠、苯巴比妥类药物治疗，因此类药物可引起获得性卟啉病。

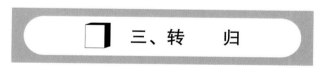

三、转　　归

因治疗手段有限，患者确诊后不久出院，数月后病逝。

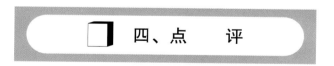

四、点　　评

　　当不明原因的肝细胞性黄疸合并皮肤损害时，应考虑卟啉病可能。此时应尽量创造条件行肝活检，明确诊断。如若肝脏穿刺有禁忌，则可考虑基因检测，利于诊断。

（杨　毅　严雪敏）

心内科

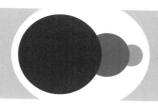

体检发现心功能不全 2 周

这是一例以体检发现心功能不全为主要表现的中年男性病例，心电图提示完全左束支传导阻滞，并伴有睡眠呼吸暂停、血浆单克隆蛋白等多系统表现。心肌收缩力下降的原因主要讨论了心肌淀粉样变性、长期左束支传导阻滞、睡眠呼吸暂停等可能。尽管腹壁脂肪及心内膜活检刚果红染色提示弱阳性，但总体临床过程不符合心肌淀粉样变的常见表现，在与患者充分沟通后，给予最佳的抗心力衰竭药物治疗，未加用浆细胞疾病相关治疗，密切随访，治疗半年后随访患者心脏结构和功能明显好转，1 年后恢复正常。

一、病例摘要

患者，男性，59 岁。因"体检发现心功能不全 2 周"于 2014 年 5 月 16 日入院。

（一）现病史

患者 2014 年 3 月 31 日拟行骨科手术，术前查心电图：心率 61 次/分，窦性心律，完全性左束支传导阻滞（图 1）；超声心动图：左心增大（左房前后径 38cm，左室舒张末内径 71mm，左室收缩末内径 59cm），左室前壁、室间隔运动明显减低，左室下后壁中下段运动减低，左室收缩功能重度减低，左室射血分数（LVEF）35%，左室舒张功能减低；运动+静息心肌灌注显像：左室心尖、前壁、下壁心肌可逆性血流灌注减低，考虑心肌缺血；Holter（−）。患者无胸闷、胸痛、心悸、晕厥，无活动耐量减低，器械锻炼 30 分钟及上 6 层楼无胸闷、气短，夜间可平卧，双下肢无水肿，为进一步诊治收入院。

（二）既往史

高脂血症半年；因"手足麻木、走路踩棉花感半年"于我院诊断脊髓型颈椎病。

（三）个人史

吸烟 40 年，1 包/日，余无殊。

（四）入院查体

BP 125/68mmHg，HR 60 次/分，指氧饱和度 96%，BMI 24.4kg/m^2，双肺未闻及干湿

啰音，心界向左下扩大，心律齐，各瓣膜区未及杂音，腹部（-），双下肢无水肿。

（五）诊疗经过

常规检查。血常规：WBC $7.72×10^9/L$，Hb 169g/L，PLT $270×10^9/L$；尿常规+沉渣：RBC 23.9/μl，异常红细胞% 40%；24h UP 0.09g；粪便OB（-）；肝肾功均正常；血脂：胆固醇 4.35 mmol/L，TG 2.43mmol/L，HDL-C 1.03 mmol/L，LDL-C 2.59mmol/L；甲功正常；ESR、hsCRP正常；ANA19项、ANCA均阴性；肿瘤标志物均阴性；胸片：心影增大；腹部超声：轻度脂肪肝；胸腹盆CT：双上肺肺大疱。

心脏相关检查。心肌酶正常范围；脑钠肽52ng/L；心电图：完全性左束支传导阻滞。6分钟步行试验：395米。卧立位血压：卧位血压119/54mmHg，心率59次/分，立位3分钟血压86/57mmHg，心率67次/分。冠脉造影：前降支第一对角支（D1）近段管状狭窄最重50%，TIMI血流Ⅲ级；右冠状动脉后降支（PDA）近段局限狭窄80%，TIMI血流Ⅲ级；造影结果：冠状动脉粥样硬化性心脏病，双支病变（累及D1及PDA）。心脏核磁共振：左心室增大，左室心肌略厚，左室收缩功能减低，LVEF35.4%，室间隔基底部及中部可疑灌注减低，室间隔与右室下壁连接部位似见片状延迟强化，心肌病变不除外（图2）。心肌PET显像：左室心腔增大，左室侧壁代谢异常增高，左室心尖、前壁、下壁可逆性灌注减低区和间隔血流灌注不可逆减低区均18F-FDP摄取明显减低。

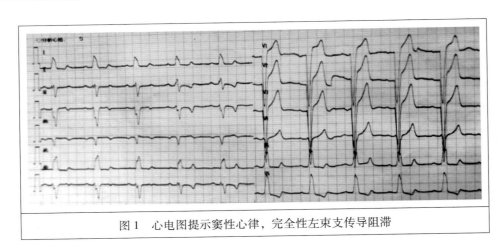

图1 心电图提示窦性心律，完全性左束支传导阻滞

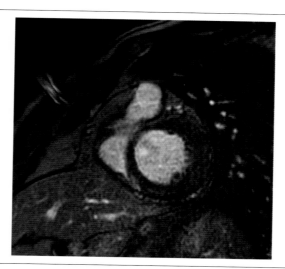

图 2 心脏核磁共振（延迟钆增强）提示左心室增大，左室心肌略厚，室间隔与右室下壁连接部位似见片状延迟强化

浆细胞病相关检查。血清蛋白电泳：M 蛋白 % 19.2%，M 蛋白 15.10g/L；血免疫固定电泳：IgGκ（＋）；血游离轻链：KAP 73.2mg/L，LAM 32.5mg/L，KAP/LAM 3.1；免疫球蛋白：IgM 0.31g/L↓，IgG 15.99g/L，IgA 1.03g/L；血 β_2-MG 1.870mg/L；尿免疫固定电泳：F-κ（＋）；尿 KAP 3.98mg/dl，LAM＜5.00mg/dl；血涂片：红细胞大小不等，呈缗钱状；骨髓涂片：增生活跃，粒系、红系各阶段比例及形态正常，淋巴细胞比例大致正常，浆细胞比例稍高（成熟浆细胞 3.5%），形态正常，巨核细胞及血小板不少。骨髓活检：骨髓中造血组织略增多，造血组织中粒、红系比例大致正常。免疫组化：CD138 散在（＋），CD20 散在（＋），CD3（－），CD38 散在（＋），MPO（＋），刚果红（－），Kappa、Lambda（－）；FISH（－）；流式细胞学：异常表型 0.2%，CD184＋，CD 56＋，CD38＋，CD138＋，CD20＋。头颅、骨盆、肱骨、股骨正侧位均未见异常。腹壁脂肪活检：纤维脂肪组织慢性炎，刚果红（弱阳性），高锰酸钾化刚果红（弱阳性），Kappa、Lambda（－）；齿龈、舌体活检：刚果红、高锰酸钾刚果红（－）。齿龈免疫组化：kappa（－），Lambda（±），舌体免疫组化：kappa（±），Lambda（－）。血液科会诊：四部位活检仅一部位刚果红染色弱阳性，淀粉样变诊断证据尚不足，心脏非典型心肌淀粉样变表现，建议行心内膜活检。2014 年 5 月 20 日行心内膜活检病理：部分心肌细胞肥大，排列紊乱，部分心肌细胞核增大，未见明确细胞坏死，间质纤维组织轻度增生，细胞间可见个别散在炎细胞浸润，心内膜下及小血管周见极少许粉染物，刚果红染色（局灶＋），高锰酸钾化刚果红（－）（图3，图4）。电镜：可见大量心肌细胞溶解坏死，细胞间闰盘结构破坏，线粒体变形，未见类淀粉蛋白细纤维聚集（图5）。

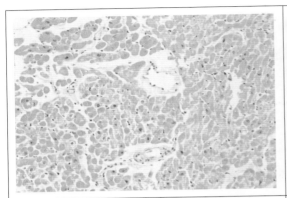 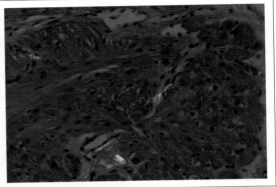

图 3 心内膜活检病理（HE 染色）见部分心肌细胞肥大，排列紊乱，间质纤维组织轻度增生

图 4 心内膜活检病理（刚果红染色偏振光下）可见心内膜下及小血管周极少许苹果绿双折光物质。

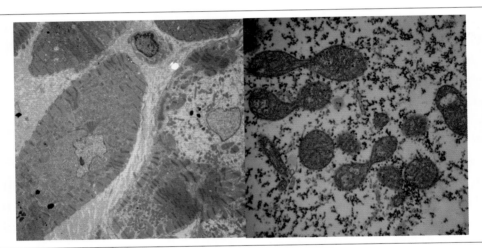

图 5 心内膜活检病理（电镜下）可见大量心肌细胞溶解坏死，细胞间闰盘结构破坏，线粒体变形。

神经科。肌电图：双上肢神经源性损害（C5-C8 水平，慢性）。神经科会诊：颈椎病可解释患者症状及肌电图异常，目前无周围神经病变证据。

呼吸科。睡眠呼吸监测：中度阻塞性睡眠呼吸暂停低通气综合征（OSAHS）。呼吸科会诊：OSAHS 不可完全解释心脏扩大、心功能不全，可行持续正压通气压力测定或口腔矫治器+体位治疗。

治疗：予冠心病二级预防及心功能不全药物治疗：阿司匹林抗血小板，美托洛尔控制心室率（逐渐加量至47.5mg，每日一次），培哚普利改善心肌重构（逐渐加量至6mg，每日一次），瑞舒伐他汀10mg，每晚一次降脂，单硝酸异山梨酯缓释片30mg 每日一次扩冠。监测血压 90～100/50～60mmHg，心率 55～65 次/分。1 个月后复查超声心动图示左心扩大较前好转（左室舒张末内径 71→64mm，左室收缩末内径 59→49mm），考虑抗心衰药物治疗后患者心脏情况稳定。心肌淀粉样变诊断依据尚不充分，暂不予淀粉样变相关治疗，嘱患者出院后门诊随诊。

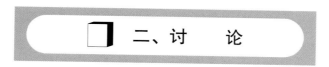

二、讨　论

放射科曹剑医师： 患者两次胸片提示心胸比>0.5。头颅、胸骨、股骨、骨盆 X 片均未见明显异常。胸腹盆增强 CT：双上肺肺大疱，余未见异常。心脏核磁：左室增大，室壁增厚，左室射血分数减低，室间隔基底部及中部可疑灌注缺损，室间隔与右室下壁连接处可见片状延迟强化。

核医学科石希敏医师： 该患者运动+静息心肌灌注显像示运动时心尖、下壁、间隔血流灌注减低，静息时血流部分改善。完全性左束支传导阻滞可出现间隔部的血流灌注稀疏。心肌 PET 显像示心尖、前壁（靠近心尖）、间隔明显代谢缺损。检索文献发现有关心肌淀粉样变的心肌代谢显像的相关文献极其有限，尚无心肌淀粉样变的特征性表现。

病理科赵大春医师： 病理上诊断淀粉样变的要点包括：①淀粉样沉积物在 HE 染色呈粉红色、无定形、蜡样、云絮样改变，有特征性裂纹；②刚果红染色偏振光下呈特征性的双色性和苹果绿双折光；③轻链型免疫组化染色蛋白沉积物呈 λ 或 κ 轻链阳性；④电镜超微结构显示为随机排列、外径为 7～10nm 的原纤维结构。该患者心肌活检刚果红染色双折光下可见极少许苹果绿荧光。从病理上看，该患者心肌淀粉样改变极轻微，较难引起如此严重的临床表现。心肌淀粉样物质沉积可能为继发性病变，病因可能与慢性炎症、感染、透析或重链、轻链沉积症等相关。

心内科郭潇潇医师： 总结该病人的病例特点：患者为中年男性，查体发现心脏结构及功能异常起病。心电图示完全性左束支传导阻滞。超声心动图示左心增大，节段性室壁运动减低，LVEF 明显下降。心肌灌注核素显像示相应节段心肌灌注可逆缺损。心肌代谢显像示多节段心肌代谢减低。合并症方面，患者存在 OSAHS、高脂血症，无高血压、糖尿病、大量饮酒及药物、毒物接触史，无心血管病家族史。结合患者存在左心扩大、节段性室壁运动异常及完全性左束支传导阻滞，首先需考虑缺血性心肌病。但是冠脉造影发现该患者仅存在第一对角支及后降支的狭窄，TIMI 血流 III 级，不能解释患者多节段室壁运动异常，缺血性心肌病的诊断不成立。故需考虑患者为非缺血性扩张型心肌病，病因可划分为家族性（可遗传基因突变）与非家族性两大类。非家族性病因包括酒精性心肌病、自身免疫性疾病、快速心律失常、感染、神经肌肉性疾病及药物毒物等相关心肌病。该患者无心脏疾病家族史，病史亦无上述继发性因素相关提示。筛查继发因素过程中发现患者存在 IgGκ 型 M 蛋白，故诊断方向转至浆细胞克隆性疾病方面。目前患者暂无多发性骨髓瘤、POEMS 等疾病相关表现。系统性淀粉样变可隐匿起病，表现为多系统包括心脏的受累。心肌淀粉样变的典型表现如下：心电图表现为 QRS 波低电压或假性心肌梗死样改变（常表现为胸导联病理性 Q 波），可合并束支传导阻滞及多种类型心律失常。心脏超声表现为左室壁均匀增厚，心肌回声颗粒样增强，射血分数轻度降低，限制性舒张功能障碍，晚期可出现心腔扩大，射血分数明显下降。心肌 MRI 表现为弥漫性片状延迟强化。进一步检索文献发现，少部分心肌淀粉样变可出现小动脉壁淀粉样物质沉积，进而导致心肌细胞慢性缺血、坏死，呈现缺血性心肌病样表现。该患者存在血清 M 蛋白，但心电图、心脏结构改变及心脏 MRI 均非典型心肌淀粉样变表现，其他淀粉样物质沉积的系统表现亦不典型：患者无肾、肝、脾等脏器受累，虽然有肌电图异常，但仅局限在上肢，可用患者明确的颈椎病来解释。体位性低血压可为系统性淀粉样变的特征表现，但是部分心力衰竭患者也会出现。进一步完善骨髓、齿龈、舌体及腹壁脂肪活检发现腹壁脂肪刚果红弱阳性。心肌活检光镜提示心内膜下及小血管壁极少量淀粉样物质沉积，但是电镜检查未见到相关超微结构。综上，该患者心肌淀粉样变诊断证据不足，心肌淀粉样变如果是该患者心脏扩大、射血分数下降的病因，患者的临床症状不会如此轻微，因此不建议启动浆细胞病相关治疗。对于该患者，其他可能导致心脏扩大收缩功能减低的因素包括：①完全性左束支传导阻滞：研究表明长期左束支传导阻滞导致左室壁各节段收缩欠协调、不同步，并出现室壁的节段性灌注减低，平均经 11.6 年可进展为扩张型心肌病。②OSAHS：研究发现，在 40~70 岁之间的男性患者中，睡眠呼吸暂停低通气指数（AHI）>30 次/小时的患者较 AHI<5 次/小时的患者发生慢性心力衰竭的风险高 58%。严重阻塞性睡眠呼吸暂停会加重心力衰竭并增加死亡风险。以上继发因素是否为该患者扩张型心肌病的潜在病因及其在该患者病程中起到的作用，仍有待进一步观察。患者存在明确收缩性心力衰竭，已经开始药物抗心衰治疗，在无明显液体潴留的基础上应用血管紧张素转换酶抑制剂及 β 受体阻断剂，并逐渐加量至患者可耐受最大剂量，如患者心功能在 II 级或以上还要加用醛固酮受体拮抗剂。药物治疗 1 个月，患者左心室明显缩小并收缩功能有所恢复也提示病因为心肌淀粉样变可能性小，而是左束支传导阻滞或 OSAHS 等其他潜在原因。

血液科段明辉医师：综合该患者血液及骨髓相关检查，浆细胞克隆性疾病诊断明确。临床表现方面，该患者主要为心脏受累，表现为扩张型心肌病、冠状动脉病变及完全性左束支传导阻滞。此外，患者有自主神经受累导致直立性低血压的表现。该患者心肌活检可见心内膜下及血管壁少量淀粉样物质的沉积，如用一元论解释，需考虑心肌淀粉样变的诊断。疑点为淀粉样变并非扩张型心肌病的常见病因，且该患者心肌活检仅发现极少量淀粉样物质沉积，与患者临床表现不平行。检索相关文献，韩国有一例非轻链型心肌淀粉样变引起扩张型心肌病的病例报道，此患者冠脉造影正常，但病理示毛细血管内大量淀粉样物质沉积。Mayo clinic 同样有相关研究，该研究纳入的 11 例病人均经尸检病理确认存在淀粉样物质沉积导致的血管狭窄致心肌缺血，其中部分病人生前的心肌活检并未发现淀粉样物质沉积。研究表明，心肌活检阴性不足以排除心肌淀粉样变引起的心脏血管病变。以上文献报道提示淀粉样物质可以多种方式在心脏沉积，常见为心内膜、心肌间质内沉积，淀粉样物质同样可在毛细血管、冠状动脉沉积，导致心肌缺血性改变。心肌淀粉样变同样可出现扩张型心肌病的表现。对于该患者，如经病理科证实心内膜及血管壁存在淀粉样物质沉积，本人更倾向于用一元论解释该患者疾病，即轻链型淀粉样变为导致该患者心肌病变的病因。治疗方面包括对症治疗及浆细胞疾病治疗。如出现临床心功能恶化，清除 M 蛋白的浆细胞相关治疗难以达到逆转心功能的疗效。心脏移植可作为患者的最终选择，但国内现有的医疗条件实施困难。

呼吸科罗金梅医师：该患者睡眠呼吸暂停低通气指数（AHI）为 28.8 次/小时，提示中度睡眠呼吸暂停低通气综合征。侧卧位时 AHI 指数为 1.8 次/小时（正常）。夜间最低血氧饱和度为 82%，平均血氧饱和度为 95.2%，血氧饱和度<90% 时间占睡眠时间 4.1%，为中度睡眠低氧。综上，该患者为中度 OSA 及中度睡眠低氧，睡眠呼吸暂停与体位明显相关。对于该患者，睡眠呼吸障碍与心衰存在一定联系，但并非导致心衰的主要病因，可成为加重心衰的因素。OSAHS 相关治疗可改善心衰预后，该患者可选择侧卧位睡眠或无创呼吸机治疗。

心内科严晓伟教授：患者为中年男性，查体发现左心增大，射血分数明显降低，结合患者单克隆蛋白血症及心肌活检病理光镜结果，考虑心肌可能有淀粉样物质沉积，但是患者的临床心功能情况以及对于药物治疗的反应不能用心肌淀粉样变来解释。患者未经浆细胞疾病治疗，仅应用抗心衰药物治疗，心脏扩大及心功能短期内明显好转，这提示存在其他病理生理因素对心脏的作用，包括左束支传导阻滞、睡眠呼吸暂停等。下一步建议对患者充分交代浆细胞病治疗的利弊，得到患者的理解后选择治疗方案。如患者不能接受浆细胞治疗，建议在最佳抗心衰药物治疗的基础上密切随诊心脏结构及功能的变化。

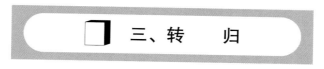

三、转　归

患者 2014 年 5 月 30 日出院，经过与患者充分交代病情后，患者要求暂不接受浆细胞疾病相关治疗，继续冠心病二级预防及心衰药物治疗，包括拜阿司匹林 0.1g 每日一次、美托洛尔缓释片 47.5mg 每日一次、培哚普利 6mg 每日一次、瑞舒伐他汀 10mg 每晚一次、曲美他嗪 20mg 每日三次，并特别提醒患者夜间睡眠时尽量保持侧卧位。4 月后（8 月 16 日）随访患者心功能 I 级，复查 Echo 左室增大及心功能较前有所改善，左室舒张末内径 71→61mm，EF 35%→44%，1 年后复查超声心动图进一步好转，左室舒张末内径 56mm，EF 54%，复查卧立位血压未再出现直立性低血压。

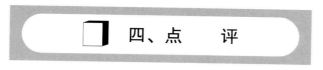

四、点　评

收缩性心力衰竭是心内科常见的一类疾病，其潜在病因多样。该病人在就诊过程中发现单克隆轻链血症及直立性低血压，提示可能存在系统性淀粉样变。但心电图无肢导低电压，心脏形态非心室壁明显增厚改变，心脏以外多部位组织活检未明确提示淀粉样物质沉积，最终行心内膜心肌活检仅发现极少量淀粉样物质，不符合典型心肌淀粉样变也不能解释临床全貌。给予最佳抗心衰药物治疗后心脏形态和功能明显恢复，提示我们有其他临床因素如完全左束支传导阻滞、睡眠呼吸暂停综合征等参与心衰的发生。这提示我们在诊断疾病时，既要考虑到疾病出现不典型临床表现的可能，也要拓宽思路，积极寻找各种临床线索，不能强行归类。

（巍　冲　郭潇潇）

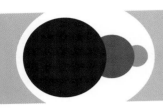

反复一过性意识丧失3月余

本例患者为老年男性，反复一过性意识丧失3月余入院。每次发作前患者均有胸闷、胃灼热（俗称"烧心"）症状，外院行较完善的神经系统相关检查，除外了相关的神经系统疾病；超声心动图未见明显异常；Holter结果提示二度Ⅱ型房室传导阻滞，心脏停搏最长2.85s。当地医院考虑缓慢性心律失常所致晕厥，植入永久型起搏器。然而术后患者虽不再出现意识丧失，但仍反复有胸闷、胃灼热，伴血压下降。入我院后症状再次发作时，值班的住院医生及时行心电图检查，捕捉到了发作时下后壁导联ST段极度弓背向上抬高，由于该ST段异常呈一过性，血肌钙蛋白浓度一直正常，考虑冠脉痉挛所致的变异型心绞痛。变异型心绞痛可以解释临床的所有表现，针对性治疗后症状消失。

一、病例摘要

患者，男性，77岁。因"反复一过性意识丧失3月余"于2014年10月17日入院。

（一）现病史

2014年7月患者无明显诱因出现一过性意识丧失，意识丧失前患者无明确情绪变化、长时间站立、胃肠道刺激，主要表现为胃灼热，烧灼感从剑下逐渐蔓延至咽喉部，伴胸闷、头晕、恶心、大汗、左上肢麻木，不伴胸痛、头痛、视物旋转，后患者意识丧失，意识自行恢复后患者发现自己尿便失禁，无其他不适，否认唇舌咬伤、四肢抽搐、口吐白沫，持续时间不详，患者未诊治。后症状间断发作，但反酸、胸闷症状出现后患者即立即坐下或卧床休息，一过性意识丧失出现时多不伴尿便失禁，频率逐渐增加至1次/天，遂就诊于当地医院。心脏方面：超声心动图（Echo）：左室射血分数（LVEF）62%，主动脉硬化，心脏结构和功能未见明显异常。Holter：平均心率68次/分，最小心率32次/分，最大心率110次/分，窦性心律，2∶1房室传导阻滞（图1），ST-T改变，心率变异正常，停搏>2.0s，总20次，最长2.85s。神经系统：颈动脉超声：双侧颈动脉内膜增厚伴斑块形成，无名动脉分叉部及右侧锁骨下动脉斑块形成（单发）。TCD：脑动脉硬化血流频谱改变。头颈CTA：颅内散在脑梗死，轻度脑萎缩，双侧下鼻甲肥大，甲状腺左右叶病变，左侧颈内动脉起始部软斑及钙化形成，相应管腔略显狭窄，右侧椎动脉较对侧略显纤细，颅内段为著。头颅、颈椎 MRI 平扫+增强：右侧小脑半球异常强化，考虑血管畸形可能；散在脑缺血灶；双侧筛窦、上颌窦及左侧额窦炎；颈椎退行性改变，C5～6 椎间盘膨出，C4～5、C6～7 椎间盘突出，颈椎管狭窄；C2～5 椎体水平脊髓内异常信号，考虑脊髓空洞可能。视频脑电图：正常脑电图。肌电诱发电位：正常神经－肌电图。考虑患者 2：1 房室传导阻滞诊断明确，于 2014 年 9 月 3 日植入双腔起搏器，术后患者出现一过性发热，持续 5～6 天，考虑为"上呼吸道感染"，予对症处理后好转。患者出院后上述症状仍间断发作，胸闷、胃灼热等症状可 1 日出现数次，多不伴意识丧失，患者述上述症状发作时血压偏低 80/50mmHg，心率偏慢 50～60 次/分，就诊于当地医院，行头颅 CT 检查：左侧基底节区腔隙性脑梗死，脑白质稀疏，予患者双联抗血小板、稳定斑块、改善循环治疗后症状无好转，现为进一步诊治收入我院心内科。

起病以来，患者精神尚可，体力较前略差，步行数百米后感下肢乏力，食欲食量可，尿便如常，体重无明显变化。

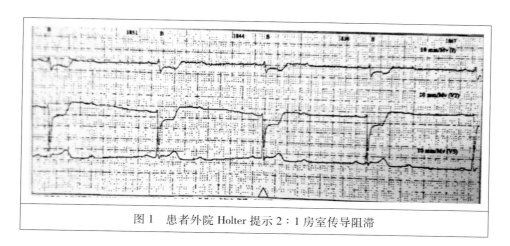

图 1　患者外院 Holter 提示 2：1 房室传导阻滞

（二）既往史

2012 年行"头部纤维瘤切除术"，余无特殊。

（三）个人史

吸烟 50 年，每天 2 包，戒烟 2 年；曾偶饮酒，戒酒 2 年。

（四）入院查体

生命体征平稳，神清语利，查体合作，心肺腹（－），左侧锁骨下皮下可触及起搏器，双下肢不肿。

（五）诊治经过

入院后完善血尿便常规、肝肾功能、凝血 2 项、感染 4 项、NT-proBNP、心肌酶未见明显异常。血脂 4 项+hsCRP：TC 4.85mmol/L，TG 1.10mmol/L，HDL-C 1.33mmol/L，LDL-C 3.16mmol/L，hsCRP 5.58mg/L。HbA1c 5.8%。超声心动图：LVEF 68%，左室松弛功能减低。CXR：双肺纹理增厚。腹部 BUS：双肾囊肿。患者入院后仍反复发作胸闷、胃灼热等不适。2014 年 10 月 18 日 17：30 患者症状发作时急查心肌酶：（-），2014 年 10 月 20 日晨复查仍（-）。2014 年 10 月 19 日 10：11 患者症状发作时，查 BP85/45mmHg，HR 60 次/分，ECG 见 Ⅱ、Ⅲ、aVF 导联 ST 段极度抬高，Ⅰ、aVL 导联 ST 段压低，V1~V5 导联 ST 段压低，V6 导联 ST 段抬高，予患者心电血氧监护，硝酸甘油 0.5mg 舌下含服，合贝爽 90mg 口服，硝酸甘油 5μg/h 持续泵入，患者症状逐渐缓解，约 50min 后完全缓解，复查 ECG 与入室 ECG 无明显变化。2014 年 10 月 20 日停止泵入硝酸甘油后，患者下地活动，约 10：30，上述症状再次发作，ECG 仍可见 2014 年 10 月 19 日发作时 ECG 表现，同时 V7-V9 导联 ST 段抬高（图 2），再次予心电血氧监护，硝酸甘油 5μg/h 持续泵入，同时联系导管室，行急诊 CAG，术中过程顺利，见：冠状动脉粥样硬化性心脏病，双支病变（累及 LAD、RCA），前降支心肌桥，IVUS：右冠远段截面积 3.7 平方毫米，最大斑块负荷 77%，近段截面积 6.7 平方毫米，最大斑块负荷 61%。术后患者安返病室，无不适，复查 ECG，与入院时相比无明显变化。2014 年 10 月 21 日将合贝爽加量至 90mg q12h，患者晕厥及胸闷、烧心症状再无发作。完善冠脉痉挛病因检查：血总皮质醇、24h 尿儿茶酚胺（-）。甲功 2+3：（-）。ANA 19 项：ANA（+），BZ 散点型 1：160　胞质型 1：160　核膜型 1：160，余（-）。系统性血管炎抗体 4 项、ENA（4+7）、免疫球蛋白 3 项均（-），C3 1.677g/L，C4 0.476g/L。患者 2014 年 10 月 23 日起开始出现间断发热，Tmax 38.7℃，予乐松 30mg 口服对症处理后体温可降至正常，查血常规、肝肾功能、PCT 未见明显异常，ESR 92mm/h，hsCRP 101.89mg/L，2014 年 10 月 24 日开始予患者口服头孢呋辛 0.25g bid 治疗 1 周后体温恢复正常。2014 年 11 月 2 日予患者起搏器程控，将起搏器参数调整为 HR 30 次/分，PR 间期 240ms，患者无不适主诉，同时予患者 Holter 监测，平均心率 76 次/分，最快心率 105 次/分，最慢心率 63 次/分，窦性心律、室早、成对室早，加速性室性自主心律 1 阵，房早、成对房早、房速，未见起搏心律。

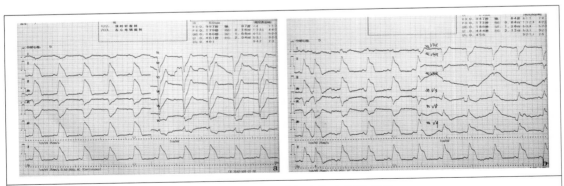

图 2　患者住院期间胸闷发作时 ECG 表现

a 普通 12 导联 ECG；b V3R-5R、V7-9 导联 ECG

患者在当地医院住院考虑意识丧失为缓慢性心律失常所致的晕厥，但植入 DDD-PM 后仍反复有胸闷、胃灼热，伴血压下降，类似于之前的晕厥前症状（presyncope）。入院后结合症状发作时 ECG 表现和冠造表现，考虑冠脉痉挛，予钙拮抗药类药物治疗后上述症状未再发作，症状控制满意。但尚存在以下几个问题：①患者晕厥是否能够除外神经系统疾病；②患者查 ANA 阳性，患者冠脉痉挛背后是否可能存在血管炎；③患者起搏器植入是否合适，若干年后电量耗竭后有否必要更换。特提请 2014 年 11 月 5 日内科大查房。

二、讨　论

心内科杨明医师： 本患者曾行急诊冠脉造影，当时 ECG 表现为下壁导联 ST 段抬高，考虑 RCA 病变可能。左冠图像可见 LM、LAD、LCX 存在散在斑块，未见明确狭窄改变，蜘蛛位图像，LM、LAD、LCX 开口未见显著狭窄，左头位图像，对角支散在斑块，可见轻度狭窄，LAD 中段可见肌桥，收缩期狭窄 30%~40%，不能解释 ECG 下壁导联改变，右足位图像，LM、LAD 及 LCX 开口正常。患者冠脉为右优势型，RCA 粗大，RCA 中段可见弥漫斑块，最重狭窄在 RCA 后三叉之前，发出后降支和左室后支之前也存在两处管状狭窄，狭窄程度均在 50%~60%。正头位图像，RCA 远端 PDA 和 PLA 未见明确病变。术前考虑患者存在冠脉痉挛可能，注射硝酸甘油后患者远端病变变化不大，患者冠脉病变不能解释患者下壁导联 ST 段抬高及迅速回落，故不能除外患者冠脉内部存在不稳定斑块或易损斑块的可能，故行血管内超声检查评价患者斑块情况。右冠 IVUS，C 处病变回声增高，为钙化病变，C-B 之间，管腔正常，轻度粥样硬化，B 处见冠脉长病变，A 处可见钙化斑块，之后为轻度粥样硬化斑块。定量分析，C 处狭窄大概 80%，B 处与 C 处狭窄程度类似，A 处狭窄 60%。C 处病变为纤维化和钙化之间的病变类型，回声较高，B 处为中回声斑块，A 处为钙化斑块。IVUS 能够通过回声的不同区别冠脉正常的三层结构即内中外膜，通过斑块回声的不同判断斑块的性质，钙化斑块高回声伴声影，纤维斑块中回声，脂质池低回声，血栓中低回声。本患者无不稳定斑块和血栓表现，IVUS 对于冠脉造影提示狭窄 50%~60% 的临界病变主要作用在于：一是对斑块性质的分析，没有不稳定斑块表现的不建议行介入治疗，不稳定斑块，如纤维帽较薄、内膜撕裂或者出现临床症状建议早期干预，二是对于斑块负荷的定量，对于截面积小于 6.0 平方毫米或者狭窄>50% 的左主干病变，需要行支架或者 CABG 处理，非左主干病变截面积小于 4.0 平方毫米也需要介入治疗。本患者从这个角度评价需行介入治疗，但本患者临床表现与普通冠心病患者不同，表现为一过性的、极度的 ST 段抬高，之后迅速缓解，硝酸甘油有效，后期予积极的 CCB 治疗，临床情况稳定，按照心内科专业组查房意见没有进行积极介入治疗。另一方面，根据日本相关指南，冠脉痉挛定义为冠脉异常的、一过性的收缩，多表现为胸骨后压榨感觉，症状偶可放射至上腹部、颈部、下颌、左肩部，也可无临床症状，多在休息时发作，持续时间不超过半小时，多符合典型心绞痛特点，饮酒或多度通气后可诱发，短效硝酸酯类药物可缓解，CCB 可抑制心绞痛发作，本患者表现为烧灼感，对药物治疗反应也支持冠脉痉挛的诊断。同时冠脉痉挛可合并多种心律失常，本患者表现为房室传导阻滞。发作时间多于半夜或凌晨。诊断方面，需要获得发作时的 ECG，是否存在缺血表现，可表现为一过性 ST 段抬高、压低、新出现的负向 U 波，符合上述特异性心电图表现，可诊断冠脉痉挛。如症状不特异，可行乙酰胆碱或麦角新碱的激发试验，但国内开展极少。本患者发作特点为一过性 ST 段抬高，症状为胸骨后烧灼感，放射至咽部，为较典型的心绞痛症状，考虑变异型心绞痛明确。治疗上，需戒烟、控制血压体重、纠正糖耐量、血脂异常，药物治疗主要是硝酸酯类药物以及 CCB，合并冠脉狭窄病变有心绞痛的冠心病患者，可合并使用 β 受体阻断剂。本患者基础冠脉病变重，可行 PCI 治疗，但患者临床症状缓解明显，未处理。本患者为冠脉基础病变上痉挛，但发作时主要表现为痉挛。

神经内科杨洵哲医师：有关患者晕厥是否存在神经系统疾患的问题。首先鉴别患者是否晕厥诊断明确，有否后循环 TIA 发作，或者非典型癫痫发作。患者外院 MRI 提示存在腔隙性梗死灶以及脊髓空洞症可能，但上述表现不足以解释患者所出现的临床症状。头颈 CTA 提示患者后循环血管没有大的问题，入院后复查 TCD 也未见后循环血管病变。与患者核实病史，症状发作时存在恶心、呕吐等自主神经功能紊乱症状，但发作后无后遗症，查体无明确异常，考虑晕厥发作可能。晕厥原因，包括心源性、反射性、直立性低血压相关的晕厥，该患者无锥体系、锥体外系受累表现，卧立位血压未见明显变化，直立性低血压相关的晕厥考虑可能性小。患者症状发作时有自主神经功能表现，发作时血压、心率偏低，不除外迷走反射相关。患者房室传导阻滞明确，予心内科相关处理后患者发作明显减少，心源性晕厥支持证据相对较多。神经系统疾病未见明确有力支持证据。

风湿免疫科张奉春医师：本患者一个问题在于是否存在自身免疫病背景，结合患者特点，考虑晕厥为心源性可能性大。患者有免疫病迹象包括：①ANA 阳性；②可疑雷诺现象，有缺血，但无血液淤积表现；③ESR 快、hsCRP 升高，虽然也有报道提过血管炎所致的心脏血管痉挛，但免疫病导致晕厥较为罕见。该患者心脏血管病变明确，心源性可能性大。患者免疫病存在可能，但因无明确系统受累，可不处理。同时，与动脉粥样硬化所致斑块不同，血管炎多导致血管狭窄，均匀的或者节段性的狭窄，与本患者冠脉造影所见病变表现不符。仍考虑本患者为动脉粥样硬化基础上合并的痉挛。

心内科严晓伟医师：冠脉固定狭窄所致的心绞痛多在劳累的情况下出现，而冠脉痉挛所致的心绞痛多在静息状态下出现，动脉粥样硬化也是冠脉痉挛的重要原因，动脉粥样硬化可致内皮功能紊乱。考虑本患者为冠脉病变基础上可并的痉挛。患者起搏器必要性值得商榷，外院患者症状表现更为严重，可出现晕厥，同时 Holter 非标准导联曾有明确 ST 段压低的提示，但非标准导联未见 ST 段抬高，只提示缓慢性心律失常，外院遂予起搏器植入。起搏器的植入避免了患者心跳过缓及出现晕厥，患者未再出现晕厥，但临床症状不缓解。入院后可以看出，患者窦房结及房室结功能正常，因为患者使用合贝爽这种具有负性频率及负性传导药物后，患者未再出现晕厥，临床显著缓解，提示患者发作与痉挛明确相关。治疗方面，对于稳定性心绞痛，只有阿司匹林和他汀类是必须使用的，其他药物依据患者情况加用，如患者病情稳定、没有合并高血压，可不加用 β 受体阻断药，本患者以冠脉痉挛为主要表现，应以 CCB 为主要治疗药物，不太适合加用 β 受体阻断药，用选择性 $β_1$ 受体阻断药时也应担心 $β_2$ 受体的阻断作用，可能诱发血管平滑肌的痉挛，如果患者血压可耐受，心率偏快，可将合贝爽加量。

心内科杨德彦医师：成人获得性二度房室传导阻滞出现晕厥都是永久起搏器的植入指征，但前提是没有可以纠正的原因。本患者为明确的因为冠脉痉挛引起的房室传导阻滞，因此本患者起搏器植入必要性不够充分，起搏器电量耗竭后可自行旷置。本患者冠脉痉挛与缓慢性心律失常明确相关，机制可能包括两点：右冠脉痉挛导致房室结供血不足形成房室传导阻滞，二是交感/副交感的失衡，冠脉痉挛解除，心肌活动增强，心输出量增加，造成迷走反射性兴奋，房室结传导性下降，引起传导阻滞，从而导致缓慢性心律失常、晕厥。

心内科严晓伟教授：患者冠脉痉挛所致晕厥基本明确，并且与免疫因素相关性小，考虑为动脉粥样硬化内皮功能紊乱所致的冠脉痉挛，此外，冠脉痉挛反复发作可致斑块不稳定，因此本患者应加强冠心病二级预防，同时继续当前抗冠脉痉挛治疗。

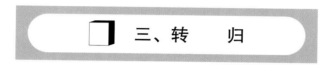

三、转 归

查房后患者继续冠心病二级预防及抗冠脉痉挛治疗，包括阿司匹林肠溶片 0.1g qd、硫酸氢氯吡格雷片 75mg qd、瑞舒伐他汀 10mg qd、盐酸地尔硫䓬缓释片 90mg q12h 及单硝酸异山梨酯缓释片 60mg qd，并于 2014 年 11 月 6 日出院，规律随访，近半年患者症状未再发作。

四、点 评

该病例在冠心病冠脉固定性狭窄基础上发生冠脉痉挛，导致变异型心绞痛，同时伴有缓慢性心律失常，经过较大剂量的钙离子拮抗剂治疗后症状消失。病人诊断明确，治疗有效，但在诊治过程中除了病例讨论中涉及的观点、建议外，尚有以下 3 个亮点或值得临床医生关注的兴趣点：

1. 在我院住院期间，症状发作时值班的住院医生作出了很及时的反应，为病人做了心电图，该心电图启动了接下来明确诊断和正确治疗的关键一环。这除了进一步说明心内科疾病症状发作时心电图的重要性，也体现了值班的住院医师扎实的临床基本功，强烈的临床意识，以及不怕辛苦、严谨的工作态度，着实应予褒扬。其实，外院赖以决定植入永久起搏器的那份 Holter 已经有些蛛丝马迹提示缓慢性心律失常可能与心肌缺血有关，可惜没有被重视。

2. 患者缓慢性心律失常与冠脉痉挛有关，而冠脉痉挛可以通过药物有效控制，出院前Holter 检查也显示药物充分治疗后未再出现起搏心律，接下来的问题是患者的永久起搏器是否应该植入？一方面冠脉痉挛所致的严重缓慢性心律失常如果已经得到药物充分有效治疗，不再发生冠脉痉挛，不建议植入永久起搏器，但另一方面对某一个具体病人冠脉痉挛药物治疗是否有效并不明确，药物剂量最初也是逐渐滴定加量，为避免患者再次发生严重的心律失常事件，为避免最初药物可能进一步加重缓慢性心律失常，此时植入永久起搏器可能也是合理的。本例病人入院前已经植入永久起搏器，如果接下来数年中起搏器在设置频率足够低，房室间期足够长的情况下多次 Holter 和程控未见起搏器起搏，那么在数年后起搏器电量耗竭时更换倒是不必要的。

3. 本例病人晕厥发作前有一过性心动过缓以及血压降低，植入起搏器后仍然有晕厥前症状，即使心率得以维持但血压仍降低，此特点非常类似混合型的血管迷走性晕厥。然而经典的血管迷走性晕厥多发生于长时间直立体位，如果临床上遇到类似血管迷走性晕厥表现，但又是在平卧位发生，且缺乏特殊情境及特殊动作（如吞咽，转头，尿便，剧咳等）时，需要想到某些相对少见的可以反复引起一过性迷走神经张力增加的临床情形，如冠脉痉挛所致的一过性下壁心肌严重缺血（本例患者即为此种情形）、肺门肺癌等。

（赵昔良　陈太波）

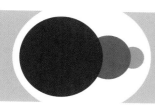

双下肢水肿1年余，四肢肌无力6月

一例典型的心力衰竭患者，超声心动图提示全心增大、左室收缩功能重度减低，其背后的原因是什么？四肢无力作为突出的临床表现给了我们怎样的提示？实验室检查、辅助检查以及病理活检提示的疾病，是否就是答案？当病理不典型的时候，怎样去分析？

一、病例摘要

患者，女性，39岁。因"双下肢水肿1年余，四肢肌无力6月"于2014年2月28日入院。

（一）现病史

患者于2012年10月出现腹胀、腹围明显增大，无腹痛、腹泻，无恶心、呕吐，无发热、皮疹，月经规律。10余天后出现双下肢水肿，对称累及双足、双侧小腿、双侧大腿，至腹股沟水平。同时活动耐量明显下降，日常活动后出现气促、呼吸困难，夜间可平卧，无咳嗽、咳痰，无胸闷、心悸、黑蒙。就诊于当地医院，查生化：ALT 246U/L，AST 149U/L，CK 1731.7U/L，CK-MB 98.1U/L。超声心动图：全心扩大，弥漫性室壁运动减低，全心功能减低，双侧胸腔积液，LVEF 21%。腹部超声：腹腔积液、盆腔积液。行腹腔穿刺，送检腹水提示漏出液。外院给予依那普利、酒石酸美托洛尔、螺内酯、呋塞米及地高辛治疗，活动耐量有所改善，腹胀、双下肢水肿症状明显缓解。2013年4月外院复查超声心动图：全心扩大，室壁运动普遍减低，全心功能减低，二尖瓣反流（轻度），三尖瓣反流（中度），肺动脉高压，下腔静脉增宽，LVEF 32%。2013年8月开始患者出现明显四肢无力，表现为端碗、梳头、举物较前费力，以左上肢为著，下蹲后不能站起，步行20米左右即出现双下肢酸胀感，无肌肉疼痛、肿胀，无吞咽困难、构音不清，无呼吸困难加重，无明确皮疹。平地步行数百米出现气促、呼吸困难，仍有腹胀，双下肢轻度水肿，累及双足及双侧小腿，夜间可平卧。为进一步诊治收入院。

起病以来，精神食欲尚可，排尿正常，2013年6月出现腹泻，每日4~5次黄色稀便，外院胃镜提示"浅表性胃炎，胃窦息肉？幽门前区病变"，肠镜提示"降结肠炎"，未活检；对症治疗后缓解，此后每日1~2次黄色便，多数为成形便。体重较起病时下降约10kg。

（二）既往史、个人月经史

2005年剖宫产史，2013年6月左右开始出现月经稀发。

（三）入院查体

BP 85/60mmHg，HR 71次/分，双肺呼吸音清，未闻及干、湿啰音；未闻及病理性杂音，心界向左下扩大；移动性浊音（+）；四肢肌肉萎缩，双上肢近端肌力Ⅳ级，远端肌力Ⅴ级-，双下肢近端肌力Ⅲ级，远端肌力Ⅴ级-。双下肢轻度可凹性水肿。

（四）诊治经过

入院后完善相关检查。

【常规检查】 血常规：WBC 3.97×10^9/L，Hb 137g/L，PLT 197×10^9/L。尿常规：Pro trace，BLD trace。便常规：OB（+）×1次，OB（-）×4次。生化：Alb 37g/L，ALT 67U/L，AST 87U/L，LD 505U/L，TBil 47.1μmol/L，DBil 28.5μmol/L。NT-proBNP：2508～4671pg/ml。凝血：PT 13.7s，D-Dimer 1.18mg/L FEU。甲功：TSH3 5.785μIU/ml，FT3、FT4正常。

【感染方面】 感染四项（-），TORCH-IgM、CMV-DNA、EBV-DNA（-）。

【免疫方面】 ESR 2mm/h。血Ig+补体：Ig正常，C3正常，C4 0.089g/L。ANA19项：ANA-IF（+）N1∶80，ENA 4+7项、ANCA：（-）。

【肿瘤方面】 肿瘤标志物：CEA 7.45ng/ml，CA125 97.1U/ml；血清蛋白电泳、血清免疫固定电泳、尿免疫固定电泳：（-）。骨髓涂片：大致正常骨髓象。骨髓活检：骨髓组织中造血组织减少，脂肪比例增多；造血组织中粒红比例大致正常；巨核细胞可见。

【心脏方面】 入室ECG：窦性心律，多源性房早，Ⅱ、Ⅲ、aVF病理Q波，电轴左偏。超声心动图：LVEF 23%，全心增大，二尖瓣轻度关闭不全，三尖瓣中-重度关闭不全，左室收缩功能重度减低，室壁运动普遍重度减弱，下腔静脉增宽。左室侧后壁可见较多肌小梁，左心内可见血流自显影。心脏MRI：右房、右室、左室增大；二尖瓣、三尖瓣反流；左、右室收缩功能减低：LVEF＝13%，RVEF＝10%；下腔静脉增宽；心包少量积液；室间隔首过灌注减低，室间隔及左、右室心内膜下线样延迟强化，考虑心肌病变。冠状动脉CTA：冠状动脉未见明确狭窄；全心增大，左心室心尖部室壁明显变薄，考虑可符合扩张型心肌病。

【检查及影像学】 乳腺超声：双侧乳腺增生。浅表淋巴结超声：颈部、腋窝、腹股沟淋巴结超声可见多个小淋巴结，结构清，未见异常血流。妇科超声：双侧卵巢体积偏小；腹腔积液。全消化道造影：食管可见受压改变；心影明显增大，搏动减弱。胸部CT：双肺纹理模糊增厚伴磨玻璃影；右肺中叶、左肺舌叶、下叶小片实变，左肺下叶条片状影，肺部分不张及膨胀不全改变可能；心影明显增大，心包积液；腹腔积液。腹部CT：肝脏饱满，伴密度略不均匀减低；腹膜后小淋巴结；腹腔内脂肪间隙模糊伴积液。

【肌肉评估方面】 肌酶：CK 1149→633U/L，CK-MB 41.6→28.5μg/L；CK同工酶：

CK-MM 95.6%，MCK1 2.8%，CK-MB 1.6%。肌电图：肌源性损害。右侧股四头肌肌肉活检病理：肌源性改变，伴大量单个核细胞炎性细胞浸润，提示肌肉炎性改变可能，淋巴细胞浸润性疾病不除外。将肌活检标本送大病理：（右股四头肌）横纹肌组织中有较多淋巴样细胞浸润，部分细胞有异型性，由于组织为冰冻组织，免疫组化染色受限及脱片，请结合临床或再取活检。免疫组化：CD20（-），CD21（-），CD3（脱片），Ki-67（脱片）。

【治疗方面】入院后给予呋塞米、布美他尼、美托洛尔缓释片、螺内酯、培哚普利、阿司匹林治疗。患者静息状态下无胸闷、憋喘，平地步行数百米后出现气促，仍诉四肢无力。查体：BP 97/60mmHg，HR 70 次/分，心律不齐，可闻及早搏；双肺呼吸音清，未闻及干湿性啰音；腹平软，肝肋下 3cm，脾肋下未及，移动性浊音阳性。双下肢轻度可凹性水肿。上肢近端肌力 IV 级，下肢近端肌力 III 级，较入院无变化。

因诊断尚不明确，特提请 2014 年 4 月 16 日内科大查房。

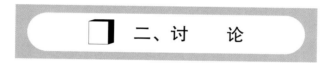

二、讨　论

放射科高鑫医师：患者胸部 CT 可见肺淡片影，考虑为心功能不全表现，此外可见心脏明显扩大、心包少量积液；腹部 CT 可见肝脏饱满，肝周积液，腹腔肠系膜小淋巴结、腹壁水肿。消化道造影可见食管为外压性改变，与心脏扩大相关，余未见异常。双大腿 MRI 可见臀部及大腿弥漫长 T_2 信号，各肌群及肌间隙广泛受累。

放射科王怡宁医师：患者双下肢软组织弥漫异常信号符合肌炎改变，但对肌炎的诊断并不特异，仅可除外肌肉占位性病变。患者心脏 MRI 可见室间隔及左、右心室心内膜下线样延迟性强化，该种表现为心梗的特异性改变，但该患者 CTA（-），且为左右心室均有，显然不符合心肌梗死的表现。根据文献报道，该种表现亦可出现在多发性肌炎/皮肌炎（PM/DM）患者：复习文献，9/16 例 PM/DM 患者（56.3%）存在延迟强化；部位主要在心外膜及心肌内，罕见心内膜；4 例 PM/DM 患者，MRI 延迟强化，心外膜及心肌内各 2 例，未见心内膜延迟强化，但并非 PM/DM 的特异性改变，并无特异性提示意义。

心内科杨德彦医师：总结病例特点：患者中年女性，病程 1 年余。主要临床表现为全心功能衰竭及四肢对称性近端肌无力。患者临床特点是同时存在心脏病变和骨骼肌病变：心脏病变方面，患者从 1 年余前开始出现活动耐量下降、双下肢水肿、腹水——全心功能不全的表现，多次 Echo 提示全心扩大，左室射血分数明显下降，符合扩张型心肌病形态学表现。患者否认心肌病家族史，无冠心病、高血压、病毒感染、特殊用药、大量酒精摄入、内分泌异常、心动过速等病史，相应疾病导致的扩心病可能性小，可继续完善相关检查排除。骨骼肌病变方面，患者存在四肢对称性近端肌无力，CK 明显升高，肌电图示肌源性损害，诊断需考虑肌炎和肌病。前者骨骼肌活检表现为炎性细胞浸润，后者则缺乏相应表现。但该患者的肌肉病理不典型。典型的多发性肌炎神经病理表现为：肌束内、肌内膜下炎性细胞浸润，CD8+细胞浸润，为多灶性浸润，肌细胞表达 MHC-I 增强。但该患者为弥漫性炎性细胞浸润且 CD8+细胞浸润为主，表现并不典型。关于患者骨骼肌病变的问题，请免疫科、神经科及神经病理科医师进一步讨论解读。

多发性肌炎可累及心脏导致扩心病。据报道，423 例多发性肌炎和皮肌炎患者中，通过心电图、超声心动图评估心脏受累情况，符合心脏损害定义患者占 42.6%（180/423），符合心肌损害定义患者占 10.4%（44/423），其中，左室收缩功能减低 8 例（1.9%），左室扩大 10 例（2.4%）。多发性肌炎和皮肌炎导致心肌受累的病理机制有两方面：一是与骨骼肌病理类似的心肌坏死、纤维化，二是冠脉小血管炎、内膜增生、中层硬化、痉挛。本例 CMR 延迟强化位于心内膜下，类似心肌梗死患者的心脏 MR 延迟强化表现，而其心外膜冠脉血管未见狭窄，推测存在冠脉小血管炎导致心内膜缺血。

患者骨骼肌活检提示淋巴浸润性疾病不能除外，故需除外淋巴瘤导致的心脏及肌肉受累的可能。从临床表现上看，该患者病程超过一年，无发热，消耗症状轻，血象、骨髓涂片及活检未见异常，已筛查浅表淋巴结、深部淋巴结，目前未找到系统性淋巴瘤的证据。请血液科医师进一步讲解淋巴瘤心肌受累的表现，该患者是否可排除淋巴瘤累及心脏可能。

该患者下一步要解决的问题在于，首先需明确扩心病病因的诊断，可否用一元论解释骨骼肌病变和心肌病变，明确诊断后给予针对病因治疗，因此提请内科大查房讨论。

免疫内科李菁医师：患者起病表现为活动耐量减低，但无法辨别是由于心衰还是由下肢肌力减退导致的活动耐量下降，待心衰控制后患者四肢肌无力症状逐步明显。患者存在近端肌无力症状、肌酶谱升高、肌电图异常、肌活检可见炎症细胞浸润，符合多发性肌炎的分类诊断标准。肌肉病变包括两大类：①肌病，如 DMD、BMD、重症肌无力、线粒体肌病等，上述肌病无肌肉炎症的表现，该患者显然不符合；②肌炎，即炎性肌病，该患者表现为肌肉炎症细胞浸润，符合炎性肌病的表现。具体鉴别诊断：感染性肌病是由于病毒、寄生虫、细菌等入侵引起的肌肉感染，该患者病程长、病史无相关提示；淋巴细胞浸润性疾病导致的肌肉浸润，该患者需除外，患者无全身淋巴瘤全身证据，已将肌活检组织送检大病理并无阳性提示，目前表现并不典型；其他肿瘤方面，需鉴别副肿瘤综合征引起的肌炎，其机制为肿瘤产生抗原抗体反应引起淋巴细胞浸润，该患者并无其他肿瘤的提示证据，目前暂不考虑。除外上述几种肌炎后，该患者考虑诊断特发性炎性肌病，即多发性肌炎和皮肌炎。多发性肌炎为横纹肌受累，可累及骨骼肌和心脏；皮肌炎除横纹肌受累，尚可累及平滑肌，表现为血管受累。该患者无典型皮疹，考虑为多发性肌炎骨骼肌、心肌受累，建议给予足量激素+MTX 治疗，但患者病程已较长，需注意加强肌肉锻炼促进功能恢复。心脏方面，继续扩心病治疗，但给予原发病治疗后，心肌的恢复程度预后不清。

神经病理科刘智医师：阅患者肌肉神经病理切片：HE 染色下可见弥漫的单个核炎性细胞浸润，肌纤维变性、坏死，个别小血管周围小血管炎的表现，其他染色手段可排除代谢性肌病、线粒体肌病、包涵体肌炎等。免疫组化以 CD4+细胞浸润为主，CD8$^+$细胞较个别，而多发性肌炎以 CD8$^+$细胞浸润为主；CD20$^+$细胞无明确阳性；CD68$^+$细胞阳性，表明单核细胞吞噬、肌纤维破坏；肌纤维 MHC-I 型表达略增强，这对特发性肌炎和继发性肌炎无明确鉴别意义。该患者以心功能不全表现起病，此后出现四肢无力症状，说明患者在起病前年轻时肌力是正常的，加之以近端肌力减退、肌电图可见肌源性损害、肌活检可见炎症细胞浸润的表现，考虑肌炎诊断明确。肌炎可以累及心脏，但较少见。淋巴瘤筛查目前并无证据。激素、免疫抑制剂为该患者的治疗选择。

神经科卢强医师：该患者炎性肌病可以诊断，疑问点在于炎性肌病的鉴别。炎性肌病广义上包括免疫介导性、感染性，首先，该患者病理上未见病原体证据，可以排除感染性肌炎。免疫介导性肌炎方面，分为特发性肌炎即 PM/DM，血管炎相关肌炎、结缔组织病相关肌炎、肿瘤相关肌炎等。血管炎及 CTD 相关肌炎表现为血管壁、血管周围炎症改变，与该患者的肌肉组织中弥漫大量炎症细胞浸润不同，因而不符合。肿瘤相关肌炎，可因肿瘤直接浸润导致，但局部浸润存在，而全身广泛浸润者少见；也可以由于副肿瘤综合征相关，如 Lambert-Eaton 肌无力综合征，类似于重症肌无力表现；也可表现为癌性肌病，病理上以坏死为主，炎症细胞浸润不明显。患者目前无明确肿瘤证据，以上几种肿瘤相关肌炎的机制均不符合。因此该患者总体上符合特发性肌炎 PM/DM，但病理上表现并不典型，可能与 PM/DM 所处时期不同有关。目前病程已超过三月，治疗效果可能欠佳。

血液科蔡华聪医师： 血液系统方面，该患者主要为需除外淋巴瘤。心脏受累的淋巴瘤中，系统性淋巴瘤的一部分占 16%~28%；原发心脏的淋巴瘤占原发心脏肿瘤的 2%，在结外淋巴瘤中占 0.5%。淋巴瘤肌肉受累非常罕见，常累及下肢，Mayo clinic 报道只有 0.1% 的淋巴瘤可有肌肉受累，Glass 等报道原发于肌肉的淋巴瘤只占结外淋巴瘤的 0.5%，主要表现为肿胀、疼痛、肿块等，须与血肿、感染及其他肿瘤相鉴别，CT/B 超/MRI 协助诊断，确诊依赖于活检。该患者的突出表现为全心扩大，肌肉萎缩；病史 > 1 年，消耗症状轻，目前无系统性淋巴瘤的证据，无典型的心脏及肌肉受累的表现，肌肉活检无确切的结论，因此淋巴瘤证据不足。

肿瘤内科王湘医师： 该患者存在肿瘤标志物异常：血 CEA 7.45ng/ml 仅轻度升高，CA125 97.1U/ml 升高考虑与心包积液、腹水等浆膜腔积液相关。单纯 CEA 升高并无意义，且其他肿瘤方面筛查均为阴性，该患者目前并无肿瘤的提示证据。PM/DM 易合并肿瘤，因此该患者的肿瘤患病率可能较常人高，需定期随诊排查。

消化内科李玥医师： 该患者消化道受累不突出，曾出现腹泻，但为接触农药后出现，肠镜提示非特异性结肠炎，对症治疗后缓解。此后排便规律，每日 1~2 次，并不支持肠道器质性病变。患者便 OB 四次均为阴性，仅有一次阳性，全消化道造影未见明确异常，仅表现为心脏扩大导致的食管外压表现。因此该患者消化道肿瘤受累并无证据。患者既往胃镜提示幽门前区病变，若病变性质不明确，可重复胃镜活检排除肿瘤可能。

呼吸内科斯晓燕医师： 患者胸部 CT 可见上肺磨玻璃影，叶间裂增厚，左肺舌叶可见小片影密度增高，考虑与心脏压迫有关，表现均不特异，且无纵隔淋巴结肿大表现。PM/DM 肺部表现为：原发病表现为间质病变，非特异性间质性肺炎、机化性肺炎、弥漫性肺泡出血、寻常性间质性肺炎；继发表现可有呼吸衰竭、吸入性肺炎。感染方面，患者无发热、咳嗽、咳痰，不支持普通细菌感染；结核、真菌感染亦无支持证据。肿瘤方面，支气管肺癌：该患者存在 CEA 及 CA125 升高，CEA 轻度升高的临床意义不大，CA125 升高可用多浆膜腔积液解释，且胸部 CT 无阳性发现，因此无支气管肺癌的证据。淋巴瘤：肺部的淋巴瘤包括 MALT 淋巴瘤、霍奇金淋巴瘤、非霍奇金淋巴瘤，可有结节肿块型、肺炎型、间质型、粟粒型等类型，该患者的胸部 CT 均不符合上述几种表现，暂不考虑。综上所述，患者肺部表现考虑为心功能不全所继发导致。

心内科方理刚教授： 患者以全心衰表现入院，左室收缩功能减低、全心扩大，扩心病诊断明确。扩心病是一大类疾病，在诊断原发性前应积极寻找继发病因，本患者存在扩心表现及肌肉症状，应警惕免疫病及神经肌肉病变可能。炎性肌病心肌受累可有心肌坏死、炎性细胞浸润表现，可以表现为心肌缺血、心律失常、心肌损害如扩心病、心包炎、肺动脉高压等。炎性肌病心肌受累可以作为首发表现，甚至在肌炎好转后出现心脏急性受累表现，容易漏诊。治疗方面，不可仅给予单纯针对扩心病的抗慢性心衰治疗，要给予原发病方面激素+免疫抑制剂的治疗。该患者 LVEF 较低，且有右心功能受累，应尽快给予原发病治疗。目前该患者的疑点在于肌肉病理不典型，可继续随诊，观察治疗后肌肉和心脏情况的变化。

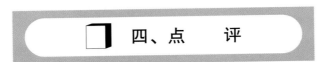

三、转　　归

查房后考虑患者淋巴瘤可排除，诊断多发性肌炎心肌受累明确。2014 年 4 月 17 日开始给予泼尼松 50mg qd、甲氨蝶呤 12.5mg qw 口服治疗。心脏方面，继续针对扩心病治疗：培哚普利 5mg qd、美托洛尔 71.25mg qd、螺内酯 20mg qd 口服、及利尿治疗，心衰症状明显改善后出院。一月后随访，患者腹胀及双下肢水肿已完全缓解，活动耐量明显改善，肌力明显恢复，可步行数百米，端碗、梳头、举物不受限，但下蹲后仍无法站起。目前患者规律门诊随诊中。

四、点　　评

扩张型心肌病导致的心力衰竭是心内科医师经常处理的临床情况。扩心病病因繁多，可能涉及多个临床科室的疾病，需要仔细寻找。病因线索的寻找首先要关注心脏以外的临床表现，比如本例的四肢无力，进一步需要进行心电图、超声心动图、心脏核磁等辅助检查。某些特殊的疾病，例如本例的多发性肌炎，病理活检可以提供关键诊断信息。

（李文彬　杨德彦）

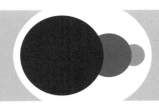

双下肢水肿3年，咳嗽近2年，活动后憋喘1年余

一个中年男性，出现了涉及循环、呼吸、消化系统的多种异常临床表现，如何用一元论解释？严重的低氧血症背后的原因是什么？抽丝剥茧，最后，您会发现：双下肢水肿、活动后喘憋，不一定是心力衰竭，全心扩大，也不一定是心肌病。

一、病例摘要

患者，男性，39岁，因"双下肢水肿3年，咳嗽近2年，活动后憋喘1年余"于2014年5月4日入院。

（一）现病史

患者2011年7月出现双下肢对称性可凹性水肿，晨轻暮重。检查示肝酶及胆红素水平升高，腹部CT示"肝硬化"。予保肝治疗，双下肢水肿无好转。此后患者每1~2个月复查肝功示胆红素水平升高，双下肢水肿同前。2012年10月开始出现间断干咳，胸部CT示双肺可见多发网格状及磨玻璃样密度增高影，以双下肺及胸膜下为著；考虑间质性肺炎，未予治疗。2012年12月外院查凝血功能正常，ANA弱阳性（±），腹部CT"肝硬化并门脉高压，门静脉主干及其分支纤细，并管腔内血栓，周围海绵样变，双肾多发囊肿"；超声心动图"LVEF 63%，全心扩大（左房48mm，右房55×58mm，左室66mm，右室29mm），室间隔增厚（室间隔13mm），二、三尖瓣轻度反流，左室充盈异常"。考虑"结缔组织病可能"，未治疗。2013年2月开始出现活动耐量减低，爬4层楼后气促、憋喘，伴咳嗽、咳白痰，平地慢步行走无憋喘，夜间可平卧入睡，无胸闷、胸痛、心悸，双下肢水肿同前，服中药4月，症状无好转。2013年11月外院查血白蛋白降低，凝血时间延长，诊断"结缔组织病？间质性肺炎，扩张型心肌病，门脉性肝硬化失代偿期"，予甲泼尼龙24mg qd po×1个月→每周减1片至停用（共2个月）。患者活动后憋喘症状明显加重，爬1~2层楼、平地行走数百米即感憋喘，咳嗽、咳白痰较前加重，夜间为著，双下肢水肿亦较前加重，并出现腰部、双上肢及双手水肿。予输清蛋白、血浆、利尿治疗，水肿缓解，活动后憋喘仍进行性加重。2014年3月外院查肝功能：Alb 24.8g/L，TBil 59.8μmol/L，DBil 15.3μmol/L；凝血：PT 16.2s，APTT 47.6s，Fbg 1.41g/L，D-Dimer 1.93mg/L；HbsAg（－），HBsAb、HBeAb、HBcAb（＋）；梅毒抗体阳性；ACL：14.23U/ml，抗β₂GP1、抗核抗体谱均阴性，EBV-DNA 33 万 copies/ml，CMV-DNA 阴性；Echo "LVEF 61%，全心大（左心为著），二三尖瓣少量反流"。予抗感染、保肝、利胆、利尿、营养心肌及对症支持治疗，考虑"多脏器囊性纤维化"不除外，建议上级医院就诊。出院后继续口服呋塞米 20mg qd、螺内酯 20mg bid（因乳腺增生于 2014 年 4 月 10 日自行停用）及保肝药物，活动后憋喘症状无好转，双下肢不肿。2014 年 4 月 10 日就诊于我院门诊，查 ABG：pH 7.482，pO$_2$ 38.8mmHg，pCO$_2$ 32.6mmHg，SaO$_2$ 72.0%，pO$_2$（A-a）e 72.1mmHg；BNP 74ng/L；Echo：全心增大，左室收缩功能轻度减低（LVEF Teich 法 46%），右房中部紧邻房间隔处可见一红色分流束，房间隔小缺损？肺首次通过显像：双肺多发片状灌注减低，肺内分流率 39.0%，考虑存在肺右到左分流，可符合肝肺综合征。2014 年 3 月 28 日开始加用卡维地洛片 6.25mg q12h po。4 月 2 日至 4 月 25 日外院住院，查 HBV-DNA、EBV-DNA 阴性，梅毒甲苯胺红不加热血清试验阴性，梅毒血清特异性抗体阳性；腹部 CT：肝硬化（肝表面不平，呈结节样改变）、脾切除术后改变，门脉左右支栓塞；食管下段及胃底静脉曲张；胆囊炎；双肺间质性炎症。继续保肝、输注白蛋白、利尿治疗。患者仍平地步行 300m 即出现憋喘，无法爬楼，依旧有咳嗽、咳白痰，夜间为著，可平卧入睡，双下肢轻度水肿。为进一步诊治入院。

患者自发病以来，精神欠佳，饮食正常，睡眠欠佳，每日 1 次黄色软便，尿量不少，体重下降约 5kg。

（二）既往史

自幼易牙龈出血，18 岁时外院触诊示"肝大、脾大"，但未行肝脾影像学及血液学检查。1999 年因外伤导致脾破裂，行脾切除术，术中曾输血。2006 年左右开始出现杵状指。2011 年前每年单位体检，述肝酶、胆红素、白蛋白及血小板均正常。

（三）个人史、婚育史及家族史

职业为铺路行业监工（接触沥青，年轻时曾接触汽修行业）。吸烟 10 年，戒烟 3 年；饮酒 20 年，每月 3 次，每次 1 斤白酒，戒酒 3 年。婚育史、家族史无殊。

（四）入院查体

T 37.0℃，R 18 次/分，HR 80 次/分，BP 117/80mmHg，自然状态下指氧饱和度 87%。慢性肝病面容，口唇发绀，面颈部、前胸可见数个蜘蛛痣，全身皮肤黏膜及巩膜轻度黄染；杵状指（趾）；双肺未闻及干湿啰音，心律齐，各瓣膜听诊区未闻及杂音，肝不大，移动性浊音阴性；双下肢轻度可凹性水肿。

（五）诊疗经过

入院后完善相关检查。

血常规：WBC $5.02×10^9$/L，Hb 150g/L，PLT $85～96×10^9$/L。尿常规、便常规：阴性。生化：Alb 29～33g/L，TBil 49.7～68.0μmol/L，DBil 10.2～26.3 μmol/L，PA 52mg/L，ALT 18U/L，Cr（E）46μmol/L。NT-proBNP 157 pg/ml。凝血：PT 14.6s，APTT 52.6s，Fbg

1.17g/L；正浆可纠正。ESR 7mm/h，hsCRP 5.69mg/L。免疫球蛋白：IgG 23.53g/L，IgA 7.22g/L，IgM 2.45g/L。血清蛋白电泳、血清免疫固定电泳：（-）。补体：C3 0.619g/L，C4 0.069g/L。

免疫指标：ANA 谱、抗 ENA、ANCA：阴性。ACL、β_2GP1、LA：阴性。自身免疫性肝炎相关自身抗体谱：阴性。

感染指标：HBsAg（-），HBcAb、HBsAb（+），HBcAb（+）。梅毒反应素试验 RPR（-），梅毒特异性抗体 TPPA（+）。EBV-DNA 2000copies/ml，CMV-DNA <500copies/ml。

肿瘤指标：CEA 9.89ng/ml，AFP、CA19-9、CA242、CA72-4 均正常。

代谢指标：铜蓝蛋白 0.201g/L。甲功：正常。

心脏方面。ECG：窦性心律，HR 81 次/分，左室高电压。Holter：窦性心律，平均心率 74 次/分，3 次室早，88 次房早，2 阵房速，ST 改变。心脏超声：LVEF 60%，全心增大；二三尖瓣轻度关闭不全；主肺动脉增宽；左室顺应性减低；房间隔小缺损可能性大（左向右分流）。对比增强超声心动图：自左上肢静脉注入振荡的生理盐水，可见多数气泡由右心进入左心，共经过 5 个心动周期。右心漂浮导管：心输出量 20L/min，体循环阻力 4WU，肺血管阻力 0.3WU，肺动脉压力 18/8（14）mmHg，肺楔压 8mmHg，右房压力 0~1mmHg，血压 115/72（80）mmHg；上腔静脉 PaO_2 47.6mmHg，右心室 PaO_2 52.6mmHg。心脏 MRI：全心扩大，收缩功能正常，室间隔心中膜线样延迟强化，二尖瓣关闭不全。

肝脏及相关血管检查：下腔静脉、肝静脉超声：肝内迂曲较细血管，肝硬化所致门脉纤细不除外。门静脉系统超声：门静脉管腔显示不清，肝门处肝动脉增宽，血流束约 0.65cm。肠系膜上静脉、脾静脉未见异常。腹部 CT+门脉重建（图 1）示门静脉及其肝内分支、脾静脉未见显示；下腔静脉及其分支、双肾静脉增粗；胃左静脉迂曲增粗，经胃周迂曲血管团，与左肾静脉相通；食管下段、胃周、腹腔多发迂曲血管影；肝形态不规则，考虑肝硬化；肝内、双肾多发囊肿；胆囊及脾脏未见明确显示。间接门静脉造影：门静脉及分支未见显示，下腔静脉明显增宽，胃底静脉明显曲张，符合门脉高压症；肝穿病理：（肝组织）小条肝组织，大部分区域肝索排列拥挤，肝细胞肿胀，可见点状坏死，肝细胞胆汁淤积，汇管区淋巴细胞浸润。

呼吸系统：卧立位血气：卧位 pO_2 49mmHg，立位 pO_2 35mmHg。胸部 HRCT（图 2）：双肺间质病变；左肺尖肺大疱；心影增大。肺功能：孤立性弥散功能减低。支气管动脉造影未见明显异常；肺动脉造影示肺小动脉分支增宽，肺静脉提前显影，肺动-静脉显影时间明显缩短，肺静脉主干增宽，提示肺内动-静脉分流。

血液系统：骨髓涂片：增生活跃；红细胞体积较大，易见嗜多色性红细胞，偶见靶形红细胞；浆细胞比例稍高；偶见吞噬细胞；全片可见巨核细胞 2 个，均为颗粒巨核细胞；血小板略少。骨髓活检：大致正常。

治疗：多烯磷脂酰胆碱胶囊 456mg tid po 保肝治疗；继续呋塞米 20mg qd 利尿及补钾治疗；利可君升血小板治疗。患者活动后憋喘、咳痰略改善。

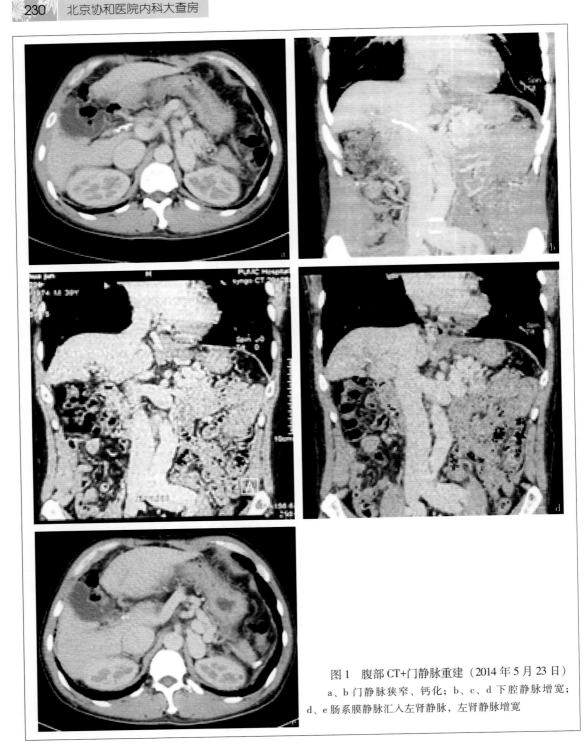

图1 腹部 CT+门静脉重建（2014年5月23日）

a、b 门静脉狭窄、钙化；b、c、d 下腔静脉增宽；
d、e 肠系膜静脉汇入左肾静脉，左肾静脉增宽

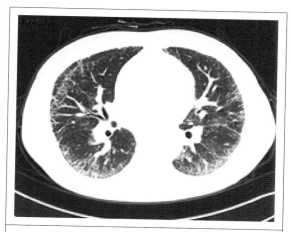

图 2　胸部高分辨 CT（2014 年 5 月 6 日）双肺近胸膜下网格影

二、讨　论

放射科高鑫医师： 2014 年 5 月我院胸部 HRCT 示双肺弥漫肺间隔增宽，纹理增多，以胸膜下为著，符合肺间质病变；纵隔窗可见淋巴结稍饱满，心脏增大，胸膜增厚；腹部 CT 可见门脉区条状钙化影，形状不规则；门脉重建可见肠系膜上静脉出现后门脉无显影，肠系膜上静脉经侧支静脉（胰腺上方静脉团）迂曲汇入左肾静脉；双肾静脉及下腔静脉增宽；食管下段可见明显增粗迂曲的侧支静脉；肝左右叶分界清，肝左叶增大，左右叶比例失调，肝表面不规则，符合肝硬化表现。小结：①肝门静脉钙化、管腔闭塞，原因常见于感染，如细菌、寄生虫感染治疗不及时等可致管壁钙化、管腔闭塞；②完整侧支循环形成，肠系膜静脉血流经侧支进入左肾静脉，汇入下腔静脉；③存在侧支异常血流，导致下腔静脉与肾静脉增宽；④门静脉供血不足，致肝脏缺血、萎缩；⑤脾及脾静脉未见显示，为外伤性脾切除所致；⑥存在肺间质病变，是否与肺循环加快、细小弥漫肺动脉瘘有关。总结 DSA 表现，①肝动脉明显增粗、迂曲，可见于门静脉闭塞后肝动脉代偿性增宽；肝硬化亦可出现远端肝动脉增粗，但此种情况较为少见；②患者肺循环时间明显缩短，肺动脉明显增粗。

心内科杨德彦医师： 患者主要临床表现为水肿，从 3 年前出现，尽管患者 1992 年查体触诊发现肝脾大、1999 年因外伤行脾切除，2006 年出现杵状指，但患者均未在意。2011 年出现双下肢水肿后患者开始多次就诊。2012 年患者第一次心脏超声发现全心增大，但左室射血分数正常。2012 年，患者水肿加重，同时出现气短，利尿治疗后，水肿好转，但憋气症状持续，并伴有明显低氧血症。多次心脏超声均示全心增大，左室横径 75mm，右室横径 40mm，但左室射血分数正常（LVEF>60%），E/A>1，说明患者左心收缩、舒张功能均正常；三尖瓣侧壁瓣环位移 35mm，说明右室收缩功能正常；其他各项心脏收缩功能评估指标亦均正常。胸骨旁长轴可见左室运动协调，彩色多普勒各瓣膜未见反流，左室短轴、心尖四腔心亦见各房室增大，余无明显异常。总体而言，患者心脏超声见心脏增大，但左右室收缩、舒张功能均正常。根据 2008 年 ESC 心肌病定义，患者不能诊断为任何一种心肌病。肥厚型心肌病、致心律失常性右室心肌病、限制型心肌病，患者均无相关表现；扩张型心肌病，除心脏增大外，还需存在心脏功能异常，但本患者心脏功能评估均正常，不能诊断；未分类性心肌病包括应激性心肌病、左室致密化不全，患者亦不可诊断。

患者目前有心脏增大，原因仅可能为长期持续存在高动力循环，为证实此，入院行右心导管，可见患者 CO 20L/min，为正常 3~4 倍；此外，患者体循环阻力（正常为 800~1200dynes. sec. com-5，患者为 300 dynes. sec. com-5）、肺循环阻力（正常为 120~240dynes. sec. com-5，患者为 24dynes. sec. com-5）均明显降低；证实患者存在高排低阻。高动力循环状态可见于妊娠、严重贫血、严重感染、维生素 B 缺乏等，机制为血容量增加、心内分流、体循环分流、肺循环分流。患者无容量增加；有心内分流，但房缺小，不能解释其高动力循环；患者亦无外周造瘘等体循环分流表现；肺循环分流方面，患者有严重低氧血症，但肺部 CT、肺功能均为轻微病变，难以导致低氧血症。肺首次通过显像示患者肺内分流为 39%；患者同时存在肝脏疾病，有严重低氧及肺泡-动脉氧分压差增大，核素显像证实存在肺血管扩张，可诊断肝肺综合征。入院后进一步行发泡试验，更直观显示肺内分流。具体过程为，经静脉注射震荡生理盐水，首先右房、右室显影，正常情况下，微气泡不可通过肺毛细血管，左心不显影，而此患者经 5 个心动周期后左心显影，进一步证实其存在较大肺内分流。

文献复习显示肝硬化肺内分流可引起 CO 增加，进一步导致心脏房室增大。一篇文献中将 90 例肝硬化患者分为有肺内分流组及无肺内分流组，显示肺内分流组患者 CO、左房内径均明显大于对照组；另一文献显示存在肺内分流组左室舒张末内径 53.4mm，对照组为 48.1mm，有明显统计学差异，表明存在肺内分流组，患者左房、左室均可增大；此外，文献亦显示单纯肝硬化患者即使无肺内分流，患者心率、平均动脉压、LVEF、CI、左房大小，均明显大于肝炎对照者，机制为肝硬化时，扩血管活性物质灭活减少，导致血管床扩张，压力下降，引起高动力循环；此外，肝硬化时水钠潴留、门体分流导致回心血量增加，加重高动力循环，心脏负荷增加，长期持续导致心脏扩大，失代偿。心和肝为两个相互影响的重要器官，关系密切；心脏疾病可引起肝脏病变，如淤血肝导致肝硬化，缺血肝引起肝功异常；许多因素可同时导致肝、心病变，如病毒感染、血色病、淀粉样变、结缔组织病、大量饮酒等；肝脏疾病亦可引起心脏病变，可以引起心脏结构、功能、心电活动等诸多异常。2005 年消化科学会将肝硬化引起的心脏病变，称为肝硬化性心肌病。而本患者似不符合肝硬化，不满足肝硬化性心肌病的诊断标准。那么究竟是什么原因导致患者肝脏病变及心脏增大，有待各专科医师协助解决。

呼吸科钟巍医师：患者青年男性，慢性病程，呼吸科相关情况有呼吸困难和低氧相关表现杵状指、发绀；结合患者临床表现及检查，可明确诊断肝肺综合征，原因为患者存在①肺气体交换异常，低氧血症、肺泡-动脉氧分压差增大>15mmHg、卧立位血气氧分压差增大，立位氧分压下降>10mmHg；②肺血管扩张，肺内分流，核素肺首次通过显像示存在肺分流，发泡试验及肺动脉造影均支持存在肺内分流；③肝病病史。DPLD 方面，文献有报道由于胸膜下血管扩张，影像学表现类似肺间质改变，实为充盈的血管，为假性肺间质病变。我科施举红大夫的一篇文献，患者初次诊断为肺间质病变，CT 可见胸膜下网格、斑片、磨玻璃样改变；但是，CTPA 三维重建显示其为迂曲扩张、串珠样血管，为肺内类似蜘蛛痣样改变。本患者 CT 可见血管充盈，血管影延续至胸膜；肺动脉造影可见近胸膜下血管迂曲扩张；肺功能为单纯弥散障碍，也提示为肺内血管改变；因此认为本患者肺部为血管病变。肝肺综合征影像学表现为胸膜下血管影明显增粗、增多，可为广泛结节影，亦可部分融合为片状、网格影，无特异性表现；肺动脉造影可见 I 型为弥散性肺毛细血管扩张；II 型为断续的肺动静脉交通支，显示为孤立性蚯蚓状或团片状阴影。综上，患者肺部病变，为肝肺综合征，暂不考虑 DPLD。

病理科赵大春医师： 患者髂后上嵴骨髓活检可见造血组织比例小于 40%，对年龄＜50 岁男性，为造血组织减少，脂肪组织相对增多；造血组织中粒红比例正常，为 2～4：1，未见异型细胞。肝穿病理 2 条肝组织，可见肝实质及汇管区；放大见肝细胞肿胀、排列拥挤，散在单个肝细胞点状坏死，肝索受挤压，肝窦间隙狭小，部分挤压消失；肝细胞内可见褐色淤胆成分；汇管区可见大量慢性炎性细胞浸润。本患者肝脏病理未见明确纤维化，汇管区结构存在，未见假小叶形成，不可诊断肝硬化。

消化科郭涛医师： 患者有低氧血症，目前诊断为肝肺综合征，肝脏为其病因，但是肝穿未见肝硬化表现。本患者影像学见门脉病变，考虑可能是 Abernethy 综合征。Abernethy 综合征为先天性门脉病变，多见于小儿，成人少见，有先天性肝外门体分流，I 型为门脉缺失，I A 型为肠系膜上静脉及脾静脉分别回流入体静脉；I B 型为肠系膜上静脉及脾静脉汇成一主干后再汇入体静脉；II 型存在门脉系统但同时存在门体分流；1793 年，Abernethy 教授首次报道，诊断需存在单纯门体分流或同时存在门脉及门体分流。临床表现主要为两大症候群，①血管活性物质灭活减少，血管扩张，表现为肝肺综合征；②肝性脑病；此外，肝脏缺乏门脉血供，肝动脉代偿扩张；长期门脉血供不足，可致肝细胞萎缩，同时继发局灶性结节性增生、结节性再生性增生、肝脏肿瘤。本患者明确存在门体分流，可见大量增粗侧支循环；可解释其肝肺综合征、肝动脉增宽、下腔静脉增宽、体循环血流量增加全心扩大，但是，目前尚不明确患者是否为先天性病变。患者存在门脉系统，无既往影像学资料，近期影像学见门脉存在，有钙化、闭塞；患者仅行间接门脉造影，见门静脉无显影，未见分流，建议可行直接门脉造影；此患者有外伤性脾切除，是否还存在其他因素，导致门脉血栓、闭塞、钙化、侧支循环形成。患者目前明确存在门体分流，但不明确是否为先天性病变，是否可诊断 Abernethy 综合征，仍需进行进一步评估。

肝外科徐海峰医师： 患者有心、肝、肺三个脏器疾病，希望能用一元论解释，影像学见门静脉闭塞，同时存在门体分流，考虑 Abernethy 综合征可能。如郭涛医师诉述，目前较难证实患者是否为先天性门静脉病变。一般行脾切除术后从胰尾部切断脾静脉，残余脾静脉内血栓形成；偶尔血栓可延伸至门脉，门脉血栓形成、再通，及为门脉海绵样变；但是，脾切除术后，肝内门脉不会有变化，而本患者肝内门静脉左右主支均纤细，支持先天性病变，目前可诊断为 Abernethy 综合征。影像学鉴别诊断方面，I 型表现为门脉完全缺如，II 型有门脉部分发育。因门脉发育异常，存在一定代偿，如脾静脉与肠系膜上静脉血液回流入下腔静脉，而肝脏缺血，由脾静脉、肠系膜上静脉汇合部形成多个侧支循环，往肝脏供血；若经验较少影像科医师可能会报门脉海绵样变，但此类病人无门静脉主干，而门脉海绵样变存在门静脉主干；此外，本病患者易合并其他畸形，如心脏（房间隔缺损、法洛四联症）、胆道、脾脏、生殖系统畸形；因此，多数患者可能首诊于其他科室。影像学检查MRI、CT血管重建、血管造影等有助于诊断及分型；但需注意，如果报告为门静脉纤细、门脉显示不清、侧支循环形成等，均需予以留意。目前文献有40余例，可能有临床认识不足存在。治疗分为内科保守治疗及外科治疗。I型合并肝功能不全或肝脏局灶性结节增生或肿瘤，需行肝移植，如果无症状，需长期随访；II型可通过介入栓塞或手术结扎粗大分流血管。本患者有明确肝功能异常，有心、肺并发症，需进行肝移植治疗。具体手术方法，肝移植为对位吻合，本患者既往行脾切除手术，脾静脉内广泛血栓形成，可将供肝吻合至患者肠系膜上静脉或下腔静脉。本患者有心肺功能异常，术前还需全面评估，若患者可以耐受手术，需行肝移植治疗。

　　心内科严晓伟教授：本例患者以双下肢水肿、气短、低氧血症起病，容易倾向于心衰诊断，但利尿后下肢水肿明显缓解，而气短持续，从临床诊治反应以及后续的心脏影像学检查来看，不能诊断心肌病导致的心力衰竭。从严重低氧的原因探索入手，确诊肝肺综合征，而从肝肺综合征的原因出发，结合腹部影像学，在兄弟科室的协助下，考虑Abernethy综合征可能性大，因门体分流导致高动力循环，最终导致心脏扩大，而心脏收缩及舒张功能均正常的特殊心脏表现。

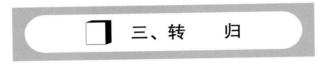

三、转　归

　　患者长期家庭氧疗，活动后憋喘、咳痰症状改善，饮食、睡眠良好，血清蛋白30 g/L，双下肢无明显水肿，因顾虑手术风险，暂未行肝移植治疗。

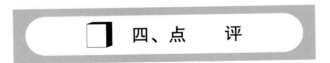

四、点　评

　　本例给予我们很多启示，首先患者全心扩大，有双下肢水肿、活动后喘憋等表现，易误诊为扩张型心肌病、心衰，在排除心肌病、心衰以后，对于全心扩大，而心功能正常的患者，需寻找有无导致高动力循环的因素。其次，患者有低氧血症，肺部CT见胸膜有斑片、磨玻璃影，易误诊为肺间质病变，需警惕肝肺综合征的肺部表现。第三，患者有肝功能异常，腹部影像学示肝脏表面凹凸不平，易误诊为肝硬化，在肝穿病理排除肝硬化以后，需要警惕有无肝脏血管病变，如Abernethy畸形。

（张冬梅　杨德彦）

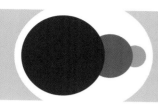

发现血压升高、胸闷 5 月，喘憋 2 月

高血压是一种常见疾病，然而其中有少部分高血压患者为继发性高血压，即高血压只是某种疾病的临床表现之一，因此对于这些患者积极寻找其潜在导致血压升高的病因对于进一步的治疗尤为重要。本例患者为青少年女性，体型正常，起病时血压明显升高（3级以上），且无高血压家族史，是继发性高血压的重点筛查人群，但是初步的筛查并没有发现明确继发性高血压的证据，那么这么一位年轻女性的高血压可否最终诊断为原发性高血压？

一、病例摘要

患者，女性，18 岁。因"发现血压升高、胸闷 5 月，喘憋 2 月"于 2014 年 10 月 10 日入院。

（一）现病史

患者 2014 年 5 月初无明显诱因出现胸闷，与活动无关，于夜间睡前出现，伴心前区痛，压榨性，不伴放射，程度较轻尚可忍受，立位并呼吸新鲜空气可好转，上述症状共发作约 3 次，每次持续 10 余分钟，后未再发作，否认发热、头晕、头痛、心悸、大汗、脸变圆红、肢体无力、打鼾等不适主诉。就诊于周口市中心医院，查血压 260/180mmHg，心电图提示窦速、左室高电压；超声心动图示：室间隔（15mm）及左室后壁（13mm）增厚，左房 39mm，左室舒张末径 57mm，左室射血分数（LVEF）46%，肺动脉主干 22mm；双肾弥漫性回声改变，双肾上腺、肾动脉超声（−）；眼底镜提示双眼黄斑上方可见黄白色点状渗出，右眼颞上方可见少量出血；血常规：WBC 5.00×10^9/L，Hb 107g/L，PLT 113×10^9/L；肾功能：BUN 10.9mmol/L，Cr 80μmol/L，K^+ 2.6mmol/L；尿常规：Pro（＋），Glu（＋＋＋）；CK、CK-MB（−），LD 631IU/L，NT-proBNP 9795pg/ml；凝血：D-Dimer 1323.93ng/ml，Fbg 5.25g/L；甲功：TSH 6.08（0.27～4.2）μIU/ml，FT3、FT4 正常；ESR 89mm/h。未予特殊治疗，次日转诊至上级医院，行心肌灌注显像提示左室心肌弥漫性灌注减低；肾上腺CT（−）；予硝普钠、硝苯地平控释片、盐酸特拉唑嗪片、美托洛尔降压及对症支持治疗，住院期间监测血压 120～160/60～110mmHg，患者感喘憋、胸闷较前好转。出院后继续口服降压药，血压控制较差，最高可达 180/140mmHg，1 月余后患者自行停药，自述无特殊不适。2014 年 8 月中旬患者无明显诱因间断出现喘憋，多于夜间发生，坐位休息后可缓解，持续不超过 30 分钟，伴轻度咳嗽、双足一过性水肿，无发热、咳痰。再次就诊于当地医院，查超声心动图大致同前；血常规：WBC $8.46×10^9$/L，Hb 94g/L，PLT $322×10^9$/L；Cr 178μmol/L，BUN 22.93mmol/L，K^+ 3.2mmol/L；cTnI 0.11μg/L，CK-MB、肌红蛋白（-），NT-proBNP>25000pg/ml，予硝苯地平控释片及美托洛尔降压治疗，症状缓解不明显，血压多在 160~180/100~140mmHg。为进一步诊治收入我院心内科。

起病以来，精神、饮食可，睡眠稍差，尿便正常，无肉眼血尿、泡沫尿，体重增加约 2kg。否认口眼干、口腔溃疡、光过敏、皮疹、关节肿痛、雷诺现象等免疫色彩症状。

（二）既往史

患者自诉中学时期曾测血压正常。否认特殊用药史。

（三）个人史、月经史、家族史

患者为早产儿，孕 36 周出生。月经规律，自 2014 年 8 月后无月经来潮。母亲有脑出血，但血压正常，父亲及一弟一妹均无高血压。

（四）入院查体

T 36.1℃，P 64 次/分，R 19 次/分，BP（左上）193/115mmHg，（右上）187/124mmHg，（左下）183/125mmHg，（右下）177/115mmHg，BMI 20.8kg/m²。轻度贫血貌，浅表淋巴结未及肿大，甲状腺不大，双肺未闻及干湿啰音，心率 64 次/分，心律齐，A2>P2，主动脉瓣第一听诊区可闻及 3/6 级收缩期杂音。腹部软，无压痛、反跳痛，全腹未扪及包块，未闻及腹部血管杂音，双下肢无水肿，四肢肌力 V 级，肌张力正常，膝腱反射对称存在，巴氏征未引出。

（五）诊治经过

入院后完善检查：

【常规检查】血常规：WBC $3.43×10^9$/L，NEUT $2.23×10^9$/L，Hb 85g/L，MCV 82.6fl，MCHC 344g/L，PLT $258×10^9$/L。生化：K^+ 3.3mmol/L，TCO_2 18.8mmol/L，Urea 22.92mmol/L，Na^+ 138mmol/L，Glu 10.8mmol/L，Cr（E）172μmol/L（eGFR 42.48ml/min/1.73m²），TC 7.64mmol/L，TG 1.28mmol/L，HDL-C 2.24mmol/L，ApoB 1.33g/L。心肌酶：CK-MB 2.0μg/L，cTnI 0.06μg/L，CK 36U/L；NT-proBNP 16752pg/ml。血气分析（自然条件）：pH 7.37，K^+ 3.2mmol/L，pCO_2 34mmHg，pO_2 109mmHg，Na^+ 132mmol/L，Ca^{2+} 1.13mmol/L，BE（B）-5.0mmol/L，HCO_3^- 21.1mmol/L，Glu 9.7mmol/L。尿常规+流式尿沉渣分析：Pro 1.0g/L，Glu TRACE，余阴性。10 月 10 日超声心动图：心肌病变，左室肥厚，左房增大，二尖瓣轻度关闭不全，左室收缩功能轻度减低，LVEF 49%，右室收缩功能减低，TAPSE：15mm，左室限制性舒张功能减低。11 月 3 日复查超声心动图：左室肥厚，LVEF 67%。

【继发性高血压病因筛查】

1. 内分泌性　醛固酮：（卧位）17.00ng/dl，（立位）21.04ng/dl。血管紧张素Ⅱ+肾素活性：（卧位）AT-Ⅱ1 173.86pg/ml↑，PRA1 2.03ng/ml/h↑，（立位）AT-Ⅱ2 92.14pg/ml，PRA2 5.06ng/ml/h。24h 尿儿茶酚胺：多巴铵 102.60μg/24h↓，肾上腺素、去甲肾上腺素未见异常。24h 尿钠（U-Na）：U-K 21.0mmol/L，U-Na 58mmol/L，U-Cl 60mmol/L。ACTH 43.0pg/ml（正常范围）。血总皮质醇 29.93μg/dl↑。24 小时尿皮质醇 28.52μg（正常范围）。甲功：T3 0.646ng/ml↓，A-Tg 457.40IU/ml↑。肾上腺平扫 CT+三维重建：左侧肾上腺边界显示不清。内分泌科会诊：为除外肾素瘤，病情允许情况下可考虑肾脏 CT+增强；择期复查血 ACTH，血 F，肾功能恢复后复查 24 小时尿 UFC。

2. 肾血管性　双肾动脉超声：未见明显异常。系统性血管炎相关自身抗体谱：（－）。

3. 肾实质性　腹部超声：双肾弥漫性病变，余未见异常。24h 尿总蛋白定量：2.95g。β₂-微球蛋白：6.210mg/L。尿蛋白定量+尿蛋白电泳 2 项（分子量大小测定）：尿量 2650ml，U-Pro 677.9mg/L，T-P 5.9%，G-P 94.1%。抗肾小球基膜抗体：（－）。抗核抗体谱（19 项）（－）。补体 2 项+免疫球蛋白：（－）。血沉：8mm/h，hsCRP 0.90mg/L。血清免疫固定电泳（IgA+G+M）：（－）。尿免疫固定电泳：（－）。感染 4 项：（－）。糖化血红蛋白：HbA1c 3.8%。11-3 行 B 超引导下肾脏穿刺活检，病理结果示：符合恶性高血压肾损害。

4. 其他　睡眠呼吸监测未见异常。

【血液系统检查】 血常规变化：Hb（85→92→105→111→119→132）g/L，WBC（3.43→2.96→3.96→3.03→3.49→2.93→2.45→3.56→4.12）×10⁹/L，NEUT#（2.23→1.72→2.2→1.58→1.64→1.53→1.1→1.46→1.82）×10⁹/L。贫血方面检查：网织红细胞比例 3.46%↑。铁 4 项：Fe 45.9μg/dl，IS 14.0%，TS 12.8%。血清叶酸及维生素 B₁₂ 水平正常。血涂片：红细胞大小不等，白细胞形态大致正常，血小板数量及形态大致正常。粪便常规+潜血：（－）×2。10 月 24 日行骨髓穿刺+骨髓活检，骨髓活检病理：（髂后）少许骨及骨髓组织，骨髓组织中造血组织明显减少，脂肪比例增高，造血组织中粒红比例大致正常，巨核细胞少见。骨髓穿刺涂片：大致正常骨髓象。血液内科会诊：①首先考虑病毒感染导致 WBC、Hb 下降，LY% 上升，患者骨髓涂片示骨髓中造血组织比例略减少，血象自行恢复均支持，肾病参与可加重 Hb 下降。②可查 CMV-DNA、EBV-DNA、TORCH-IgM 等，监测血常规变化，暂无特殊处理。查 CMV-DNA＜500copies/ml，EBV-DNA＜500copies/ml。TORCH-IgM：CMV-IgM 可疑阳性，余阴性。

【其他靶器官损害评估】 眼科会诊：眼底检查示少量渗出，星芒状，高血压视网膜病变Ⅲ级。双上肢动脉超声：右锁骨下动脉起始段斑块形成，双上肢肱动脉壁上散在点状强回声，右前臂血管走行异常，不除外先天发育异常。

【治疗方面】 入院后予降压、补钾治疗，予硝苯地平控释片（60mg bid）+美托洛尔缓释片（47.5mg bid）+哌唑嗪（2mg q6h）血压控制在 160～190/95～110mmHg，10 月 14 日完善内分泌检查后开始加用卡托普利 6.25mg q8h+氢氯噻嗪 25mg qd，血压可降至 146/98mmHg，10 月 18 日将卡托普利换为盐酸贝那普利片 10mg qd 后血压可控制在 120/80mmHg，但肌酐较前明显升高，心率 40 次/分左右，遂停用盐酸贝那普利、美托洛尔缓释片。此后监测血压波动于 150～160/80～100mmHg，心率 45～60 次/分（Holter 示平均心率

52bpm，最快心率113bpm，最慢心率32bpm），肌酐降至入院水平，10月24日重新加用美托洛尔6.25mg q12h，并从小剂量开始加用盐酸贝那普利2.5mg qd（10月25日）→5mg q12h（11月1日）→10mg/5mg q12h（11月5日），血压维持在120~130/70~80mmHg。

考虑患者高血压起病年龄较轻，是否存在继发性高血压，高血压的治疗策略方面有什么特殊性；患者在住院期间出现的血液系统异常该如何解释，针对以上问题特提请于2014年11月19日内科大查房。

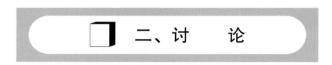

二、讨　论

血液内科庄俊玲医师：患者住院期间出现贫血及白细胞、中性粒细胞计数一过性下降，血红蛋白从85g/L升至130g/L，WBC、NEUT也基本恢复正常，骨髓象基本正常，不能用原发的血液系统疾病来解释，查病毒学指标CMV-IgM可疑阳性，考虑还是与病毒感染导致骨髓一过性抑制相关，血红蛋白下降同时也有肾性贫血的因素参与，但血液系统方面的问题非患者高血压病程中的主要问题。

肾内科秦岩医师：患者的高血压目前病因不明，有多个靶器官受损，病程主要分为2个阶段：2014年5月出现血压升高，累及视网膜、心脏、肾脏，尿蛋白、尿糖阳性，伴有夜尿增多，提示有肾小管受损。8月出现肌酐升高80→178μmol/L，期间曾停药1个月。患者病程中曾多次查血钾偏低，不考虑与利尿剂相关，恶性高血压RAAS系统激活后可引起血钾降低。患者肾穿刺病理方面：免疫荧光（-），未见原发性/继发性肾小球疾病的表现，光镜低倍镜下可见视野中所有血管均有病变，小球硬化，部分基底膜有皱缩，肾小球Bowmann氏囊扩大，为肾小球缺血的表现，无增殖性表现。肾小管间质可见小管上皮空泡变性，再生弥漫TBM增厚、小管萎缩，间质炎细胞浸润，以单个核细胞浸润为主，可见间质纤维化，小管间质的病变为非特异性，可用恶性高血压肾损害来解释。视野中所见血管壁均有增厚、血管腔变窄、内膜水肿、黏液样变性，提示恶性高血压肾损害。患者为早产儿，出生体重不详，需向患者进一步确认是否有低出生体重，出生时肾小球的数目与高血压的发生有一定相关性。

内分泌科童安莉医师：患者为3级高血压，合并低血钾，体型正常，无高血压家族史，考虑继发性高血压可能性大，RAAS系统激活可加重心功能不全。内分泌相关的继发性高血压病因主要包括：

1. **肾上腺性**　原发性醛固酮增多症多为40~50岁起病，患者卧立位醛固酮试验未见醛固酮升高；患者仅留取1次24小时尿儿茶酚胺，且未行MIBG显像，尚不能除外嗜铬细胞瘤，若2次24hCA及MIBG显像均阴性，可除外；患者无库欣貌，血总皮质醇升高考虑与急性应激相关，但24hUFC及ACTH均正常，可除外库欣综合征。其他如17α-OHD酶、11β-OHD酶缺乏等，患者无相关性征异常表现，可暂不考虑。

2. **非肾上腺性**　如肢端肥大症、糖尿病、甲亢/甲减、甲旁亢，但患者多表现为轻中度高血压。其他包括单基因病如Liddle综合征、11βHSD2突变、MR突变，多年幼起病，伴低血钾，可行基因检查，但多为低肾素、低醛固酮性。患者为高肾素、高血管紧张素，肾素瘤尚不能除外，肾素瘤多为 2~3cm 大小，单个，多位于肾皮质。虽然肾血管超声未见肾动脉狭窄，但尚不能明确是否有肾内二级、三级分支血管狭窄，可能导致漏诊，如纤维肌性发育不良也可导致段动脉狭窄，并可同时累及颅内血管（动脉瘤），多见于青少年女性，可行肾图、肾动脉 MRA、肾动脉 CTA 或造影需进一步除外。

肾内科秦岩医师： 从患者肾脏病理表现来看，尚未见到血管洋葱皮样变，也就是患者肾功能有进一步改善的可能性，而 ACEI 对肾功能改善有好处，可渐加量。部分医师可能会担心患者可能存在肾动脉分支狭窄的问题，是否能使用 ACEI 类药物，肾动脉单侧狭窄不是 ACEI 药物使用的禁忌证，若有双侧狭窄，因患者目前对 ACEI 类药物反应良好，也可随诊肌酐的变化，待血压控制平稳后可直接行肾血管造影明确有无肾内分支血管狭窄。ACEI 与 ARB 两类药物一般很少合用，对于难治性恶性高血压时才加用，且须严密监测，该患者可暂不加用 ARB 类药物。患者 RAAS 系统显著激活导致交感兴奋性增加，可将 CCB 类减量，β 受体阻滞剂加量。

心内科方理刚医师： 患者心脏扩大肥厚明确，左室舒张末内径 57mm，左室室壁厚度 15mm，且 LVEF 值下降。嗜铬细胞瘤可出现儿茶酚胺相关心肌病，儿茶酚胺急性大量释放后可导致收缩功能不全，若病因未去除，可出现 EF 值持续降低。患者病程中有低血钾、血糖升高，心肌损害，心肌灌注显像示心肌弥漫性灌注下降，患者有阵发性胸闷，嗜铬细胞瘤不能完全除外，可复查 24 小时尿儿茶酚胺、MIBG 显像、奥曲肽显像等进一步明确。

普通内科曾学军医师： 患者有 4 年高血压病程，能否解释肾穿刺病理表现？肾穿病理除了恶性高血压表现外，是否有原发肾脏病的表现？

肾内科秦岩医师： 若为良性高血压，10 年以上病程，可在肾穿病理上观察到小血管管壁增厚、玻璃样变。该患者肾穿病理上有急性、亚急性、慢性表现，患者高血压病程不详，可有高血压延续性改变，推测患者高血压病史在 5 年以上。患者小管间质有缺血性表现，有间质性肾炎、淋巴浸润的表现，有尿糖阳性、酸中毒等小管损害的表现，与原发性干燥综合征、系统性红斑狼疮等疾病的肾小管间质表现无明显区别，无特异性，但患者无特殊用药史，感染方面、免疫方面、血液系统方面检查阴性，恶性高血压导致的缺血也可解释上述表现，可继续随诊，观察有无引起肾脏病变的继发性因素。

心内科方理刚教授： 高血压为心血管疾病中最常见的疾病，患者年轻女性，有高血压靶器官损害，血压较难控制，不能完全除外继发性因素。肾血管次级分支病变、肾素瘤、嗜铬细胞瘤、异位副神经节瘤等疾病仍待除外，但患者未用 α 受体阻断药而血压控制平稳为不支持点。需密切随访患者肾功能、电解质变化，继续予 ACEI+CCB+β 受体阻断药+利尿药等药物降压。

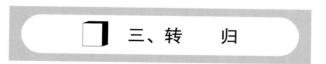

三、转 归

内科大查房后将患者利尿剂由氢氯噻嗪改为呋塞米口服，患者血压控制在 130/85mmHg 左右。向患者及家属告知查房意见，建议复查 24 小时尿儿茶酚胺及进一步行奥曲肽显像，患者拒绝进一步检查，要求出院，患者于 2014 年 11 月 20 日出院，建议患者出院后进一步完善以上检查，除外嗜铬细胞瘤可能，待肾功能稳定后可考虑行肾动脉造影或增强 CT 除外肾小血管狭窄及肾素瘤可能。

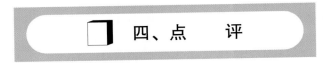

四、点 评

虽然本例患者由于自身原因最终并没有完成查房建议的所有检查项目，但我们从本例患者中得到的经验是：对于这种年轻，无家族史，血压明显升高的人群应该首先除外有无继发性高血压的可能，如果初步筛查无阳性提示，结合患者的临床情况，可针对性选择一些更为深入的检查以进一步完全除外。在部分合并肾脏损伤的高血压患者中，肾穿刺病理活检可能有助于鉴别高血压肾损害和肾性高血压。

（池 玥 叶益聪）

血液科

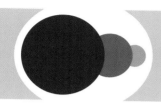

左下肢疼痛 2 月余，腹痛 1 月

本例患者为中年女性，急性病程，以急性胰腺炎、急性肾衰竭、高钙血症起病，伴有骨痛。急诊医师对高钙血症、骨痛伴急性肾衰竭可能指向浆细胞病警惕性很高，行免疫固定电泳、血细胞形态学及骨髓涂片检查快速明确诊断为浆细胞白血病（PCL）。患者肺部病变经影像学、痰病原学及支气管镜检查未能确认为感染性病变，尽管未能获得病理证实，但化疗后肺部病变明显消失好转，支持原发病肺部浸润。且 PCL 并发胰腺炎罕见，需要和其他类型胰腺炎鉴别。给予规律化疗后病情一度得到控制，但半年内迅速进展直至死亡，生存期仅 9 个月。

一、病例摘要

患者，女性，41 岁。因"左下肢疼痛 2 月余，腹痛 1 月"于 2014 年 2 月 13 日入院。

（一）现病史

2013 年 12 月患者无明显诱因出现左侧髋关节及膝关节疼痛，活动不受限。外院查肺 CT 示双肺散在斑片影。2014 年 1 月 18 日无明显诱因出现上腹痛，VAS7-8 分，伴恶心、呕吐胃内容物。外院就诊查血常规：WBC $21.11×10^9$/L，NEUT $14.54×10^9$/L，Hb 109g/L，PLT $163×10^9$/L；生化：Cr 441μmol/L，Ca^{2+} 3.33mmol/L，AMY 233IU/L，LIP 390IU/L；腹部 B 超：胆囊壁毛糙，胆囊结石。考虑"急性胰腺炎"，给予禁食补液、头孢哌酮舒巴坦钠抗感染治疗后效果不佳，住院期间曾查骨盆正位：可见左侧股骨头密度较右侧明显减低。2014 年 2 月 2 日就诊于我院急诊，查血常规：WBC $26.07×10^9$/L，NEUT $17.46×10^9$/L，Hb 97g/L；生化：Cr 567μmol/L，Ca 3.43mmol/L，AMY 394U/L，LIP 3220U/L；颈胸 CT：左锁骨上窝软组织密度椭圆影，双下颌、颈部多发小淋巴结；右肺多发斑片影，左肺少许小片影，纵隔内多发较大淋巴结。予禁食水、水化补液、利尿、降钙素、奥曲肽及美罗培南抗感染等对症支持治疗，上腹痛症状逐渐减轻。监测 Ca^{2+} 波动在 2.77～3.12mmol/L；胰功：AMY628→377U/L，LIP5148→3003U/L；Cr501→322μmol/L。进一步完善血清蛋白电泳：M 蛋白 10.1%，M 蛋白 5.3g/L；血清免疫固定电泳：IgGλ 型（+）；血轻链：KAP 147mg/dl，LAM 1020mg/dl；全身骨显像：右侧第 3 前肋、左侧第 6 侧肋、左侧股骨上段、左膝关节、双踝关节可见异常放射性浓聚区，左侧股骨上段可见异常放射性减低区。考虑多发性骨髓瘤可能，为进一步诊治收入血液科。自发病以来，精神可，食欲差，睡眠欠佳，尿便正常，体重减轻 15kg。

（二）既往史、个人史、家族史

无殊。

（三）入院查体

生命体征平稳，左颈后可扪及一个 2.0cm×1.0cm 淋巴结，质软，无压痛，活动度可，余浅表淋巴结未及肿大。胸骨轻压痛，双肺未闻及明显干湿啰音，上腹轻压痛，无明显反跳痛，肠鸣音 3 次/份，肝脾肋下未及，双下肢不肿。

（四）诊疗经过

入院后查血常规。WBC（14.89~35.63）×10⁹/L，NEUT（7.86~13.87）×10⁹/L，Hb 59~72g/L，PLT（59~88）×10⁹/L，肾功能：Cr 376μmol/L，eGFR 21.82ml/min。β_2-MG：49.800mg/L。免疫球蛋白：IgG 2.02g/L，IgA 0.22g/L，IgM 0.09g/L。IgD 免疫固定电泳（−）。尿轻链 KAP 147mg/dl，尿轻链 LAM 1020mg/dl，KAP/LAM 0.14。心脏彩超：EF67%，估测肺动脉压 52mmHg。血涂片：骨髓瘤细胞 30%。骨髓涂片：增生活跃，G/E＝19.4∶1，骨髓瘤细胞占 37%（图 1）。骨髓细胞荧光原位杂交（FISH）检测：1q21 扩增、RB1 缺失、D13s319 缺失、P53 基因缺失均阳性。考虑浆细胞白血病（PCL）明确。

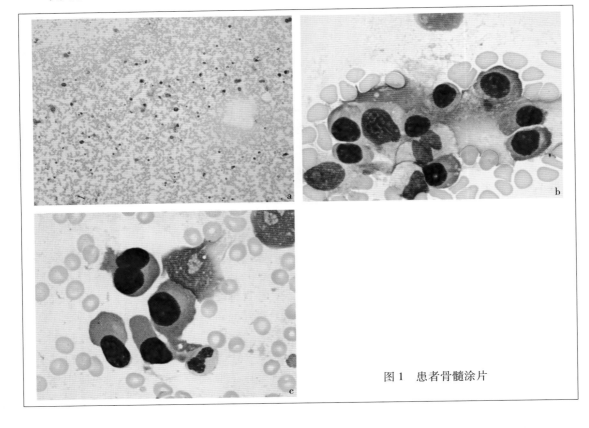

图 1　患者骨髓涂片

入院后患者间断咳嗽，伴低热，体温波动 37.5~38℃，伴憋气、白色黏痰，偶有血丝。2 月 17 日胸部 CT：双肺斑状及大片状高密度影（图 2）。痰细菌涂片：较多 G⁺球菌、G⁻杆菌。痰真菌涂片、抗酸染色、六胺银染色、PCP-DNA 均阴性。PCT、G 试验阴性。予头孢哌酮舒巴坦钠 1.5g q8h iv。呼吸科会诊：考虑肺部病变 PCL 肺受累可能性大。

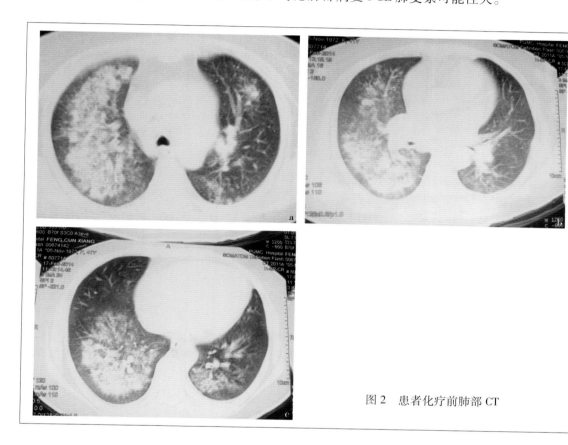

图 2　患者化疗前肺部 CT

2 月 19 日行支气管镜：见支气管黏膜正常，各级支气管通畅，肺泡灌洗液细菌涂片及培养、真菌涂片、墨汁染色、六胺银染色、抗酸染色、奴卡菌涂片均无异常发现。细胞学病理可见少数非典型细胞。2 月 21 日痰真菌培养：近平滑念珠菌，加用伊曲康唑 0.2g bid 口服。于 2014 年 2 月 19 日行第 1 程 BCD 方案化疗，具体为：万珂 2.3mg iv d1、d8、d15、d22，环磷酰胺 0.5g iv d1、d8、d15，地塞米松 10mg iv d1、d8、d15、d22。同时予补液、利尿及慢性肾功能不全非透析治疗，监测 Cr376→158μmol/L。予禁食水、通便及奥曲肽治疗，患者腹痛症状缓解，胰酶逐渐降至正常。2 月 22 日复查血常规 WBC 35.63×10⁹/L，NEUT# 13.87×10⁹/L，Hb 68g/L，PLT 82×10⁹/L。血涂片：骨髓瘤细胞占 28%。考虑疗效欠佳，遂加用长春地辛 4mg，依托泊苷 0.2g，卡莫司汀 62.5mg，地塞米松 40mg。曾出现溶瘤综合征，对症治疗后好转。2 月 26 日再次出现发热 Tmax 38.4℃，遂升级抗生素为亚胺培南 1g q8h，患者发热同前。3 月 4 日出现 IV 度骨髓抑制，暂停化疗，予输血、升白治疗。3 月 3 日复查肺 CT：肺部病变范围较前变大（图 3）。呼吸科会诊意见：调整抗生素为哌拉西林他唑巴坦 2.25g q6h+万古霉素 0.5g qd+伏立康唑 0.2g q12h po（首剂加倍），体温高峰较前无明显变化，3 月 8 日停用万古霉素。

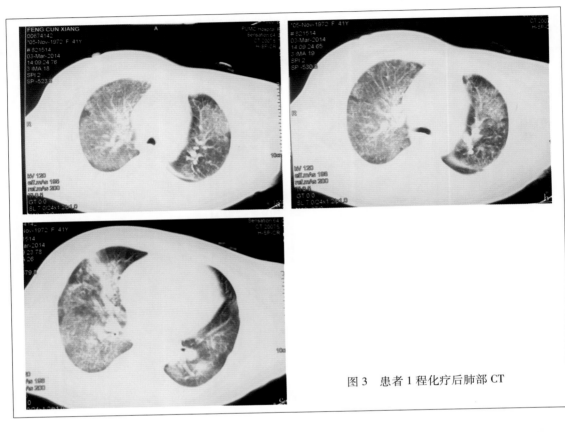

图 3　患者 1 程化疗后肺部 CT

3 月 10 日开始患者体温恢复正常。复查血常规：WBC 7.09×10^9/L，NEUT 5.93×10^9/L，Hb 64g/L，PLT 70×10^9/L；血涂片未见瘤细胞，考虑原发病治疗有效。2014 年 3 月 10 日开始第 2 程 BCD 化疗，具体为：万珂 2.3mg d1、d8、d15、d22，环磷酰胺 0.5g d1、d8、d15，地塞米松 20mg d1、d8、d15、d22。3 月 13 日复查肺 CT：与 2014 年 3 月 3 日老片相比：双肺斑状及大片状高密度影，左肺部分病变增大且实变，右肺部分病变较前略实变；双侧胸腔积液，右侧较前略增多，左侧较前略减少，新见部分包裹性积液。3 月 17 日停用哌拉西林他唑巴坦，建议完善经皮肺穿检查，患者及家属拒绝。要求出院。出院后患者偶有呕吐、腹泻，对症处理后好转。有四肢末端麻木。无发热、咳嗽、咳痰、憋气。患者 4 月 14 日外院行第 3 程 BCD 化疗，方案同前。2014 年 6 月 10 日再次入我院血液科。入院后完善检查，血常规、肝肾功能、Ig 定量、血蛋白电泳、免疫固定电泳、血轻链均（−）；血游离轻链：κ18.9mg/L，λ31.1mg/L，κ/λ 0.61；β_2-MG：4.030mg/L；血涂片：大致正常。骨髓涂片细胞学大致正常，未见浆细胞。评估病情为完全缓解（CR）。胸部 CT：与 2014 年 3 月 13 日老片相比，双肺散在磨玻璃及斑片影，左下肺为著，病变较前明显吸收好转、范围较前明显缩小；原片所示双侧胸腔积液，新片基本吸收消失；纵隔多发小淋巴结，较前明显缩小（图 4）。6 月 13 日予第 4 程 BCD 方案 d1 化疗，过程顺利。

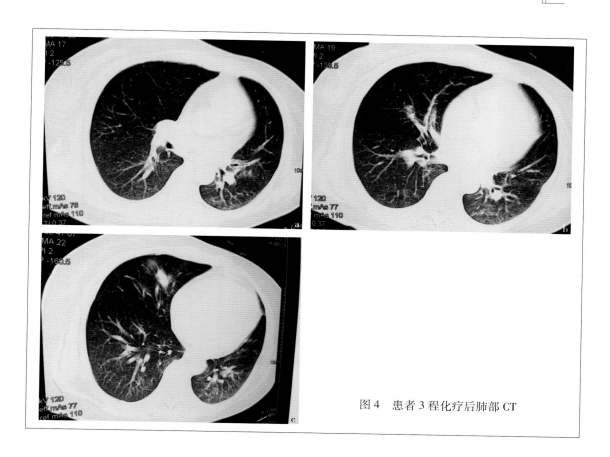

图4 患者3程化疗后肺部CT

二、讨　论

放射科王志伟医师： 2014年2月17日肺CT平扫：以双肺多发结节、斑片为主要表现，部分融合成片。病变主要分布在双肺内侧，双侧胸膜下未受累。纵隔可见多发肿大淋巴结。2014年3月3日肺CT平扫：双侧胸膜下受累，左肺病变较前加重，右侧新出现实变影，新见双侧胸腔积液。2014年3月17日肺CT：双肺病变较前加重。2014年6月10日肺CT：双侧肺部病变明显吸收。

血液科陈苗医师： 本患者临床表现复杂，包括急性胰腺炎、高钙血症、多发骨质破坏、肺部病变。血常规示白细胞计数升高、贫血、血小板减少。免疫固定电泳示：IgGλ型M蛋白。外周血涂片，骨髓瘤细胞>20%。骨髓涂片：骨髓瘤细胞=37%。诊断浆细胞白血病明确。浆细胞白血病是一种非常罕见的血液系统疾病，临床定义为外周血浆细胞绝对值>2.0×10^9/L或者百分比>20%。浆细胞白血病分为原发型及继发型。继发性浆细胞白血病见于MM终末期，而原发性浆细胞白血病起病即为浆细胞白血病。本患者急性起病，既往无骨髓瘤病史，起病即为白血病临床表现的，故诊断为原发性浆细胞白血病。原发性浆细胞白血病罕见，临床可表现为贫血、骨痛、发热、血小板减少、肝脾淋巴结肿大，可具有急性白血病及多发性骨髓瘤的共同特点。此病预后差，对常规化疗的反应差，中位生存期不到1年。本患者入院时有恶心、腹痛等消化道症状，伴有胰酶升高，影像学仅提示胆囊结石，未见胰腺渗出表现。患者按照胰腺炎保守治疗1个月，效果不佳，消化道症状及胰酶均未见明显好转。2014年2月19日患者行第1程BCD方案化疗之后，胰酶显著下降。急性胰腺炎原因方面：①胆源性：患者有胆囊结石，但是病程中胆管酶、胆红素均不高，影像学未见胆管扩张，不支持。②高钙血症，亦可诱发急性胰腺炎。③浆细胞浸润胰腺或者淀粉样变导致胰腺炎发生，需要病理证实。④本患者淀粉酶升高还需警惕巨淀粉酶血症，因为高球蛋白可与淀粉酶结合，导致淀粉酶无法从肾脏正常排出，血淀粉酶升高。但是此类患者脂肪酶一般正常。结合本患者脂肪酶明显升高，且无高球蛋白血症，故不考虑巨淀粉酶血症。

肺部病变方面：2014年2月17日肺CT示双肺多发结节，大片融合。浆细胞白血病患者免疫功能差，后续化疗中需要应用大剂量激素，所以需首先除外肺部感染。患者呼吸道症状轻，仅有少量白痰、低热，无低氧血症。多次痰病原学检查提示多种细菌、真菌。支气管镜检查未见异常，肺泡灌洗液病原学均阴性。在没有找到感染证据的情况下，还需考虑就浆细胞白血病肺部浸润最可能。相关文献报道，白血病患者尸检发现肺部浸润率占20%~60%。肺部影像学可表现为小叶间隔增厚、支气管血管树增粗、结节、磨玻璃样改变等。最终需依靠病理证实。2014年2月22日患者开始高热，出现IV度骨髓抑制。2014年3月3日复查肺CT：病变范围较前增大。考虑合并新的肺部感染，先后予以多种抗细菌、真菌治疗，未见明显好转。患者血象回复后，复查血涂片未见骨髓瘤细胞，考虑化疗反应不错。2014年3月10日行第2程BCD方案化疗。2014年3月17日复查肺CT，左肺病变加重。建议病人完善肺穿刺活检明确诊断，患者及家属拒绝。3程化疗后，患者返院评估原发病病情CR，复查肺部CT，较前明显好转。说明原发病浸润也可能是肺内病变的主要原因之一。

消化科王强医师： 此患者急性胰腺炎明确诊断。病因方面：①胆石症：患者影像学提示胆囊结石，胆源性因素导致胰腺炎可能性不能除外。②高钙血症：患者血钙水平最高达3.7mmol/L。但是临床上高钙血症导致急性胰腺炎少见，发病率1.5%左右。高钙血症导致急性胰腺炎的发病机制如下，血钙可以刺激胰液分泌，激活胰酶，血钙可沉积在胰腺及胰管，导致胰腺钙化及胰腺结石形成，胰管引流不畅，发生急性胰腺炎。患者化疗后，原发病好转，血钙水平下降，胰腺炎好转，也符合病人临床转归。③浆细胞侵犯胰腺，一般为表现为慢性胰腺炎或IgG4相关胰腺炎，胰腺多弥漫性肿大，胰管扩张，此患者病程、临床表现及影像学均不支持。

肾内科王颖医师： 患者浆细胞白血病诊断明确。肾脏方面主要表现为急性肾功能衰竭。本患者急性肾衰竭原因考虑为肾前性因素及肾性因素综合作用的结果。肾前性因素方面，患者病程中存在恶心、呕吐，胰腺炎导致进食不足，均可能导致肾脏灌注不足。同时高钙血症是肾性尿崩的常见原因，导致血容量下降，加重肾脏灌注不足。高钙血症还有收缩血管作用，导致肾小球滤过率下降。患者入急诊时血压偏低，支持患者急性肾衰具有肾前性因素。患者经过补液及降钙治疗后，肌酐快速下降，支持患者具有肾前因素。但是肌酐降至 300μmol/L 左右后未再下降，考虑患者除了肾前性因素之外，还存在肾性因素。如管型肾病，M 蛋白对肾小管具有毒性损害作用。患者化疗后尿蛋白转阴，肾功逐渐回复正常。

呼吸科孙雪峰医师：患者中年女性，以急性胰腺炎、高钙血症起病，最终诊断为浆细胞白血病。患者具有免疫缺陷，一方面，患者浆细胞白血病，中性粒细胞功能缺陷。另一方面，患者 IgG 水平低，具有体液免疫缺陷。患者呼吸系统症状主要为咳嗽、咳白黏痰，偶带血丝，低热，均为非特异症状。2014 年 2 月 17 日肺 CT 示双侧胸膜未受累，病变从肺门沿着支气管血管树分布，可见大小不等、边界毛糙的结节，伴有融合。血液恶性肿瘤患者合并如此肺部病变，首先考虑肺部感染可能。病原方面，曲霉菌、肺炎链球菌、流感嗜血杆菌、铜绿假单胞菌、肺炎克雷伯菌、大肠埃希菌、葡萄球菌等均有可能。患者加用头孢哌酮舒巴坦钠、亚胺培南，但是症状无好转，复查肺 CT 示肺部病变播散，范围扩大。治疗效果不佳，需考虑头孢哌酮舒巴坦钠、亚胺培南不能覆盖的 MRSA、曲霉菌感染，遂用伏立康唑。此外肺部弥漫病变还需警惕 CMV、结核、PCP、HSV、隐球菌等病原菌感染。患者随后完善 PCP、CMV、G 试验等均（-）。完善支气管镜、肺泡灌洗等检查，但是病原学仍无进一步提示。患者加用万古霉素、伏立康唑，症状无改善。在没有找到感染证据的情况下，考虑原发病肺受累。相关文献报道，白血病肺受累多沿着气管血管树分布，与本患者影像学改变相符。淀粉样变肺受累，也可表现为肺内结节、肺间质病变。但是一般可累及胸膜，与本患者不符。综合以上，考虑本患者为浆细胞白血病肺部受累。在明确诊断方面还可以做一下改进：①肺泡灌洗液送流式细胞分析，判断原发病。②肺泡灌洗液送检的病理标本做沉渣包埋后做铁染色，判断是否肺泡出血。③条件允许的前提下做 TBLB 或经皮肺穿，为诊断原发病金标准。

消化科朱丽明医师：一般急性胰腺炎患者病程很少持续如此长时间。考虑本患者病程及治疗反应，考虑为原发病导致高钙血症，进而引起胰酶升高。患者肾脏、肺部病变均考虑原发病受累导致。浆细胞白血病的高钙血症机制是什么？

血液科陈苗医师：本患者化疗后 2~3 天内胰酶降至正常，消化道症状明显好转。高钙血症是浆细胞白血病很常见的临床表现，主要机制是浆细胞分泌某些细胞因子，刺激了破骨细胞活性，骨破坏导致血钙升高。化疗后，肿瘤细胞被杀死，破骨细胞活性被抑制，血钙恢复正常。此病患者之后常常出现低钙血症，需要补钙治疗。

普内科曾学军医师：本次大查房的经验：在未行骨髓穿刺之前，结合肾脏、消化系统病变及血象改变考虑到患者患有血液系统疾病可能。

血液科赵永强教授：根据患者外周血涂片和骨髓涂片结果诊断浆细胞白血病明确，以高钙血症、急性肾衰竭和急性胰腺炎起病非常罕见，多发骨质破坏、病理性骨折也不是原发性浆细胞白血病的常见表现。门急诊医师抓住核心问题快速明确诊断，血液科医生在患者一般情况差，存在急性肾衰竭、急性胰腺炎、病理骨折、肺部多发斑片实变病变的复杂情况下，积极排除感染后及时开始针对原发病的化疗，改善了患者病情。但是浆细胞白血病即使早期化疗敏感，一般缓解持续时间不长，预后差。

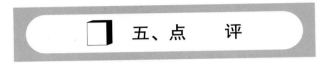

四、转　归

该患者完成 5 程化疗后未坚持后续巩固化疗。休疗 3 个月后病情复发，于 2014 年 11 月死亡。

五、点　评

该患者起病危重进展迅速，但通过血涂片和骨髓涂片很快明确诊断，一方面提示血涂片这类血液学基础检查的重要性，另一方面强调在多种症状中抓住急性肾衰竭和高钙血症提示克隆性浆细胞病的指向性。患者肺部病变性质不明，尽管未能行肺穿刺活检明确病理诊断，但通过治疗经过支持浆细胞白血病肺部受累，该患者的肺部影像学表现可以提高我们对浆细胞白血病这一罕见表现的认识。浆细胞白血病预后很差，该患者诊断后仅生存了 9 个月，一经诊断，应该和患者及家属充分交代预后不良。

（王　亮　陈　苗）

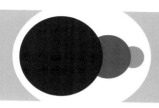

皮肤变黑 5 年余，乏力、心悸 10 月

这是一例以皮肤变黑起病，多年后出现乏力、心悸症状的中年男性病例。入院后进一步检查发现，患者具有 CREST 综合征表现（钙质沉积、雷诺现象、食管和胃部病变、皮肤硬化、毛细血管扩张），最终诊断为系统性硬化症（硬皮病）和缺铁性贫血。

一、病例摘要

患者，男性，45 岁。主因"皮肤变黑 5 年余，乏力、心悸 10 月"于 2014 年 7 月 23 日入院。

（一）现病史

2008 年无明显诱因出现面部皮肤变黑，未予重视。2013 年双手遇冷后出现疼痛、变白，无明显变紫、变红。曾就诊当地医院，疑为"雷诺现象"，未予治疗。2013 年 10 月无明显诱因出现乏力、心悸症状，静息状态下即有，活动后加重，伴胸闷，无胸痛；伴皮肤瘙痒、疼痛，抓挠后出现水泡、结痂，无皮疹；伴耳鸣及面部、足部及小腿水肿。无头痛、头晕，无发热，无咳嗽、咳痰，无腹痛、腹泻，无呕血、便血、咯血症状，口服中药治疗 1 个月，未见好转，且乏力、心悸、耳鸣症状较前加重，皮肤明显变黑伴色素脱失、变硬。当地医院查血常规：Hb 29g/L，MCV 59.4fl，MCH 15.5pg，MCHC 261g/L，Ret 0.017×10^{12}/L，WBC 5.27×10^9/L，PLT 230×10^9/L。EPO 947.6 mIU/ml。骨髓涂片（2014 年 2 月 12 日）：增生活跃，粒：红 = 1.24：1。荧光原位杂交（FISH）未见异常。染色体核型分析：46，XY。肿瘤标志物：AFP、CEA、CA125、CA19-9、CA15-3 未见异常。铁蛋白 5μg/L。胸部 CT 示：双侧胸腔积液并双肺节段性膨胀不全；左肺上叶舌段、双肺下叶基底段炎症，左侧胸膜及叶间胸膜增厚；心包积液。腹部 B 超示：肝囊肿、脾稍大。心脏彩超：双房增大，三尖瓣重度关闭不全、轻度肺动脉高压，少-中量心包积液。予以输血、补铁、叶酸、营养神经、左氧氟沙星抗感染治疗后，患者血红蛋白较前升高，乏力、心悸、皮肤瘙痒等不适症状较前缓解，胸腔积液、心包积液较前吸收，予以口服补铁治疗出院。出院后，仍有乏力等不适，复查 Hb 降至 64g/L，再次住院完善检查：胃镜示：糜烂性胃炎。肠镜示：回肠末端、回盲部黏膜炎症相；结肠多发息肉；直肠、乙状结肠结肠黏膜炎症相；结肠毛细血管扩张。胶囊内镜示：空回肠黏膜表面可见多个散在红色片状改变，形态不规则，表面黏膜绒毛感欠佳，空肠腔内可见少许暗红色肠液。病理示：（胃窦）呈慢性炎症变化的黏膜组织；（回肠末端）呈慢性炎症变化的黏膜组织伴固有层较多的嗜酸性粒细胞浸润；（降结肠）增生性息肉。给予输血、保护胃黏膜、哌拉西林舒巴坦抗感染治疗未见好转。2014年6月5日就诊另一家医院，复查骨穿：骨髓增生活跃，粒：红＝1.17：1，粒系大致正常，红系统比例偏高，以中晚幼红细胞为主，可见核型不规则的幼红细胞，部分红细胞中心淡染区扩大，淋巴细胞占11%，血小板散在；铁染色：外铁（－），铁粒幼红细胞：未见。骨髓活检：骨髓增生活跃（60%），粒红比减低，粒系以中幼以下阶段细胞为主，红系以中、晚幼红细胞为主。易找到巨核细胞，形态未见异常。未见淋巴细胞明显增多。FIP1L1/PDGFRα 融合基因阴性。未检测到 JKA2 V617F 突变基因。血清铁 1.75 μmol/L、铁蛋白 10.1μg/L、总铁结合力 72.75μmol/L。血沉、自身抗体谱、类风湿因子、抗心磷脂抗体（－）。多次便常规＋OB 未见异常。给予输血、静脉补铁、抗感染等治疗后，患者血红蛋白仍不能维持。7月21日就诊我院血液科，查血常规＋网织红细胞分析：Ret% 1.63%，Hb 60g/L，MCV 76.1fl，MCH 19.6pg，MCHC 257g/L，WBC、PLT 正常。血清蛋白电泳：α_1 5.7%，β_1 7.6%，M 蛋白 8.1%。β_2-MG 2.000mg/L。胸腹盆增强 CT：左肺下叶胸膜下线；心包少量积液；双侧腋下及纵隔内多发小淋巴结。肝左叶Ⅲ段小低密度灶；脾脏增大；胃体壁可疑增厚；腹膜后及系膜上多发淋巴结影；盆腔少量积液。以"贫血原因待查"收入院治疗。患者自发病以来，饮食、睡眠可，尿便正常，无皮疹、光过敏、牙齿脱落，无关节肿痛，体重下降 5kg。

（二）既往史

20 年前颈肩部瘙痒，抓挠后色素沉着、皮肤变硬，外院病理示硬化性苔藓。

（三）个人史、婚育史及家族史

吸烟 30 年，20 支/天，余无殊。

（四）入院查体

身高 170cm，体重 66kg，HR 110 次/分，BP 100/63mmHg，SpO_2 98%＠RA。神志清楚，全身皮肤黏膜发黑，双手、肘、双下肢皮肤发硬，双手指屈曲缩短，示指显著，指腹变尖，可见凹陷瘢。双下肢有色素脱失。浅表淋巴结未触及肿大。双肺呼吸音清，未闻及干湿啰音。心律齐，主动脉瓣听诊区可闻及 2/6 级收缩期杂音。腹软，无压痛，肝脾肋下未扪及。双下肢无水肿。四肢感觉对称正常，生理反射正常，病理反射未引出。

（五）诊疗经过

入院完善常规检查。

血常规：WBC 4.24~7.1×10^9/L，PLT（142~205）×10^9/L，Hb 41~71g/L，Ret 1.05~3.98%，MCV 68.4~78.3fl，MCH 17.6~21.4pg，MCHC 250~274g/L。肝肾功能、电解质、凝血常规：未见异常。便常规＋OB：6 次中 1 次 OB（＋）。血液系统：血涂片：可见异型淋巴细胞 2%（2 次涂片，其中一次发现）。骨髓片：增生活跃，M：E＝0.9：1，红系增生显著，以中、晚幼红细胞为主，可见个别核畸形细胞，红细胞大小不等，余未见异常。骨髓活检：粒红系比例大致正常，可见散在及灶性浆细浸润，巨核细胞可见。免疫组化结果：CD138（散在+），CD20（散在+），CD235a（+），CD3（−），MPO（+）。Coombs 试验（−）、β_2-MG：2mg/L。铁四项：Fe 8.1μg/dl、铁饱和度 2%、Fer 9ng/ml、转铁蛋白 3g/L、总铁结合力 398μg/L。免疫固定电泳：IgGκ 型 M 蛋白（+）。总免疫蛋白 E 1139KU/L。IgD、尿免疫固定电泳、血红蛋白电泳均（−）。轻链 KAP 1370mg/dl、轻链 LAM 193 mg/dl、κ/λ 7.10。游离 KAP 672.5mg/dl、游离 LAM 24.8 mg/dl、κ/λ 27.12。红细胞渗透脆性（EOF）：基本正常。内分泌系统：甲功、睾酮未见异常。神经系统：肌电图示双侧腓总神经运动波幅减低。考虑患者肿瘤不能除外，行肿瘤筛查：肿瘤标志物：AFP、CEA、CA125、CA19-9、CA242、CA15-3、CA72-4 等未见异常。全消化道造影：未见异常。PET/CT：纵隔代谢活性增高的淋巴结；心脏增大，心包积液；脾大，代谢活性不高；肝小囊肿；右侧髂骨致密影，代谢活性不高，考虑为骨岛；余未见异常。消化系统：^{13}C呼气试验：未见异常。胃镜回报：胃黏膜多发糜烂出血。病理：胃黏膜显中度急性及慢性炎，可见较多嗜酸性粒细胞浸润。免疫方面：抗核抗体谱 19 项、补体（−）。RF、抗 SCL-70（双扩散法）、CK、上消化道造影、心脏彩超，均未见异常。双手放大相：双手及腕关节骨质疏松；右侧第 2 指骨软组织内可见高密度影，左侧第 2，右侧第 2、4 末节粗隆部缺如（图 1）。皮肤活检病理：可疑皮肤淀粉样变性。齿龈活检病理：鳞状上皮黏膜显慢性炎，刚果红和高锰酸钾化刚果红染色均阴性。

治疗上：入院后给予口服补铁及叶酸 1 周血红蛋白仍有下降，随后给予静脉补铁 2 周（蔗糖铁，总计 1300mg）后血红蛋白可升至 82g/L。请免疫内科专业组查房，考虑患者存在皮肤色素沉着、雷诺现象、指端凹陷性瘢痕、MCP 近端皮肤变硬、皮肤及胃肠道毛细血管扩张、皮下钙化，可诊断系统性硬化症。遂于 8 月 21 日转入免疫内科治疗。转入免疫内科后复查 2 次大便 OB 均（+）。继续给予静脉补铁，8 月 25 日晨查 Hb 92g/L。当日进食晚餐时出现呕吐鲜血一次约 50ml，复查 Hb 86g/L，给予禁食禁水、抑酸、止血、补液等治疗后病情逐渐好转。再次胃镜检查显示：胃弥漫毛细血管扩张（图 2）。

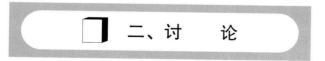

二、讨　论

放射科王磊医师：患者 CT 显示：左肺存在可疑磨玻璃影，未见明显的小叶间隔增厚，右肺清亮，纵隔窗双侧腋窝可见多发的淋巴结影，纵隔内小的淋巴结影，心脏无明显变大，少量心包积液，动脉期双侧腋窝及纵隔内淋巴结可见轻度强化；脾脏增大，肝脏饱满，腹膜后间隙可见小的淋巴结影，盆腔内少量积液，动脉期肝脏未见异常，腹膜后淋巴结可被强化，腹股沟内小的淋巴结影可被强化。全消化道造影：可见食管扩张，胃的形态良好、胃壁柔软，小肠活动未见异常。双手正位相：可见多发的末端指骨的骨质吸收，右侧第 2 指骨软组织内可见大面积的钙化，关节面及关节间隙完整的，未见骨质侵袭的表现。总结影像学特点：肺部 CT 有可疑的间质改变、食管轻度扩张、双手有多发关节指骨的骨质吸收。综上，可提示系统性硬化症。

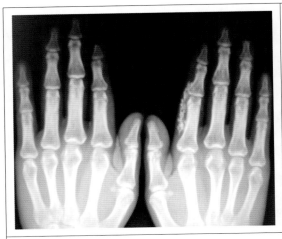

图 1　双手放大相

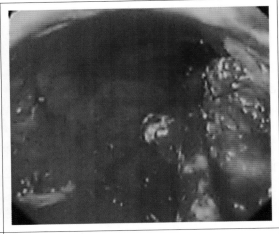

图 2　胃镜：胃弥漫毛细血管扩张（"西瓜胃"）

血液内科王书杰医师：患者中年男性，慢性病程，以皮肤变黑、雷诺现象起病，仅在最近 10 个月出现乏力、心悸等贫血症状。血常规提示为小细胞低色素性贫血。外院铁染色提示为细胞外铁阴性，提示为缺铁性贫血。针对小细胞低色素性贫血，需与以下疾病相鉴别：①地中海贫血：好发区域为我国的南方，患者为湖北人，需考虑本病，但血红蛋白电泳检查未见异常，不支持此病。②遗传性球形红细胞增多症：可同时合并脾大，行红细胞渗透脆性检查未见异常，血涂片、骨髓片无球形红细胞增多，不支持本病。就缺铁而言，男性患者相对少见。询问病史食欲正常、无偏食，无营养不良表现。住院期间，多次化验便常规均为黄色便，6 次便常规检查中仅有 1 次 OB 阳性，无明显失血表现。外院给予口服及静脉补铁后，贫血不能纠正，考虑患者为难治性缺铁性贫血。难治性缺铁性贫血的常见原因有：①乳糜泻；②HP 感染，可引起缺铁性贫血及巨幼红细胞性贫血；③胃肠病变：如胃部手术、胃部肿瘤等；④自身免疫性胃炎：产生抗体影响胃壁、小肠对铁的吸收，同时抗胃壁细胞抗体、内因子抗体阳性，可使维生素 B12 吸收不足。缺铁常与维生素 B_{12} 不足同时存在。⑤Castleman 病：可有缺铁性贫血的表现，但此病常存在较大淋巴结，PET/CT 代谢活性增高，病理检查可确诊，针对病因治疗后缺铁性贫血可好转。⑥长期服用阿司匹林或 NSAIDs 等药物，引起慢性失血，机体不足以代偿、补足丢失的血。⑦遗传性 IDA，引起铁的吸收、转运障碍。经过各方面筛查，患者无上述诊断的证据。考虑到患者存在多浆膜腔积液、皮肤颜色的改变，免疫系统疾病不能除外，遂请免疫科会诊，考虑为系统性硬化症。关于系统性硬化与缺铁性贫血的关系，查阅文献发现，系统性硬化患者中缺铁性贫血发生率为 24.8%。机制为：①胃肠道受累：铁的摄入及吸收减少，肠道病变有毛细血管扩张时可引起慢性失血、铁丢失增多；②铁调素（hepcidin）水平升高：铁调素属负调节因子，系统性硬化患者也有慢性病贫血因素存在，此时铁调素水平升高、铁的吸收减少；但该患者铁调素测定值较低，可能与补铁治疗有关。

神经内科王琳医师：患者无神经内科方面的主诉，无肢体麻木、疼痛、无力等表现，查体无定位体征，肢体肌力、腱反射未见异常，无感觉异常。为除外周围神经损伤，进行了肌电图检查，结果提示：双侧腓总神经运动波幅减低。针对此结果考虑：

1. 确实存在周围神经受损。

2. 假阳性　①患者肌电图记录部位为走行变异大的神经，走行变异可对结果造成影响；②皮肤及皮下组织的状态可影响电信号的传导，患者皮肤存在变硬、变厚的问题，对电信号的传导可能造成影响，使得波幅降低。结合患者病史，考虑本患者结果假阳性的可能性较大。其次，结缔组织病会有周围神经病损害，常表现为多发的周围神经病或多发的单神经病，此患者双侧腓总神经受累为多发的单神经病。另外在结缔组织病中，因血管炎引起的神经损伤多为非对称的多发神经病。因此，神经内科考虑患者的肌电图结果可能为假阳性，但也不能排除多发单神经损害的可能。

消化内科郭涛医师：患者以顽固性、难治性贫血收入院。分析缺铁性贫血的原因，病史中患者不存在食欲差、摄入不足因素；在消化吸收方面，患者营养状况尚可，白蛋白在正常范围，无腹泻表现，不支持消化吸收不良引起的缺铁；在铁的丢失方面，患者主诉无明显黑便，入院后 6 次粪便检查只有 1 次 OB 阳性，似无明显丢失证据，但转入免疫科后 2 次大便潜血均为阳性，胃镜显示有"西瓜胃"表现，存在毛细血管扩张，外院胶囊胃镜也显示患者小肠及空肠有充血斑，提示有毛细血管畸形，同时可见暗红色出血，提示有出血。综上，考虑患者缺铁性贫血可能因消化道慢性失血所致。系统性硬化症在消化道的表现主要为食管的运动功能障碍，其中 CREST 综合征可有毛细血管扩张的典型表现，主要在胃和食管，可引起失血和铁丢失。其次，患者胃部活检病理显示嗜酸性粒细胞浸润，但嗜酸性粒细胞性肠病的诊断无特异性、属排他性诊断，考虑患者已有系统性硬化症诊断依据，暂不考虑嗜酸性粒细胞性肠病。此外，患者行皮肤活检病理提示可疑淀粉样变性，淀粉样变性在消化道的表现，主要为吸收功能不良及动力障碍，表现为腹泻及肠梗阻，出血较为少见。消化道造影未见明显的黏膜功能障碍，目前也无评价铁吸收的相关检查。因此，对于本患者的铁丢失，主要考虑 CREST 综合征胃部毛细血管扩张引起出血和铁丢失的可能性大。在治疗上，患者病变广泛，内镜下治疗效果差，可给予口服沙利度胺抑制血管生成治疗；患者"西瓜胃"表现需给予抑酸剂，但胃酸减少会影响铁的吸收，若无明显活动性出血、可减弱抑酸剂的应用。

免疫内科吴迪医师：患者存在多种皮肤表现，主要体现在两个方面：①单纯的皮肤表现：皮肤色素沉着，手指皮肤硬化（S），皮肤瘙痒、搔抓后出现水泡、色素脱失。②血管的表现：雷诺现象（R），前胸部毛细血管扩张（T），手指破溃、指腹吸收、凹陷性瘢痕。考虑患者硬皮病的可能性大。完善检查后发现：患者双手放大相可见右侧第 2 指骨软组织内高密度影，存在钙质沉积（C）；食管扩张、胃部呈"西瓜胃"表现（E）。因此，考虑患者存在 CREST 综合征。患者的皮肤瘙痒、色素脱失，手指的破溃、凹陷性瘢痕、末端指骨的吸收均可用硬皮病解释。患者胃部病理提示有嗜酸性粒细胞浸润，这不是硬皮病的常见表现，但查阅文献发现硬皮病患者可有此种表现。患者皮肤病理未能证实硬皮病，而是可疑淀粉样变性。关于硬皮病与淀粉样变的关系，查阅文献获知，硬皮病本身为慢性炎症，长时间生病后可继发淀粉样变性；此外，硬皮病患者属肿瘤高发人群，患者若存在原发淀粉样变性也不难解释。就患者皮肤病变同时存在 M 蛋白，需与有皮肤硬化表现的其他疾病鉴别：①成人硬肿：以肩背部起病，指端一般不受累，患者皮肤硬化的部位不符合成人硬肿的表现。②硬化性黏液水肿：以丘疹起病，丘疹融合后导致皮肤硬化，头面部、额部皮肤硬化增厚，可有湿面的表现。而本患者无湿面表现，手指硬化但无丘疹表现。③浆细胞病：如 POEMS 综合征，现无诊断证据。④淀粉样变：可有皮肤硬化，但不能解释皮肤以外的表现，如雷诺现象、毛细血管壁扩张、食管扩张等。在分类标准上：满足 1980 年诊断标准及 2013 年标准（评分>12 分）。综上，患者可明确诊断为系统性硬化症、CREST 综合征。系统性硬化症累及到胃肠道，最主要的表现是动力及吸收障碍。吸收障碍为全营养素吸收不良、非单纯的铁吸收障碍，但也不能完全排除吸收障碍。转科后完善胃肠道核素显像检查，在回盲部、横结肠可见造影剂外渗，肠道出血明确，因此考虑以出血性丢失为主。在治疗上，消化道方面：可行内镜下治疗，如氩气电凝术等方法，但患者病变广泛，电凝效果差；药物治疗上，对"西瓜胃"的治疗效果不理想，文献报道可尝试沙利度胺或大剂量CTX 治疗，但治疗效果不肯定。因此，患者极有可能依赖输血或间断静脉补铁治疗；在皮肤方面：患者已过水肿期，应用激素及免疫抑制药治疗效果欠佳；在血管炎方面：应告诫患者戒烟，应用 CCB 类药物。

血液内科王书杰教授：本例患者因重度贫血收住血液内科病房，其贫血性质明确为缺铁性贫血。缺铁性贫血多见于女性患者，最为常见的原因为月经过多、偏食或节食。男性发生缺铁性贫血相对少见，其背后常存在特殊的基础疾病，尤其要注意消化道疾病（肿瘤或其他原因）引起的出血或营养不良。在本例诊断过程中，在免疫内科、消化内科、皮肤科等多科室协助下，以皮肤病变为线索，经过详细的病史问诊、查体及 X 线、胃镜等检查，发现患者具备 CREST 综合征表现，最终确诊为系统性硬化症。造成该患者缺铁性贫血的直接原因，主要是由于系统性硬化症累及消化道、造成毛细血管扩张，引起患者长期慢性失血所致；是否也影响到患者对食物中铁的吸收，目前尚无特异性检查手段证实，但从患者在外院口服铁剂疗效不佳推测，可能也存在铁吸收方面的因素。因此，针对该患者的治疗，应该从原发病的治疗和改善缺铁两个方面入手。关于原发病的治疗，可按免疫内科意见给予免疫抑制药、抗血管生成药物沙利度胺等治疗，针对胃弥漫毛细血管扩张（"西瓜胃"）、可考虑能否进行氩气电凝术；针对该患者缺铁性贫血的治疗，目前静脉补铁是最佳途径，若患者今后消化道病变有所改善，也可再给予口服铁剂观察疗效。

三、转　归

患者转入免疫内科病房后，8 月 25 日出现过一次呕血，经过积极治疗后好转。再次胃镜检查显示：胃十二指肠多发毛细血管扩张。遂行部分氩气电凝术（APC 术），继续静脉补铁，并给予环磷酰胺 0.4 克/周和沙利度胺 100 毫克/日治疗。9 月 5 日化验 Hb 94g/L。患者出院后继续环磷酰胺、沙利度胺治疗，并口服琥珀酸亚铁。2015 年 2 月在免疫内科随诊时患者病情稳定。

四、点　评

　　贫血是临床常见的一种症状。引起患者贫血的原因各异，即使明确诊断为缺铁性贫血，也仍需通过细致的病史问诊、体格检查和辅助检查找出其潜在的病因或诱因，而不能仅仅停留在缺铁性贫血的诊断和治疗上，否则会治标不治本，容易延误病情、造成漏诊或误诊。本例患者皮肤病变、雷诺现象出现在先，贫血症状发生在后，经相关检查后确诊为系统性硬化症、CREST 综合征，这才是造成患者缺铁性贫血的原因。

（李　敏　吴　迪）

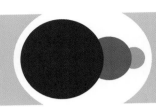

全身皮肤瘙痒6月余，发现淋巴结肿大1月余

这是一例中年男性，以全身皮肤瘙痒和淋巴结肿大为主要临床表现，淋巴结活检提示不除外朗格汉斯细胞组织细胞增生症（LCH），但皮肤活检未证实，且缺乏其他LCH临床表现。检查发现多种自身抗体阳性，不除外结缔组织病。后经病理科皮肤科等共同讨论，仍考虑LCH诊断可能性大，以皮肤和淋巴结受累为主，皮肤可以表现为红皮病。由于受累器官局限，仅给予激素治疗，疗效确切，同时随访过程中注意是否出现其他器官LCH受累情况。

一、病例摘要

患者，男性，50岁。因"全身皮肤瘙痒6月余，发现淋巴结肿大1月余"于2014年10月15日入院。

（一）现病史

患者于2014年4月无明显诱因出现全身皮肤瘙痒，伴脱屑，无明显皮疹、出血点、破溃、水肿及皮肤黄染，无腋下或腹股沟区疼痛，无头痛、头晕、呼吸困难、咳嗽、咳痰、腹部不适，遂就诊多家医院，外用或服用多种抗过敏药（具体不详），症状无好转。2014年6月初患者前述症状加重，皮屑逐渐增多，并出现头面部、躯干、四肢皮肤水肿、红斑、苔藓化，水肿为非凹陷性，压之可褪色，遂就诊于当地医院，予静脉滴注"激素"（具体不详）10余日后症状明显好转，7月20日左右开始改为口服"激素"（具体不详）4周（4片d1~7，3片d8~14，2片d15~21，1片d22~28），在"激素"减量过程中患者皮肤症状出现反复，并逐渐加重。8月22日患者无明显诱因出现一过性意识丧失，持续约5秒后自行恢复，无口吐白沫、四肢或躯干部抽搐，无认知障碍。遂再次就诊当地医院，即刻查血压、血糖无明显异常，行头部、心脏相关检查（具体不详）均无特殊发现，后未再出现头痛、胸闷、晕厥。期间行CT检查示双侧腋下、腹股沟区淋巴结可见，较往年体检所见有增大（报告不能提供），B超提示大小为（16~19）mm×（6~8）mm，遂完善相关检查：血常规示嗜酸性粒细胞不高。血生化示TBA 15.84μmol/L↑，β_2-MG 3.02mg/L↑，脂蛋白（a）93.87mg/dl↑，余未见异常。自身抗体检查提示ANA（+）着丝点型：1:320~1000，AMA（+）1:320~1000，CENP（+）。自身免疫性肝炎指标：ANA-C（+）1:1000，AMA

（＋）1：320。CCP 1.06RU/ml。淋巴细胞亚群：CD3 78.4%，CD4 55.3%，CD8 19.3%，CD4/CD8 2.87↑。肿瘤标志物：NSE 19.48ng/ml↑，Ferritin 536.5ng/ml↑。结核抗体（－）。综合考虑为自身免疫性肝病？干燥综合征？淋巴结肿大查因，神经性皮炎？建议转院治疗。患者遂就诊我院门诊，查血常规：（2014 年 9 月 3 日）WBC 5.24×10⁹/L，Hb 144g/L，NEUT% 68.9%，PLT 214×10⁹/L。血生化 Alb 41g/L，GGT 24U/L，ALP 68U/L，TBil 9.9μmol/L，DBil 3.1μmol/L，AST 18U/L，LD 225U/L，ALT 19U/L，Cr72μmol/L；淋巴细胞培养＋干扰素测定（T. SPOT-TB）（＋）（A：36 B：132），Ig 定量正常，RF 7.6IU/ml。原发性胆汁性肝硬化相关自身抗体谱 ANA（＋）散点型 1：320，AMA（＋）1：80，AMA-M2 659RU/ml↑，GP210 阴性（－），SP100 阳性（＋）；抗核抗体谱：CENP B 阳性（＋＋），ANA（＋）散点型1：320，ACA（＋）1：320。考虑：原发性胆汁性肝硬化；不能分类的结缔组织病？建议行淋巴结活检，就诊变态反应科。变态反应方面检查示 T-IgE>5000KU/L↑过敏原测试：fx23（猪肉、牛肉、鸡肉、火鸡肉）重度过敏，phad（吸入物变应原过筛试验）特重度过敏。建议给予西替利嗪、酮替芬及外用洗剂等治疗。皮肤科：考虑干燥综合征；泛发型湿疹；结缔组织病；蕈样霉菌病（MF）？建议给予白芍总苷胶囊及雷公藤总苷口服，联合外用洗剂，必要时病理排外 MF。但患者未遵医嘱服用。腹部皮肤活检（2014 年 9 月 22 日）示：角化过度及角化不全，棘细胞间水肿，真皮浅层血管周围淋巴组织细胞浸润，少量嗜酸性粒细胞，血管壁模糊不清，胶原纤维未见显著变化。予阿维 A 胶囊 10mg qd，白凡士林 2g bid，地氯雷他定 5mg qd 治疗，患者自述皮肤瘙痒及皮疹有好转，因服用地氯雷他定后出现脱发、头痛症状，患者自行停用地氯雷他定，继续服用阿维 A 片。2014 年 9 月 25 日患者于外院行右侧腋窝淋巴结活检，病理提示淋巴组织增生性病变，免疫组化提示：符合朗格汉斯组织细胞增生症（LCH）。我院病理会诊（2014 年 10 月 13 日）提示：CD1a（＋），CD20 滤泡（＋），CD21 滤泡中心（＋），CD68（＋），Ki-67（＋25%～50%），S-100（＋），CK（－），符合朗格汉斯细胞组织细胞增生症（LCH）。门诊遂以"朗格汉斯细胞组织细胞增生症"收入我院血液内科。

患者患病以来精神、饮食可，因瘙痒睡眠不佳，体重无明显变化，尿便无明显异常。

（二）既往史

4 年前体检发现"预激综合征"，未予治疗。

（三）个人史

吸烟 30 年，约 10 支/日。偶有饮酒。

（四）入院查体

生命体征平稳。全身皮肤黏膜无黄染，可见硬肿伴散在皮屑，压之可褪色（图 1）。右侧腋窝可见长 6～7cm 手术瘢痕，瘢痕触诊质硬。颌下、左侧腋窝及左侧颈部可扪及散在肿大淋巴结，大小约

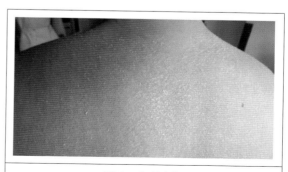

图 1　患者皮损

0.5cm×1cm 至 2.0cm×3.0cm、质韧、活动度可、无压痛。口腔黏膜无溃疡，双侧扁桃体Ⅱ度肿大。胸肋骨无压痛，心肺无特殊，全腹无压痛及反跳痛，肝脾肋下未触及。关节无红肿、压痛，双下肢肌力正常，无水肿。右侧前臂皮肤张力高、肌肉压痛、活动受限。四肢感觉对称正常。

（五）诊治经过

入院后完善相关检查。

【常规检查】血常规：WBC 6.85×10^9/L，NEUT# 4.92×10^9/L，Hb 123g/L，PLT 316×10^9/L。血生化：Alb 34g/L↓，TBil 4.9μmol/L↓，GGT 19U/L，ALP 55U/L，AST 21U/L，LD 300U/L↑，Ca 2.09mmol/L↓，Glu 4.8mmol/L，UA 437μmol/L↑，ALT 13U/L，Cr（E）63μmol/L。输血八项（－）。粪便常规+潜血（－）。

【中枢方面】尿常规：SG 1.019。尿渗透压：Uosm 549mOsm/kg·H$_2$O。血总皮质醇、甲状腺功能、性激素五项、ACTH 均未见异常。垂体平扫+动态增强 MRI（2014 年 10 月 15日）：动态增强早期垂体左翼局部强化稍低，延迟期垂体强化略不均匀，请结合临床。

【骨骼方面】全身骨平片：胸椎稍侧弯，双侧桡骨远端关节面骨质增生硬化；双侧髋关节骨质增生；双侧坐骨上支内侧缘骨质密度增高，左侧坐骨上支内线状透亮影，周围骨质增生硬化；左侧胫骨髁间嵴略变尖。双侧桡骨远端关节面骨质增生硬化；双侧髋关节骨质增生；双侧坐骨上支内侧缘骨质密度增高，左侧坐骨上支内线状透亮影，周围骨质增生硬化；左侧胫骨髁间嵴略变尖。颅骨密度略减低。全身骨扫描：全身骨骼摄取好，显影清晰，相当于第 5 胸椎似见放射性摄取增高区。

【呼吸方面】胸部高分辨 CT：右肺中叶胸膜下小结节；双肺大疱；两肺门及纵隔多发小淋巴结；右肾肾窦内多发致密影，钙化可能；副脾结节。肺功能：局灶性限制性通气功能障碍。

【皮肤方面】皮肤组织病理复检仍未见特异性朗格汉斯细胞，病理表现呈非特异性，加做免疫组化 langerin（－）。

【免疫检查】ESR 48mm/h↑。免疫球蛋白 IgG、IgA、IgM 均在正常范围。β$_2$-MG 3.790mg/L↑。血清蛋白电泳：α$_1$ 5.0%↑，α$_2$ 11.2%↑，Alb% 59.0%，β$_1$ 5.3%，β$_2$ 5.3%，γ 14.2%，A/G 1.4，M 蛋白% 1.0%↑，M protein 0.60g/L↑。血清免疫固定电泳（IgA+G+M）：IgGλ 弱阳性。尿免疫固定电泳 3 项：阴性（－）。

【全身 PET/CT（FDG）（2014 年 10 月 15 日）】右侧腋下淋巴结活检术后：①双腋下（0.6~2.1cm SUV 1.0~4.6）及双侧腹股沟（0.8~1.6cm SUV 1.1~1.6）多发代谢增高淋巴结，结合病史考虑 LCH 累及病变。肝脏代谢欠均匀，但未见局灶性代谢增高灶，右侧腰部及臀部皮肤代谢弥漫轻度增高（SUV 1.4~1.8）。②双颈部代谢轻度增高淋巴结（0.6~0.7cm SUV 0.8~1.6），炎性病变可能。右肺中叶结节代谢未见明显增高良性病变可能。右肺门炎性淋巴结（0.6~0.8cmSUV 1.5~1.8）。双肺上叶肺大疱。

【其他方面】骨髓象示粒系中性分叶核比例略高，部分粒细胞可见胞质颗粒粗大，红细胞形态正常，全片巨核细胞 3 个，血小板不少，未见其他异常细胞及寄生虫。腹部超声：肝胆胰脾双肾未见明显异常。上肢超声：双上肢深静脉未见明显异常，双侧腋窝淋巴结肿大。

考虑患者虽淋巴结活检病理提示符合 LCH，但还存在以下几个问题：①淋巴结活检提示 LCH，但皮肤病理未提示 LCH 皮肤浸润，考虑为继发性红皮病，以往的大宗病例研究表明，LCH 最常累及的器官组织依次为骨、皮肤、肺、垂体、肝脾大、甲减及其他，该患者不符合常见典型表现，皮肤活检病理未能证实（非直接浸润），其他器官组织检查亦无提示相关病灶，由于淋巴结中可正常存在少量 LC，是否仅凭淋巴结活检而确诊 LCH？是否有再次皮肤活检的必要性？②自身抗体检查出现原发性胆汁性肝硬化（PBC）特异性 AMA M2（+），但是无肝功能异常，是否能因此确诊 PBC 或其他结缔组织病？LCH 能否解释免疫指标异常？③全身皮肤瘙痒显著，是否需要给予对症治疗？

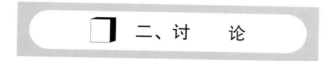

二、讨　论

病理科卢朝辉医师： 朗格汉斯细胞组织细胞增生症（LCH）诊断的病理依据关键是朗格汉斯细胞（LC）的识别，LC 是树突状细胞中的一种，正常情况下主要分布于表皮和黏膜的鳞状上皮基底层内，亦见于胃肠黏膜上皮、真皮、淋巴结的副皮质区、胸腺髓质及脾脏。有学者认为，它原本位于表皮层，捕获抗原后离开表皮，经淋巴进入淋巴结，并成为隐蔽细胞及转变为交指树突状细胞。LC 为一种较大的长形细胞，胞质有长的树突状分支，末端逐渐变细或膨大，甚至呈纽扣状。胞质透明，有发育良好的高尔基器，无张力原纤维及黑色素颗粒，但有独特的 Birbeck 颗粒。免疫组化显示：S-100 蛋白（+）、CD1a（+）。淋巴结病变常为多系统多灶性 LCH 的组成部分，也可为首发病变。当它作为骨或皮肤引流淋巴结受累时，常表现淋巴窦扩张，其中充满 LCS；当它作为首发病灶或唯一病变时，表现为淋巴结结构大致保存或有部分甚至大部分破坏。LCS 和多少不等的嗜酸性粒细胞、中性粒细胞主要出现在副皮质区，可扩展及滤泡及髓质，淋巴窦也可受累。该患者 2014-9-25 外院的淋巴结活检淋巴结结构完整，初阅提示皮病性淋巴结炎可能，但完善免疫组化后提示 S100 强阳性，CD1a 阳性，尽管正常淋巴结中也会存在有朗格汉斯细胞，但普通的反应性增生性淋巴结疾病中，CD1a 的表达水平往往偏低，而该患者 CD1a 表达水平较高，结合淋巴结结构存在，窦区增生明显，并可以看到一定数量的典型的 LC 伴少量嗜酸性粒细胞等组织学特征，符合 LCH 的淋巴结病理特点（图 2）。查阅文献后亦有患者以红皮病起病，后期出现淋巴结肿大，最后淋巴结病理提示 LCH 的报道，而治疗 LCH 后患者皮肤症状好转。

变态反应科李宏医师： 患者因全身皮肤瘙痒就诊，门诊查 T-IgE 水平明显升高，>5000KU/L，变应原测定显示 fx23（猪肉、牛肉、鸡肉、火鸡肉）重度过敏，phad（吸入物变应原过筛试验）特重度过敏。临床上首先考虑过敏性皮炎可能，是由于接触过敏性抗原引起的皮肤过敏反应，它主要是由 IgE 介导的 I 型变态反应。凡对特异性抗原有遗传的或体质上易感的人，在接触这种抗原时，可导致速发型或迟发型过敏性皮炎，主要是指人体接触到某些过敏源而引起皮肤红肿、发痒、风团、脱皮等皮肤病症。该患者皮肤起病季节恰为 4~8 月的花粉高发季节，但其居住地青海省此段时间内花粉极少，且既往除青霉素过

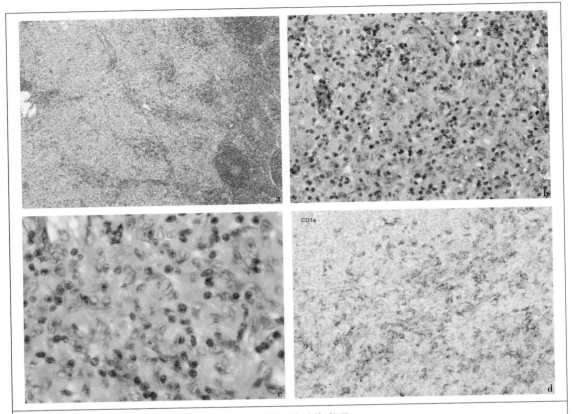

图 2　淋巴结活检病理

a 淋巴结大体结构完整，窦区增生；b、c 朗格汉斯细胞增生且嗜酸性粒细胞易见；d 免疫组化示 CD1a（+）

敏外，无其他过敏史。遗传过敏性皮炎（AD）是与遗传相关，具有产生高 IgE 倾向，易伴发哮喘、过敏性鼻炎的一种慢性复发性、瘙痒性、炎症性皮肤病。外周血中嗜酸性粒细胞常明显增高。T 淋巴细胞数减低，其中 CD8 低下明显。B 淋巴细胞数常见增高。血清中 IgE 大多数明显增高。IgG、IgM 可有轻度增高，大多数可有 IgA 低下。在一些严重的 AD 皮损可泛发至全身体表，呈湿疹性肥厚和苔藓样变，前者常在急性发作时较突出，伴潮红、渗出、糜烂和结痂，平时则以苔藓样变明显，皮损干燥、粗糙、增厚。另一种严重的并发症为遗传过敏性红皮症，可发生在婴儿或成人，皮损弥漫潮红，奇痒难忍，抓痕明显，患者较罕见。除皮疹外，个人或家族成员中伴发支气管哮喘、过敏性鼻炎或具有这些遗传过敏性病史者是遗传过敏性皮炎的基本特征。再次追问患者病史，患者既往无哮喘、过敏性鼻炎，家族中亦无相关病史，难于诊断 AD。目前患者明确处于致敏状态，尽可能避免致敏原，继续随诊观察。

皮肤科曾跃平医师： 患者门诊就诊时皮疹尚不明显，入院后皮肤瘙痒症状进一步加重，复核皮肤活检病理提示角化过度及角化不全，棘细胞间水肿，真皮浅层血管周围淋巴组织细胞浸润，少量嗜酸性粒细胞，表皮层中可见到少量朗格汉斯细胞，但真皮层中未见，免疫组化提示 S100（-），Langerin（-），CD68（+）。与经典的 LCH 皮肤表现相比较，LCH

的皮肤病变多表现为紫癜样、溃疡性皮损，与该患者表现不符；LCH 受累皮肤在真皮层中可见到朗格汉斯细胞及嗜酸性粒细胞，在表皮层中其可呈巢性分布，与该患者的皮肤病理亦不符合。综合考虑为 LCH 继发的红皮病可能，目前患者皮肤瘙痒症状无特殊治疗，以治疗原发病为主。

呼吸内科许文兵医师：LCH 典型的肺部表现早期为肺内多发结节影，后期逐渐出现虫蚀样改变、囊性改变、肺大疱，甚至毁损肺，可有反复的气胸发作。其临床特点是症状往往轻于影像学表现。但患者无呼吸系统症状，且肺部 HRCT 提示的散在肺大疱均靠近纵隔，表现不典型。

风湿免疫科周佳鑫医师：患者原发性胆汁性肝硬化相关自身抗体谱及抗核抗体谱检查均有明显阳性指标，目前结缔组织病不能排除。AMA-M2 对原发性胆汁性肝硬化的特异性很强，可达 95%，但 PBC 的诊断需要符合以下 3 条中的 2 条：①AMA-M2 阳性；②肝酶谱异常；③肝脏活检可见非化脓性胆管炎及肝内小胆管破坏。而患者仅符合 1 条标准，不能确诊为 PBC，但长期以后进展为 PBC 的可能性大。CENP（+）可见于硬皮病，表现为皮肤中胶原纤维的沉积，但该患者皮肤活检无相关提示，故亦不能的诊断硬皮病。目前资料无法用结缔组织病一元论来解释患者皮肤及淋巴结症状，而且也未见 PBC 引起皮肤病变的报道。

血液科周道斌教授：朗格汉斯细胞组织细胞增多症，是一组原因未明的组织细胞增生性疾患，朗格汉斯细胞增生是其共同的组织病理学特点，其诊断主要依赖于病理诊断，其在临床上是一组异质性疾病。其临床过程与肿瘤不同，查阅相关资料，患者可以出现免疫异常及红皮病，可以解释患者的皮肤瘙痒症状。对于临床表现不典型的 LCH 患者，由于涉及以后的治疗强度及预后，诊断更需慎重。目前患者 LCH 的诊断仍存在疑问，依然需要随访观察，由于患者目前的主要症状是皮肤瘙痒，即使是对此类仅表现为淋巴结肿大而无其他器官受累的 LCH，亦通常不必要给予强烈化疗，且患者合并高敏状态，自身免疫调节功能紊乱，可以尝试使用小剂量免疫抑制剂如糖皮质激素、环孢素、甲氨蝶呤。在治疗过程中密切随访。

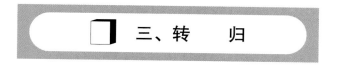

三、转　归

查房后与患者再次沟通病情，于 2014 年 10 月 29 日开始服用泼尼松 60mg/d，后患者皮肤瘙痒及红皮病表现明显好转，目前患者继续门诊随诊中。

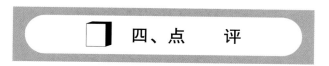

四、点　评

该患者临床表现并不复杂，淋巴结活检亦在早期即给出了 LCH 的诊断。但是，基于患者 LCH 的临床表现不典型之处，临床医师应谨慎分析是否还存在有其他诊断的可能性。特别是对于该例患者，皮肤病变和淋巴结的病变孰因孰果，如果判断错误则可能带来错误的诊断并进而造成对患者的过度治疗。此时，与相关科室特别是病理科医师的良好沟通就显得至关重要。由于该患者 LCH 的诊断仍存在有不确定之处，而患者仅仅以皮肤瘙痒为主要症状，重要脏器受累并不突出，因此给予了患者口服的激素治疗而并未早期给予全身化疗，并取得了较好的疗效。该患者在后期宜给予密切随访，观察是否出现其他器官组织 LCH 侵犯的典型表现，并据此及时调整治疗方案。

（裴　强　朱铁楠）

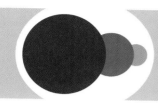

口干、多饮、多尿3年余，骨痛3月

这是一例以中枢性尿崩症起病，逐渐出现骨痛的中老年男性病例，伴有胸腹大血管、肾脏、心脏等多系统受累，最终借助骨活检病理确诊为Erdheim-Chester病这一罕见病。经过干扰素等治疗后病变有所好转。

一、病例摘要

患者，男，60岁。因"口干、多饮、多尿3年余，骨痛3月"于2014年1月22日入院。

（一）现病史

患者于2010年7月起无明显诱因出现口干、多饮、多尿，每20分钟需饮水1次，每次量约200ml，喜冷饮，伴尿量增多（每日>6L），夜尿5~6次/天。于当地医院查尿比重1.005~1.008，血钠（Na^+）149.5mmol/l，余大致正常；行禁水-加压试验后诊为"中枢性尿崩症"，予去氨加压素0.1mg q8h口服，口干症状减轻，尿量较前减少。2010年10月至我院查鞍区磁共振成像（MRI）：垂体后叶短T_1信号显示不清；垂体柄略粗（3.5mm），符合中枢性尿崩症表现。2013年11月患者出现骨骼疼痛，以双下肢明显，无红肿、皮温升高，伴胫骨中段隆起，有压痛，活动后加重，同时出现间断发热，最高体温38℃左右，伴食欲下降、乏力、体重减轻（近1年体重下降约10kg）。当地医院查血常规：WBC 10.9×10^9/L，NEUT% 70.2%，Hb 124.6g/L，PLT 443×10^9/L；血生化大致正常；尿常规：比重1.010，尿蛋白、尿潜血、尿白细胞、尿糖均正常；便潜血（－）；血沉（ESR）74mm/h，铁蛋白409.8ng/ml（30~400 ng/ml）；肿瘤指标：CA724 12.8μ/ml（0~8.2 μ/ml），AFP、CA199、CEA、PSA未见异常；免疫球蛋白、补体、甲功均正常；TSTO 0.48ng/ml（1.56~8.77 ng/ml），PRL 23.34ng/ml（2.58~18.12 ng/ml）；血F 206.1nmol/l（171~536 nmol/L），ACTH 9.28pg/ml；右胫X线：右胫骨中段低密度区；双侧胫骨CT：双侧胫骨髓腔密度不均，皮质下多发囊性变，局部骨质破坏；鞍区MRI：垂体后叶显示不清，垂体柄增粗，增强扫描内强化不均匀；与外院2010年老片对比，垂体柄较前明显增粗（6.4mm）。PET-CT：扫描范围内多发骨质密度异常及破坏区，FDG摄取增高，骨髓瘤？转移瘤？；行右胫骨病变处活检，病理：（右胫骨穿刺）小条状增生的纤维组织中见大量含脂质的组织细胞及散在淋巴、浆细胞浸润，局部见少许退变坏死组织及可疑上皮组织。2014 年 1 月 22 日以"多饮、多尿、骨痛、发热原因待查"收入院。病来精神、食欲、睡眠欠佳，排便如常，夜尿 3~4 次，体重近 1 年下降约 10kg。

（二）既往史

近 3 月出现血压升高。否认其他慢性病病史，否认肝炎、结核等传染病病史，否认药物及食物过敏史。

（三）个人史及家族史

吸烟 1 包/天×20 余年，已戒烟十余年。偶有饮酒。婚育史、家族史无殊。

（四）入院查体

T 36.8℃，R 18 次/分，HR 90 次/分，BP 155/90mmHg，BMI 24.4kg/m^2，听诊双肺未闻及干湿性啰音，心律齐，各瓣膜区未闻及异常杂音，腹软，无压痛、反跳痛，双下肢各可触及 1 个骨性包块，大小约 4 cm ×2cm，质硬，压痛（＋），局部皮肤水肿。

（五）诊治经过

入院后完善检查。

血常规：WBC 9.27×10^9/L，NEUT% 72.2%，LY% 18.5%，Hb 139g/L，PLT 308×10^9/L；血涂片：红细胞轻度大小不等，白细胞形态正常，血小板数量及形态大致正常；血生化：Alb 32g/L，Cr 68μmol/L，Urea 4.92mmol/L；血脂：TC 5.72mmol/L，LDL-C 4.17mmol/L；尿常规：SG 1.015，WBC、Pro、BLD（－）；便常规（－）；肿瘤标志物（－）；血清蛋白电泳、免疫固定电泳（IFE）均阴性。内分泌方面：HbA1c 5.9%；血渗透压 308mOsm/kg·H$_2$O，尿渗透压 403mOsm/kg·H$_2$O；PTH 20.4pg/ml。甲状腺功能正常；性激素：PRL 16.6ng/ml，TSTO 21.3ng/dl，FSH 5.4mIU/ml，LH 4.94mIU/ml；ACTH 12.8pg/ml。血总皮质醇 10.59μg/dl。心肺评估：超声心动图：升主动脉及主动脉根部增宽，老年性主动脉瓣退行性变，轻度主动脉瓣关闭不全，左室松弛功能减低，LVEF 74%；肺功能：弥散功能略减低 DLCO（79.7%）。影像学：胸部 CT：纵隔多发小淋巴结；约 T11 椎体内点状致密影，骨岛可能；左肾上腺增粗；甲状腺超声未见异常；腹部超声：双肾盂分离（右肾盂分离 0.9cm，左肾盂分离 1.4cm）；骨扫描：颅骨放射性摄取轻度增高，相当于右第 6 前肋见条状放射增高区，双侧锁骨、左骶髂关节、四肢长骨放射性摄取明显增高，以干骺端为著，右胫骨中上段见环形放射性增高区，不能除外组织细胞增多症所致。胸部大动脉 MRI：主动脉弓远段及降主动脉全程血管壁明显增厚伴强化；腹腔干及肠系膜上动脉起始处受累，管腔重度狭窄；CTU：左侧肾上腺毛糙增粗；腹主动脉及双侧髂总动脉管壁毛糙增厚，腹腔干近段中度狭窄，肠系膜上动脉近段重度狭窄，左肾动脉主干均匀轻度变窄，主肾动脉过早分支，管腔中度狭窄。双侧肾窦内可见边界毛糙的软组织密度影，包绕双侧肾盂肾盏，右肾前唇强化延迟减低。心脏 MRI：主动脉弓远段及降主动脉管壁明显增厚伴强化；二尖瓣前瓣增厚，其相连腱索增粗，二尖瓣少量反流；余心脏磁共振平扫+灌注扫描+延迟强化未见明显异常。腰椎穿刺：脑脊液压力 165mmH$_2$O，脑脊液常规、脑脊液生化、AFP、CEA（－）、β-HCG 8mIU/ml。

因患者有多系统受累表现，内分泌系统、心脏、胸腹大血管、肾脏、骨骼均有受累，而自身抗体阴性，诊断需警惕血液系统疾病。遂将外院所取右胫骨穿刺标本病理会诊：加做免疫组化：小条状增生的纤维组织中见大量含脂质的组织细胞及散在淋巴、浆细胞浸润，局部见少许退变坏死组织，考虑为 Erdheim-Chester 病；免疫组化：CD68（++），CD1a（－），S100（+/－），CEA（局灶+/－），AE1/AE3（－）；活检组织 BRAF/V600E 基因检测阳性。

2014 年 2 月 18 日转入血液科病房，予干扰素 α 3MU 每周 3 次治疗，2 月 25 日血液科专业组查房建议将干扰素剂量上调至 6MU 每周 3 次治疗。经过上述治疗，患者一般状况改善，骨痛略减轻，使用干扰素当日有发热，对症治疗后可好转，用药间期耐受性好。查体：生命体征平稳，心、肺、腹无殊，双下肢骨结节较前略缩小。

本病为罕见病，全世界报道不超过 500 例，呈现多系统受累，生物学行为介于良恶性之间，除干扰素外暂无明确有效治疗方案，近年来关于 BRAF/V600E 的单克隆抗体对于治疗基因突变阳性的病例有所报道，效果可观。为引起临床医师对此病的关注，促进诊断，减少误诊、漏诊，并且为探讨该患者靶器官受累情况的处理方案，提请于 2014 年 4 月 2 日内科大查房。

二、讨 论

放射科王志伟医师：本患者的主要影像学检查和异常表现有：①鞍区 MRI 提示垂体后叶短 T$_1$ 信号显示不清，垂体柄增粗，这往往见于中枢性尿崩的病人，对于病因诊断并无特异性提示；②下肢 X 线片、CT 平扫：可见右胫骨中段低密度区，双侧胫骨髓腔密度不均，皮质下多发囊性变，局部骨质破坏，常见于感染性病变或代谢性骨病；③胸部大血管 MRI：患者的主动脉弓远段及降主动脉全程血管壁明显增厚伴强化，为较为典型的主动脉周围炎表现，与 ECD 相对特征性的"coated aorta"相符合；④CTU+腹盆 CTA：患者的腹主动脉及双侧髂总动脉管壁毛糙增厚，依然呈现主动脉周围炎表现；较为突出的是腹主动脉各分支起始处受包绕，腹腔干近段中度狭窄，肠系膜上动脉近段重度狭窄；肾脏方面：肾窦内可见边界毛糙的软组织密度影，包绕双侧肾盂肾盏，与本病"hairy kidney"的表现相符；此外患者有一定腹膜后纤维化表现；⑤心脏 MRI：患者的心脏 MRI 依然可见主动脉弓远段及降主动脉管壁明显增厚伴强化；符合主动脉周围炎表现；至于心脏本身可见二尖瓣前瓣增厚，相连腱索增粗，二尖瓣少量返流；其余的心脏 MRI 检查未见明显异常。

内分泌科陈适医师：本患者为中老年男性，慢性病程，最初因"口干、多饮、多尿"等表现就诊于内分泌科。患者每日尿量超过 6L，考虑多尿诊断明确，无高血糖、高钙等渗透性利尿的因素，且尿比重不高，故考虑多尿为尿中水增多，即为尿崩症。经过禁水试验，患者在血渗透压升高时查尿比重降低，故尿崩症诊断明确。尿崩症根据发病机制可分为中枢性尿崩症和肾性尿崩症，前者是由于抗利尿激素的分泌不足所致，后者则是肾脏对于抗利尿激素的反应不足，本患者经过加压素试验，予去氨加压片治疗后尿量减少、尿比重升高，故考虑中枢性尿崩症诊断明确。导致中枢性尿崩的可能原因包括鞍区肿瘤、感染、创伤、自身免疫病等，组织细胞增生症属于较少见的原因。但是结合患者其他合并的问题：①骨质破坏：近三月进行性加重的骨痛，查体可触及双下肢包块，质硬，压痛（＋），PET-CT 提示全身多发骨质破坏，以四肢骨骼累及为主，骨显像提示下肢长骨干骺端放射性浓聚；②全身炎症病变：临床上有发热、消瘦等慢性炎症表现，入院后炎症指标亦升高；③血管病变：胸部、腹部等多处影像学检查均提示有动脉周围炎和血管狭窄表现。诊断上应考虑类似朗格汉斯组织细胞增生症等疾病，鉴别诊断包括血液系统肿瘤、中枢神经系统生殖细胞肿瘤等，因此取得病理资料较为关键。外院右胫骨病灶穿刺活检病理提示为大量含脂质的组织细胞浸润，我院进一步完善免疫组化染色后可见 CD68（＋＋），CD1a（－），S100（＋/－），CEA（局灶＋/－），结合临床考虑 Erdheim-Chester 病诊断相对明确，最终确诊。

血液科曹欣欣医师：首先向大家介绍本病的相关信息：Erdheim-Chester Disease，ECD 于 1930 年被 JakobErdheim 和 William Chester 首次描述，是一种罕见的非朗格罕斯组织细胞增生症，旧称"脂质肉芽肿"，病理基础是富有脂质的组织细胞浸润各器官，常呈现多系统受累。截至目前全球报道约 500 例，病因不明。本病于 50~70 岁多见（7~84 岁）；男性略多于女性。发病机制不详，目前已知是一群 CD68（＋），CD1a（－），S-100（－/＋）非朗格罕斯组织细胞在全身各器官浸润所致，但是不确定是否为单克隆增殖，在这些病人中也发现多种因子如干扰素 α、MCP1、IL-4、IL-7、IL-6、TNF-α 的升高，近年来比较突出的是发现约 50% 的患者存在 BRAF/V600E 突变。本病的临床表现方面：①一般症状：发热、乏力、盗汗、体重下降、发育迟缓；这些症状并不特异，但是或许可用于评价病情活动程度；②系统症状方面：根据受累概率高低依次为骨骼系统、神经系统、内分泌系统、心血管系统、呼吸系统、肾脏＆腹膜后器官以及皮肤；具体表现为：骨骼系统：96% 的患者受累，下肢骨常见（股骨、胫骨、腓骨），典型表现为长骨近骨骺区域对称性硬化性骨病，也可以表现为溶骨性改变、骨膜炎；通常伴随其他系统病变；中枢神经系统：45%~51% 的患者受累（29%死因）；中枢性尿崩发生率最高，是本病早起表现，其他症状包括突眼、小脑性共济失调、全垂体功能减低、视乳头水肿等，影像学上可呈现垂体柄结节、眶后肿物、脑实质脱髓鞘样改变（T_2高信号、T_1低信号）；心脏：约75%患者受累，是本病预后不良的首要因素（60%死因），主要部位为心包浸润、心肌肥厚、心房肿物，临床症状可表现为心衰、心梗、瓣膜病、血栓、心包填塞等，心电图可有短 PR、传导阻滞、病 Q、ST-T 异常等非特异性改变，心脏 MRI、冠脉 CTA 和心脏超声可呈现心包增厚、心肌浸润、瓣膜反流等改变；大血管：通常表现为血管周、主动脉旁浸润；受累血管包括头臂干、颈总动脉、锁骨下动脉、冠状动脉、肺动脉干、腹腔干、肠系膜上动脉、肾动脉等，往往以血管狭窄为主要表现，静脉受累少见；CTA 可呈现较为典型的"coated aorta"改变；呼吸系统：约43%的患者受累，主要症状包括干咳、呼吸困难、发绀等，肺部 CT 可表现为小叶间隔增厚、实变、小囊性变、间质改变、胸膜增厚等；相对特异的特点为淋巴管分布；支气管肺泡灌洗找到特异的组织细胞是诊断肺部受累的主要依据；腹膜后空间/肾脏受累：约68%患者受累；主要为腹膜后空间浸润，影响邻近器官（泌尿系统、肾上腺）；腹部 CT 可见"hairy kidney"

表现。实验室检查不具有特异性，可有 ESR、hsCRP、ALP 升高，可有受累脏器功能不全表现，如肾功能异常、内分泌异常等；影像学表现有一定特点，长骨 X 光片可表现为长骨近骨骺区域对称性骨硬化；骨显像呈现长骨远端 99mTc 对称性异常浓聚；本病诊断主要依赖病理：光镜下可见非朗格罕斯组织细胞（嗜酸、脂质）、黄色肉芽肿、淋巴细胞聚集、纤维细胞增生等；免疫组化：CD68（+），CD1a（−），S-100（−/弱+）；电镜下无 Birbeck 颗粒。本病目前唯一被证明有效的治疗方法为长期使用干扰素治疗，具体为干扰素 α，（3~9）百万单位，每周 3 次或聚乙二醇干扰素 2α：135~200μg/周；近年来也有使用 Vermurafenib 即 BRAF/V600E 单抗治疗本病的报道；其他治疗方法如糖皮质激素等效果不确切。预后方面，由于病例数有限，因此数据仅供参考，1 年生存率 96%；5 年生存率 68%。结合本患者来看，临床上有内分泌系统、骨骼系统、心血管系统和肾脏的受累，影像学表现相对典型，胫骨穿刺病理符合 ECD 诊断。治疗效果方面，经过一段时间的干扰素治疗，骨骼病变和一般情况似有改善，但是腹腔内肠系膜血管的狭窄是否能有逆转并未见明确资料报道，尽管目前患者并无餐后腹痛等表现，但是是否有指证预防性置入血管支架需要请血管外科同道进行会诊。

血管外科陈跃鑫医师：本病属于罕见病，我科诊治经验较为有限。但是关于肠系膜血管病变的外科干预指证，主要包括动脉瘤行程、肠缺血症状和内科治疗不能缓解的腹痛症状。本患者的腹部影像学提示存在肠系膜动脉的狭窄，但是临床上并无症状。目前已开始接受干扰素治疗，可考虑随诊观察 3~6 个月后重新评估腹部血管影像学，结合当时的临床表现来决定是否外科干预肠系膜血管病变。

病理科钟定荣医师：本病的病理诊断并不困难，主要是因发病罕见，不论是临床医师还是病理科医师对本病均缺乏足够的认识。ECD 的典型病理表现为大量含脂质的组织细胞及散在淋巴、浆细胞浸润，免疫组化表现为 CD14、CD68、CD163、factor XIIIA 和 fascin 阳性，S-100 多为阴性或弱阳性，CD-1α 和 Langerin 染色阴性，其中以 CD68 强阳性、CD-1α 阴性较为关键，主要的鉴别诊断对象是朗格汉斯组织细胞增生症，通常为 CD-1α 染色阳性。此外，ECD 约有半数患者存在 BRAF/V600E 的基因突变，本患者的检测结果为阳性。

核医学科：本病的骨显像检查提多为骨和扁骨的受累明显，溶骨性病变和成骨性病变均可出现。本患者的检查结果主要为四肢长骨示踪剂对称性明显增高，颅骨也有轻度的摄取增加。主要鉴别诊断包括 LCH 和其他代谢性骨病：LCH 相对于本病而言，多发性病变较多，溶骨性病变的比例较高。代谢性骨病则以甲状旁腺功能亢进和肾性骨病多件，骨骼对示踪剂的摄取可有增加，对软组织对比增加，可表现为黑颅征、领带征，与本病表现有一定区别。

心内科朱燕林医师：本患者的心脏相关检查主要包括胸部的 MRA 和心脏超声、心脏 MRI。基于上述检查，患者的动脉硬化证据不多，心脏超声心脏功能尚可。心脏 MRI 则提示轻度瓣膜半流，均一性瓣膜增厚。患者目前临床上心脏相关症状不突出，心包若出现浸润可有心脏舒张功能受损。心肌若出现浸润应和其他浸润性心肌病表现相对一致，心电图、心脏超声均会有相应改变，建议每 3 个月监测 1 次心脏超声。对于上述病变，心内科方面并无特殊干预，治疗基础病更为重要。若患者出现恶性心律失常，必要时可考虑使用器械辅助治疗。对于目前的瓣膜病变，还是以治疗原发病为主。

血液科李剑医师： 本次查房向大家呈现了 1 例罕见病例，希望能拓展临床医师的诊断思路。最终诊断为：Erdheim-Chester 病，垂体柄占位，中枢性尿崩症，多发骨质破坏，多发动脉受累（升主动脉、主动脉弓、降主动脉、腹主动脉、髂动脉、腹腔干、肠系膜上动脉、双侧肾窦），左侧肾上腺增粗，心脏受累不除外。对于本病靶器官损害而言，是否干预应根据原发病治疗决定。我科将继续目前治疗，密切随访病人变化。

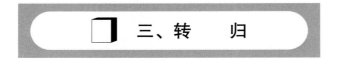

三、转　归

患者出院后继续干扰素 6MU 每周三次治疗，一般情况逐渐好转，下肢骨痛减轻，结节减小，无餐后腹痛表现，注射干扰素当日有低热，退热药物治疗可缓解。3 个月后随访，复查全身影像学检查提示血管狭窄情况略有好转，拟每 3 个月随访 1 次。

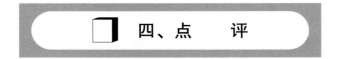

四、点　评

中枢性尿崩症在临床中并不少见，以此为切入点对患者进行全面评估后发现多系统受累，诊断存疑之时积极获取病理学检查，对于诊断意义重大。本例患者为罕见病，一方面我们在遇到类似病人时应拓展思路，避免漏诊、误诊，另一方面，在原发病并无极有效治疗方法时，应加强对靶器官损伤的评估和随访。

（夏　鹏　曹欣欣）

附录 缩略词表

英文缩写	英文全称	对应中文
24hUFC	24 hours urinary free cortisol	24 小时尿皮质醇
24hUP	24 hours urinary protein	24 小时尿蛋白定量
ACL	anticardiolipin antibody	抗心磷脂抗体
ACR	albumin creatinine ratio	白蛋白肌酐比
ACTH	adrenocorticotrophic hormone	促肾上腺皮质激素
ADA	adenosine deaminase	腺苷脱氨酶
AFP	alpha fetal protein	甲胎蛋白
AKA	antikeratin antibody	抗角蛋白抗体
Alb	albumin	清蛋白
ALP	alkaline phosphatase	碱性磷酸酶
ALT	alanine aminotransferase	丙氨酸氨基转移酶
AMA	antimitochondrial antibodies	抗线粒体抗体
AMY	amylase	淀粉酶
ANA	antinuclear antibodies	抗核抗体
ANCA	antineutrophil cytoplasmic antibodies	抗中性粒细胞胞浆抗体
APF	antiperinuclear factor	抗核周因子
ApoB	apolipoprotein B	载脂蛋白 B
APTT	activated partial thromboplastin time	活化部分凝血活酶时间
APTT-R	activated partial thromboplastin time-ratio	活化部分凝血活酶时间比值
ASO	antistreptolysin O	抗链球菌溶血素 O
AST	aspartate amino transferase	天门冬氨酸氨基转移酶
A-Tg	antithyroglobulin antibodies	抗甲状腺球蛋白抗体
AT-Ⅱ2	angiotensin Ⅱ	血管紧张素Ⅱ
A-TPO	thyroid microsomal antibodies	抗甲状腺微粒体抗体
B19-IgM	human parvovirus B19-IgM	人类细小病毒 B19 抗体-IgM
Bil	bilirubin	胆红素
BLD	blood	红细胞（潜血）
BMI	body mass index	体重指数
BNP	B type natriuretic peptide	B 型钠尿肽
BP	blood pressure	血压
BUS	B-ultrasound	B 超

续　表

英文缩写	英文全称	对应中文
C3	complement 3	补体 C3
C4	complement 4	补体 C4
CA125	carbohydrate antigen 125	糖链抗原 125
CA15-3	carbohydrate antigen 15-3	糖链抗原 15-3
CA19-9	carbohydrate antigen 19-9	糖链抗原 19-9
CA242	carbohydrate antigen 242	糖链抗原 242
CA72-4	carbohydrate antigen 72-4	糖链抗原 72-4
CEA	carcinoembryonic antigen	癌胚抗原
CK	creatine kinase	肌酸激酶
CK-MB	creatine kinase-MB	肌酸激酶-MB
CMV-IgM	cytomegalovirus -IgM	巨细胞病毒抗体-IgM
CMV-PP65	cytomegalovirus-PP65	巨细胞病毒抗原 PP65
Cr	creatinine	肌酐
CRP	C-reactive protein	C 反应蛋白
CSF	cerebrospinal fluid	脑脊液
CT	computerized tomography	计算机化断层显象
CTA	computerized tomography angiography	CT 血管成像
cTnI	cardiac troponinI	心肌肌钙蛋白 I
CTV	computerized tomography venography	CT 静脉成像
Cyfra21-1	Cyfra21-1	细胞角蛋白 19 片段
DBil	direct bilirubin	直接胆红素
D-Dimer	D-Dimer	D-二聚体
DNA	deoxyribonucleic acid	脱氧核糖核酸
DSA	digital subtraction angiography	数字减影血管造影
DWI	diffusion weighted imaging	弥散加权成像
E2	estradiol	雌二醇
EBV-DNA	epstein-barr virus DNA	EB 病毒脱氧核糖核酸
ECHO	echocardiogram	超声心动图
ENA	extractable nuclear antigen	可提取核抗原
EOS	eosinophile granulocyte	嗜酸性粒细胞
EPO	erythropoietin	促红细胞生成素
ESR	erythrocyte sedimentation rate	血沉

英文缩写	英文全称	对应中文
F	compound F	血皮质醇
Fbg	fibrinogen	纤维蛋白原
FDP	fibrin （-ogen） degradation products	纤维蛋白（原）降解产物
Fe	ferrum	血清铁
Fer	ferritin	铁蛋白
FFA	free fatty acids	游离脂肪酸
FSH	follicle-stimulating hormone	卵泡刺激素
FT3	free triiodothyronine	游离三碘甲腺原氨酸
FT4	free thyroxine	游离甲状腺素
GBM	glomerular basement membrane	肾小球基膜
GGT	γ - glutamyltransferase	γ-谷氨酰转移酶
GH	growth hormone	生长激素
Glu	glucose	葡萄糖
GP73	Golgiprotein73	高尔基体蛋白 73
GPI	phosphoglucoisomerase	磷酸葡萄糖异构酶
Hb	hemoglobin	血红蛋白
HbA1c	glycosylated hemoglobin	糖化血红蛋白
HBcAb	hepatitis B core antibody	乙型肝炎核心抗体
HBeAb	hepatitis B e antibody	乙型肝炎 e 抗体
HBsAb	hepatitis B surface antibody	乙型肝炎表面抗体
HBsAg	hepatitis B surface antigen	乙型肝炎表面抗原
HBV	hepatitis B virus	乙型肝炎病毒
HCV	hepatitis C virus	丙型肝炎病毒
HCV-Ab	hepatitis C virus-antibody	丙型肝炎病毒抗体
HCY	homocysteine	同型半胱氨酸
HDL-C	high density lipoprotein cholesterol	高密度脂蛋白胆固醇
HIV	human immunodeficiency virus	人类免疫缺陷病毒
HR	heart rate	心率
HRCT	high resolution computerized tomography	高分辨 CT
hsCRP	hyper sensitive C-reactive protein	超敏 C 反应蛋白
Ig	immunoglobulin	免疫球蛋白
IGF-1	insulin-like growth factor-1	胰岛素样生长因子-1

续 表

英文缩写	英文全称	对应中文
INR	international normalized ratio	国际标准化比值
IS	iron saturation	铁饱和度
KAP	kappa	（轻链）kappa
LA	lupus anticoagulant	狼疮抗凝物
Lac	lactic acid	乳酸
LAM	lambda	（轻链）lambda
LD	lactate dehydrogenase	乳酸脱氢酶
LDL-C	low density lipoprotein cholesterol	低密度脂蛋白胆固醇
LH	luteinizing hormone	黄体生成素
LIP	lipase	脂肪酶
LVEF	left ventricular ejection fractions	左室射血分数
LY	lymphocyte	淋巴细胞
MCH	mean corpuscular hemoglobin	平均红细胞血红蛋白
MCHC	mean corpuscular hemoglobin concentration	平均红细胞血红蛋白浓度
MCV	mean corpuscular volume	平均血细胞体积
MPO	myeloperoxidase	髓过氧化物酶
MRCP	magnetic resonance cholangiopancreatography	磁共振胰胆管成像
MRI	magnetic resonance imaging	磁共振成像
MRU	magnetic resonance urography	磁共振尿路成像
MRV	magnetic resonance venography	磁共振静脉成像
NEUT	neutrophils	中性粒细胞
NSE	neuronspecific enolase	神经元特异性烯醇化酶
NT-proBNP	N terminal B type natriuretic peptide	N 末端 B 型钠尿肽原
OB	occult blood	潜血
P	pulse	脉搏
PA	prealbumin	前清蛋白
PaCO$_2$	arterial partial pressure of carbon dioxide	动脉血二氧化碳分压
PaO$_2$	arterial partial pressure of oxygen	动脉血氧分压
PAS 染色	periodic acid-schiff stain	过碘酸雪夫染色，糖原染色
pCO$_2$	pressure of carbon dioxide	二氧化碳分压
PCT	procalcitonin	降钙素原

英文缩写	英文全称	对应中文
PET/CT	positron emission tomography/computerized tomography	正电子发射计算机断层显像
PLT	platelet	血小板
pO₂	pressure of oxygen	氧分压
PRA2	renin activity	肾素活性
PRL	prolactin	泌乳素
Pro	protein	蛋白质
PSA	prostate specific antigen	前列腺特异性抗原
PT	prothrombin time	凝血酶原世间
PTH	parathyroid hormone	甲状旁腺素
R	respiration	呼吸
RBC	red blood cell	红细胞
Ret	reticulocyte	网织红细胞
RF	rheumatoid factor	类风湿因子
SaO₂	arterial oxygen saturation	动脉血氧饱和度
SCCAg	squamous cell carcinoma antigen	鳞状细胞癌抗原
SCr	Serum creatinine	血清肌酐
SG	specific gravity	比重
SSA	Sjogren's syndrom A antigen	干燥综合征 A 抗原
SUV	standard uptake value	标准摄取值
T	temperature	体温
T. SPOT-TB	T. SPOT-TB	淋巴细胞培养+干扰素测定
T3	triiodothyronine	三碘甲腺原氨酸
T4	thyroxine	甲状腺素
TB	tuberculosis	结核
TBA	total bile acid	总胆汁酸
TBil	total bilirubin	总胆红素
TC	total cholesterol	总胆固醇
TG	triglyceride	甘油三酯
TIBC	total iron binding capacity	总铁结合力
Tmax	temperature maximum	最高体温

续　表

英文缩写	英文全称	对应中文
TORCH	toxoplasmosis，other（viruses），rubella cyto-megalovirus，herpes（simplex viruses	弓形虫病、其他病毒、风疹、巨细胞病毒、单纯疱疹病毒
TP	total protein	总蛋白
TPS	tissue polypeptide specific antigen	组织多肽特异性抗原
TRAb	TSH-receptor antibody	促甲状腺激素受体抗体
TRACE	trace	微量
TRF	transferrin	转铁蛋白
TS	transferin saturation	转铁蛋白饱和度
TSH	thyroid-stimulating hormone	促甲状腺激素
TSTO	testosterone	睾酮
TT	thrombin time	凝血酶时间
UA	uric acid	尿酸
U-AA	urine amino acid	尿氨基酸
UFC	urinary free cortisol	尿游离皮质醇
U-NAG	urine N- acetyl -β -D-glucosidase	尿 N-乙酰-β-D-葡萄糖苷酶
Uosm	urine osmotic pressure	尿渗透压
Urea	urea	尿素
U-α_1MG	urine α_1 microglobulin	尿 α_1 微球蛋白
U-β_2MG	urine β_2 microglobulin	尿 β_2 微球蛋白
WBC	white blood cell	白细胞
β_2GP1	β_2-glycoprotein1	β_2 糖蛋白 1
β_2-MG	β_2 microglobulin	β_2 微球蛋白